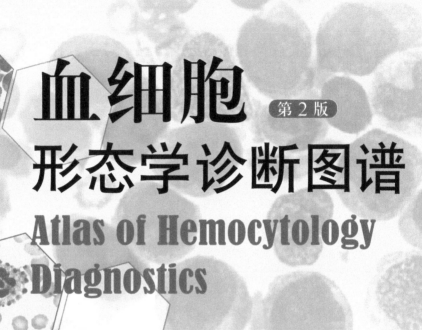

血细胞 _{第2版}

形态学诊断图谱

Atlas of Hemocytology

Diagnostics

王 前 郑 磊 孙德华／主编

科学出版社

北京

内 容 简 介

本书采用图谱的形式系统介绍了血液细胞形态学检查的基本技术、血液细胞正常和疾病状态下的形态变化规律，以及相关血液病的实验诊断程序等，并结合血液病相关理论和诊断标准，精选了大量血液细胞及骨髓细胞图片。本书在第 1 版的基础上，依据最新行业标准、专家共识等对疾病诊断标准、量值参考范围等进行了全面更新，替换了不典型、不清晰的图片等。

本书实用性强，可供临床血液科医生、检验科工作人员、血液科实验室工作人员及临床检验专业学生参考。

图书在版编目（CIP）数据

血细胞形态学诊断图谱 / 王前，郑磊，孙德华主编 . —2 版 . —北京：科学出版社，2021.3
　　ISBN 978-7-03-067308-4

Ⅰ . ①血… Ⅱ . ①王… ②郑… ③孙… Ⅲ . ①血细胞 – 细胞形态学 – 诊断学 – 图谱 Ⅳ . ① R446.11-64

中国版本图书馆 CIP 数据核字 (2020) 第 268673 号

责任编辑：沈红芬 / 责任校对：张小霞
责任印制：赵　博 / 封面设计：黄华斌

科 学 出 版 社 出版
北京东黄城根北街16号
邮政编码：100717
http://www.sciencep.com

涿州市殷润文化传播有限公司印刷
科学出版社发行　各地新华书店经销
*

2008年11月第　一　版　开本：787×1092　1/16
2021年 3 月第　二　版　印张：14
2025年 2 月第五次印刷　字数：320 000
定价：148.00元
（如有印装质量问题，我社负责调换）

编写人员

主　审　张蒙恩

主　编　王　前　郑　磊　孙德华

副主编　李绵洋　屈晨雪　王霄霞

编　委　（按姓氏汉语拼音排序）

　　　　樊爱琳　何永建　胡淑芬　亓　涛　肖继刚　杨红玲

编　者　（按姓氏汉语拼音排序）

　　　　蔡文宇　樊爱琳　冯丽梅　何永建　胡淑芬　胡王强

　　　　黄丽春　李海英　李绵洋　梁绮华　刘志伟　亓　涛

　　　　邱　凯　屈晨雪　孙德华　王霄霞　魏小平　吴莲凤

　　　　肖继刚　熊　铁　杨红玲　张　力　郑　磊　邹茂贤

前　言

近年来，随着免疫学研究、细胞遗传学和分子生物学研究、造血干细胞研究的深入，以及自动化血液分析仪的应用、流式细胞术的开发和应用等，与血液细胞学研究检查相关的实验诊断技术得到了日新月异的发展，既往以光学显微镜检查为主的血液细胞学也已发展为多学科交叉与融合的现代血液学。这些理论和技术为大多数血液病的诊断和鉴别诊断提供了很大的帮助。但是，我国目前相当数量的基层医院由于条件的限制，不少疑难血液病的最终诊断还依赖于传统的血细胞形态学检查。血细胞形态学检查在我国发展尚不充分，加上有的实验诊断医生过多地依赖自动化仪器，对血细胞形态学诊断工作重视不够，因此在血液病的临床诊疗工作中，加强血细胞形态学检查就显得特别重要。

血细胞形态学检查是较古老的临床诊断技术，但要很好地掌握它不易，精通则更难。通过血液及骨髓涂片能够获得大量的患者病情信息，从而为了解病情、进行合理的治疗提供有力帮助。因此，作为一位知识全面的实验诊断医生和临床血液科医生，应掌握血细胞形态学特点。血细胞形态的判断是血细胞形态学诊断的根本，判断失误可能会造成误诊。对血液病或其相关疾病的血细胞变化规律的认识，尤其是血细胞形态判断经验的积累需要经过长期、反复、大量的病例观察，这是一个艰苦的过程，但也只有这样才能掌握其精髓，并将获得的知识融会贯通、运用自如。同其他实验诊断方法一样，血细胞形态学检查诊断疾病有其一定的局限性，有些血液病的诊断还应选择性地与骨髓涂片，以及细胞化学、细胞遗传学、细胞免疫学、分子生物学检测手段，电子显微镜检查等相结合，进行综合分析，以获取更全面、更客观的诊断依据。

本书第 1 版于 2008 年出版，由从事血细胞形态学诊断和临床研究近 50 年、有丰富医教经验的南方医科大学专家组成员——项兴达教授主审，时任南方医科大学南方医院检验医学科主任王前教授及长期从事临床细胞学工作的张蒙恩教授等担任主编。书中较系统地介绍了血细胞形态学检查的基本技术、血细胞正常与疾病状态下的形态变化规律和相关血液病的实验诊断程序等。本书第 1 版的图片多数来自作者多年来采集积累的本院病例和兄弟医院赠送的病例标本，少数引自相关资料。鉴于当时制片、染色技术等差异，再加上摄像技术落后等因素，部分图片质量较一般，形态不典型；另外，第 1 版中参考的疾病诊断标准、细胞的规范化命名也相对过时。基于此，作为第 1 版主编的王前教授萌生了再版的想法。

为使本书更好地服务于读者，此次再版我们邀请了全国知名的血细胞形态学专家参与。在征得第 1 版主编同意后，编委们对内容架构、图片等进行了较大改动。包括依据最新行业标准、专家共识等更新疾病诊断标准、量值参考范围等；专业术语（疾病、细胞名称）等更新；图片更新，替换不典型、不清晰的图片。数易其稿后，第 2 版终于要和读者见面了。本书凝聚了众多编者的心血，衷心希望本书能对广大读者有所裨益。书中不足或错误，请同道批评指正。

需要说明的是，书中展示的单个细胞形态以瑞氏染色、油镜下 ×1000 观察为主，如使用特殊染色方式，放大倍数将备注说明。

本书编写过程中得到了南方医科大学南方医院检验医学科血液组广大同仁的大力协助，在此深表谢意。

主　编

2020 年 12 月

目　　录

第三篇　与白细胞相关的疾病

第一篇 血细胞形态学基本概念

第一章 总 论

第一节 概 述

外周血细胞形态学检查是较古老的临床诊断技术，已有 100 多年的历史。最早的血细胞形态学检查是从非染色标本开始的。1879 年 Ehrlich 发明了细胞染色法，对细胞形态特别是白细胞形态有了分类的概念，并且开始与临床结合摸索白血病的细胞形态学。经过将近 30 年的积累，于 1913 年 Schilling 提出急性单核细胞白血病，至此才奠定了淋巴细胞、粒细胞、单核细胞三分类的基础。20 世纪 70 年代法国（F）、美国（A）、英国（B）协作组（FAB）的分类法使急性白血病的分类进入了形态学诊断的标准化时期，从而有了可以遵循的共识。近年来，随着现代诊断技术的发展，知识更新日新月异，血液病的诊断更多依赖于世界卫生组织（WHO）建议的细胞形态学（morphology）、免疫学（immunology）、细胞遗传学（cytogenetics）和分子生物学（molecular biology）的综合分析。但到目前为止，传统的血细胞形态学检查依然不可或缺且不能被先进的仪器所代替。

外周血细胞可以随着血液循环到达全身各器官，各器官的病理变化将直接影响血细胞的数量和形态。多数血细胞是骨髓生成的，病理情况下骨髓屏障破坏，将使血液中本来没有的幼稚细胞从骨髓中释放入血。因此，通过血细胞的变化也可以了解骨髓的病变。传统的血细胞形态学检查是血液一般检验的一部分，它通过对血液中的白细胞分类结合白细胞计数，了解各类白细胞的比例和数量，从而协助诊断、了解病情和预测疗效。随着检验医学发展的需要，我们对血细胞形态学检查的内容和价值应有新的认识。一个有经验的细胞形态学检验医生，通过一张普通染色血涂片，能获取大量有价值的信息。比如，通过观察红细胞，可了解是否存在异常红细胞及其比例，是否存在某些病原体等，以辅助贫血等疾病的判断；通过观察白细胞，可了解是否存在异常白细胞及其形态特点、比例，以判断患者是否存在白血病、感染，同时可观察病情变化等；通过观察血小板，可了解血小板形态是否异常、血小板大概数量等，以判断患者是否存在血小板疾病等。尽管如此，同其他诊断方法一样，单纯的血涂片细胞形态学检查还有很多不足，如能融入相关的学科知识，将会加深理解和认识。白血病和某些贫血等的诊断还应结合骨髓涂片检查，以及细胞化学、细胞免疫学、细胞遗传学、分子生物学检测手段等。此外，血细胞形态学诊断需要临床血液病医生和血液细胞形态学工作者密切配合。临床医生须熟知血细胞形态学检查的价值，正确填写申请单；细胞形态学工作者则必须熟悉临床情况，并对各种相关检查资料进行综合分析，从而做出正确的形态学诊断，提出进一步检查的建议。目前我国对细胞形态学诊断训练有素、经验丰富的细胞形态学家太少，广大实验诊断工作者对细胞形态学诊断尚缺乏足够的认识。努力提高细胞形态学诊断的准确性是每一位细胞形态学工作者的根本任务。

血细胞形态的判断是血细胞形态学诊断的基础。细胞判断的失误可能会造成误诊。对血液病及其相关疾病的血细胞变化规律的认识，尤其是血细胞形态判断的经验积累需要经过长期、反复、大量的病例观察。这是个艰苦的过程，也只有这样才能掌握其精髓，并将获得的知识融会贯通、运用自如。血细胞形态学诊断应根据临床资料结合其他检查结果做出综合诊断，必要时，可结合临床进行细胞免疫分型、分子生物学等进一步检查。

外周血细胞形态学检查涉及白细胞、红细胞、血小板等发生形态改变的疾病，本书将一一介绍。

第二节　血细胞的来源

血细胞从何而来是血液学领域的一个大课题，时至今日仍未真正找到血细胞的"出生"场所，也未能看到造血干细胞的形态。关于血细胞的生成，人们很早以前就知道是从胚胎卵黄囊造血开始，直至骨髓成为永久的造血中心。现已证实血细胞是由多能造血干细胞分化而来。这种干细胞是一种组织干细胞，具有高度的自我更新、多向分化及长期重建造血的潜能；它可自行复制出一个作为种子的原始造血干细胞，并同时生成另一个造血干细胞。这种多能造血干细胞可分化成髓系、淋系干细胞，进而分化为各系造血祖细胞，这种细胞继续发育、生长、分裂，直至细胞自身功能释尽，最后衰老死亡。这种活动周而复始地进行，直至机体死亡。这就是机体内血细胞赖以维持正常生理造血的主要原因。出生前，尤其在胚胎早期，造血干细胞以肝脏中最多，出生以后以红骨髓中最多，外周血中也有少量。此外，在脐带血、胎盘血和胎盘组织中也有丰富的造血干细胞。迄今为止还不能通过单纯的形态学观察来识别造血干细胞。

第三节　人类胚胎造血

人们将胚胎造血分为三个阶段，即卵黄囊造血期、肝脾造血期和骨髓造血期。

一、卵黄囊造血期

卵黄囊造血期在受精后 $2 \sim 3$ 周开始，止于第 9 周或第 10 周。造血岛为一团非常原始的有核细胞，称为间叶细胞。血岛是血管和多能干细胞的"产地"，血岛的周围细胞分化成血管内皮细胞。血岛细胞不含粒细胞和巨核细胞。由血岛分离出的多能干细胞随血流可至胚体任何组织，在适宜的环境下驻留并生长、发育、增殖，成为造血组织。胚囊发育至第 10 周时，血岛基本消失，逐步过渡到肝脏造血。

二、肝脾造血期

肝脾造血期始于胚胎第 5 周，第 $3 \sim 6$ 个月时胚肝为造血的主要场所，称此阶段为肝造血期。肝脏主要产生红细胞，其次为粒细胞，巨核细胞很少。胚胎至第 $8 \sim 9$ 个月时，肝脏造血功能明显减弱，巨核细胞几乎难以看到。

脾脏造血大约从胚胎第 2 个月开始，

主要产生淋巴细胞和单核细胞。至胚胎第5个月后脾脏即停止造血（指产生淋巴细胞、单核细胞以外的血细胞），但产生淋巴细胞、单核细胞直至终生。

胸腺造血主要生成淋巴细胞，并促进T淋巴细胞的分化和发育。淋巴结造血与骨髓造血同时出现，主要产生淋巴细胞和单核细胞。

三、骨髓造血期

胚胎至第3个月时，骨髓出现造血细胞，第5个月以后骨髓造血功能逐渐增强，至第7个月时骨髓腔充满造血组织。到第8个月时，骨髓有核细胞增生明显活跃，很少有脂肪细胞，称此为红髓。此时以粒细胞增生占主导地位，有核红细胞退居第二位，可见巨核细胞，但为数很少。

胎儿出生后，随着年龄增长，机体所需细胞逐渐取得平衡，红髓亦随之逐渐向心性地萎缩，纤维网内的纤维细胞经储脂方式而成为脂肪细胞，此即红髓转变为黄髓的过程。当机体需要大量血细胞时，黄髓内的纤维细胞将囤积的脂肪消化、溶解并释出体外，又开始入驻血细胞，而从黄髓转复为红髓。

（郑 磊 邱 凯 黄丽春）

第二章　血细胞基本形态学

第一节　光学显微镜下血细胞的基本构造

光学显微镜下血细胞由细胞核和细胞质两部分组成（图2-1-1）。细胞核呈多种形态，如圆形、类圆形、分叶状等；细胞核内染成紫红色的物质是染色质，核内圆形蓝灰色的小体叫核仁；核外周包以细胞质，有些细胞质中可见颗粒，如中幼粒细胞及其以下阶段细胞质中可见特异性颗粒，早幼粒细胞、淋巴细胞等可见嗜天青颗粒，有些细胞质中可见空泡和包涵物（如Auer小体等）。

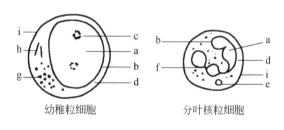

幼稚粒细胞　　　　分叶核粒细胞

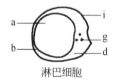

淋巴细胞

图 2-1-1　光学显微镜下血细胞的基本构造

a. 核染色质；b. 核膜；c. 核仁；d. 细胞质；e. 空泡；f. 特异性颗粒；g. 嗜天青颗粒；h. 包涵物（Auer小体）；i. 细胞膜

第二节　血涂片的制作与观察

一、血涂片的制作

血涂片制作的好坏对血细胞的形态判断影响很大，有时甚至会直接影响形态学诊断，制备血涂片或骨髓涂片时，手法要熟练，每人每次须制备3～5份，以备细胞化学染色和其他检查所用。

要想高质量地完成血细胞形态学诊断，必须对其检查的每个环节建立起严格的质量控制制度。一张质量上乘的涂片是确保细胞学诊断准确的基础，所谓质量上乘，指涂片应该具备以下几点：

（1）涂片厚薄适当，细胞分布均匀。过厚时细胞不能充分展开，细胞拥挤、结构不清；过薄则细胞分散、容易变形，也不利于诊断。

（2）涂片中的细胞结构必须清晰。核质色泽分明、结构清楚，包括核染色质、核仁、核膜及细胞质中颗粒等均应清晰可见。

（3）从玻片处理到制片、染色均应建立规范的程序。

1.玻片的处理　新玻片表面有游离碱，要用清洁液清洁。清洁液的配制：重铬酸钾50g、粗制浓硫酸90ml、自来水1000ml，先将重铬酸钾用自来水溶解，然后加入浓硫酸，边加边搅拌，此时可产生高温，应予注意。新玻片用清洁液浸泡过夜后，自来水充分冲洗，再用蒸馏水冲2～3遍，烤干后浸泡在95%的乙醇溶液中，用时取出，用干净毛巾或纱布擦干。也可将烤干的玻片放在干燥容器中，用时取出。

2.制片良好的涂片可分头、体、尾三部分　头部血膜较厚，细胞不易展开。尾部及两侧较薄，胞体较大的细胞较多，最尾部的细胞易被推破，细胞变形。体部较适中，适合白细胞分类。对于制作不良的涂片，不应拘泥于选择一般所述的体部观察细胞，而应以低倍镜找到细胞展开较好的区域进行分类和形态观察。

3. 涂片方法（图 2-2-1）

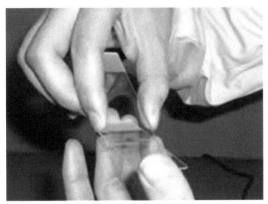

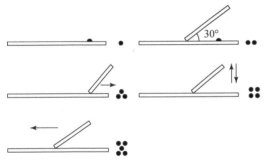

图 2-2-1 血细胞涂片方法示意

（1）在一洁净玻片的 3/4 处滴待检血一小滴。

（2）左手执此玻片，右手另取一推片，将其一端置血滴前，向后拉接触血滴，血滴散开呈一线，调整推片与载血玻片角度为 30°～45°，匀速向前推进，此时载血玻片上形成一血膜，立即扇干。两张玻片形成的角度太大，推进速度太快，均可使制成的血膜过厚；反之，血膜过薄。

血膜过厚纠正方法：调小角度，匀速推片。

血膜过薄纠正方法：调大角度，匀速推片。

血膜呈阶梯状为紧张、用力不均所致。

纠正方法：自然放松，持推片右手匀速向前推进。

二、血涂片的观察方法

血细胞的观察包括红细胞形态，白细胞数量估计及形态，血小板数量估计、聚集情况及形态等。

观察红细胞时应注意其胞体的大小改变、中央淡染区大小、染色情况、异形红细胞有无及多少、幼稚红细胞有无及多少等情况。白细胞的数量估计多以显著增多、增多、正常、减少和显著减少来表示，并应注意各类白细胞形态，粒细胞有无毒性改变，有无棒状小体，有无原始细胞，有无幼稚细胞等。血小板的数量也以增多、正常、减少来描述，其形态改变如血小板大小、聚集情况、胞质颗粒等形态异常均应如实描述。

观察方法：

（1）血涂片制好后，进行瑞氏（Wright）染色或瑞–吉（Wright-Giemsa）染色。

（2）染好的涂片先用低倍镜观察全片，了解染色情况及细胞的分布、数量多少等。

（3）选择最佳部位，用油镜进行白细胞分类及形态学观察。

第三节 血涂片中的血细胞

血细胞是血液中的有形成分，约占血容量的 45%，其中包括红细胞、白细胞、血小板。病态时，血中可见到原始细胞、幼稚细胞、形态异常血细胞及其他细胞。

一、血涂片中常见的正常血细胞

（一）红细胞（erythrocyte；red blood cell，RBC）

成熟红细胞（图 2-3-1）无核，也无细胞器，胞质充满血红蛋白，红细胞由无氧酵解产生 ATP 供给能量保持其正常形态。红细胞膜上有 ABO 血型抗原，膜内有以收缩蛋白和肌动蛋白等为主要成分组成的膜骨架结构，该膜骨架结构对维持红细胞形态、稳定性及其变形性有重要作用。

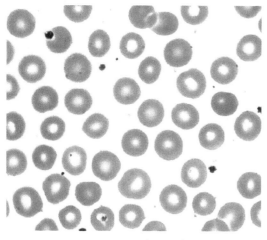

图 2-3-1   正常红细胞

正常红细胞直径为 7.5μm 左右，呈双凹圆盘形，中心区的 1/3 因血红蛋白含量少着色较淡，为生理性中心淡染

异常红细胞形态请见"与红细胞相关的疾病"部分。

健康成年人红细胞计数参考值：男性 $4.3 \times 10^{12}/L \sim 5.8 \times 10^{12}/L$；女性 $3.8 \times 10^{12}/L \sim 5.1 \times 10^{12}/L$。

（二）白细胞（leukocyte；white blood cell，WBC）

1. 白细胞的数量　周围血白细胞计数是测定单位体积血液中各种白细胞的总数，各种病理和生理情况均可引起白细胞的增多和减少。外周血中的白细胞主要由中性粒细胞和淋巴细胞组成，其中以中性粒细胞为主，白细胞的增多和减少主要与中性粒细胞的数量改变有关。白细胞增多见图 2-3-2。

参考值：成人 $3.5 \times 10^{9}/L \sim 9.5 \times 10^{9}/L$，新生儿 $15 \times 10^{9}/L \sim 20 \times 10^{9}/L$，幼儿 $11 \times 10^{9}/L \sim 12 \times 10^{9}/L$。

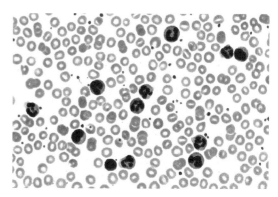

图 2-3-2   白细胞增多

此图为一发热患者末梢血片，白细胞总数增高，以中性粒细胞为主

2. 正常白细胞的形态特征

中性粒细胞（neutrophil，N）　外周血中的中性粒细胞由中性杆状核粒细胞和中性分叶核粒细胞组成，为粒细胞的主要部分。在急性化脓性感染、严重组织损伤、大出血、慢性粒细胞白血病时，粒细胞可明显增高；在某些病毒感染、某些传染病、再生障碍性贫血及粒细胞缺乏症时，则可出现粒细胞减少。

参考值：比值 0.40 ～ 0.75，绝对值 $1.8 \times 10^{9}/L \sim 6.3 \times 10^{9}/L$。

中性杆状核粒细胞（neutrophilic band granulocyte，图 2-3-3 和图 2-3-4）　参考值：比值 0.00 ～ 0.05。

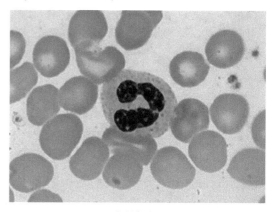

图 2-3-3   中性杆状核粒细胞 1

直径 10 ～ 15μm，胞体呈圆形，胞核呈杆状或腊肠样，胞核径最窄 / 最宽＞ 1/3。核染色质呈深紫红色、粗糙，胞质呈淡蓝色，胞质内充满中性颗粒

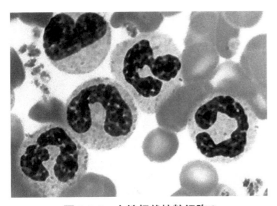

图 2-3-4　**中性杆状核粒细胞 2**

为一慢性粒细胞白血病患者外周血片，中性杆状核粒细胞
比例增高

中性分叶核粒细胞（neutrophilic segm-
ented granulocyte，图 2-3-5 ~ 图 2-3-8）　参
考值：比值 0.45 ~ 0.70。

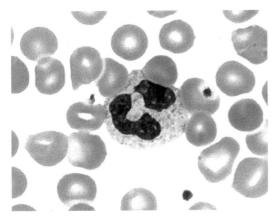

图 2-3-5　**中性分叶核粒细胞 1**

直径 10 ~ 15μm，胞体呈圆形，核可分 2 ~ 5 叶，以 3 叶为
多，叶与叶之间以核丝相连。核染色质、胞质颗粒均同杆状核。
图中为 1 个核分 2 叶的中性分叶核粒细胞

鼓槌体（drumstick，图 2-3-9 和图 2-3-
10）　中性分叶核粒细胞核上所见的直径
为 1.2 ~ 1.5μm 的鼓槌状小突起，形如网
球拍，在女性每 500 个中性分叶核粒细胞
中，约可见 6 个鼓槌体。鼓槌体为莱昂化
（Lyonized）的失活 X 染色体浓缩形成。只
要中性粒细胞保留不分裂，核内就留着此
染色体，而在分裂过程中，染色体就露于
外部形成鼓槌体。

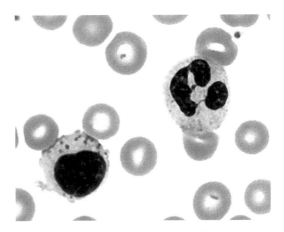

图 2-3-6　**中性分叶核粒细胞 2**

图中右上细胞为 1 个核分 3 叶的中性分叶核粒细胞

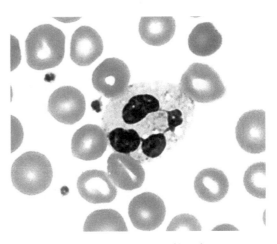

图 2-3-7　**中性分叶核粒细胞 3**

图中为 1 个核分 4 叶的中性分叶核粒细胞

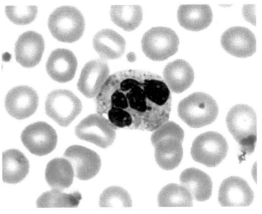

图 2-3-8　**中性分叶核粒细胞 4**

图中为 1 个核分 5 叶的中性分叶核粒细胞

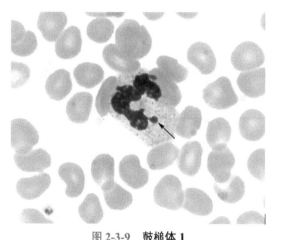

图 2-3-9　鼓槌体 1

图中中性分叶核粒细胞核上可见到一个鼓槌体

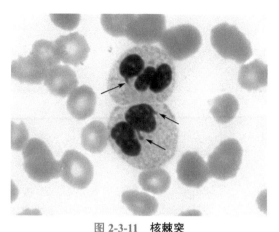

图 2-3-11　核棘突

为一严重感染患者外周血片,可见中性分叶核粒细胞核上有
数量不等的核棘突

嗜酸性粒细胞(eosinophil,E)　嗜酸性粒细胞是粒细胞系统中的重要组成部分,嗜酸性粒细胞与免疫系统之间有密切关系,嗜酸性粒细胞的增殖和成熟程序与中性粒细胞相似。

参考值:比值 0.004 ~ 0.08,绝对值 $0.02 \times 10^9/L$ ~ $0.52 \times 10^9/L$。

嗜酸性杆状核粒细胞(eosinophilic band granulocyte)　见图 2-3-12。

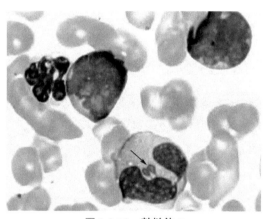

图 2-3-10　鼓槌体 2

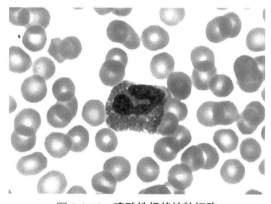

图 2-3-12　嗜酸性杆状核粒细胞

外周血中少见,在嗜酸性粒细胞增多性疾病中有时可以见到

在成年女性细胞的分裂中期,其性染色体为 XX,其中一条有生物活性的 X 染色体,以浓染小体的形式存在于体细胞中,称其为 X 染色质,多附着于细胞的核膜处。在中性分叶核粒细胞中,它以鼓槌体的形式出现,其阳性率较低,正常人每个中性分叶核中只含 1 个鼓槌体。核上出现 2 个鼓槌体则较罕见,可能为性染色体异常的超雌综合征(XXX 综合征)。

核棘突(图 2-3-11)　胞核有各种形态的芽状、棒状突出,1 个或多个,临床意义尚不明确,大量出现可能与中毒、肿瘤转移、严重放射损伤等有关。

嗜酸性分叶核粒细胞(eosinophilic segmented granulocyte,图 2-3-13 和图 2-3-14)　胞体呈圆形,直径 13 ~ 15μm。胞质内充满粗大、整齐、均匀、紧密排列的橘红色嗜酸性颗粒,折光性强。胞核多为2叶，呈眼镜状，深紫色，是粒细胞系统中的重要组成部分，与免疫系统之间有密切关系，正常情况下，成熟的嗜酸性粒细胞在外周血中较少，只占全身嗜酸性粒细胞总数的1%左右，其大部分存在于骨髓和组织中。

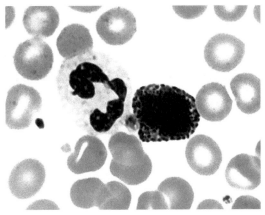

图2-3-15　嗜碱性粒细胞1

图中右侧细胞为血中常见的嗜碱性粒细胞的形态。胞体呈圆形，直径为10～12μm。胞质呈紫红色，内有少量粗大但大小不均、排列不规则的紫黑色嗜碱性颗粒，常覆盖于核上。因颗粒遮盖而胞核不清晰

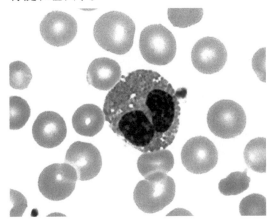

图2-3-13　嗜酸性分叶核粒细胞1

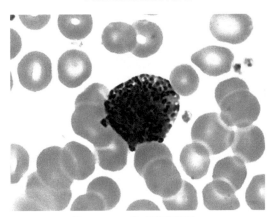

图2-3-16　嗜碱性粒细胞2

此嗜碱性粒细胞胞质中、核上均可见大小较一致的粗大嗜碱性颗粒

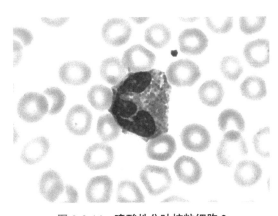

图2-3-14　嗜酸性分叶核粒细胞2

图中为一个3分叶的嗜酸性分叶核粒细胞

　　嗜碱性粒细胞（basophil，B；图2-3-15～图2-3-18）为一种少见的粒细胞，其突出的生理功能是参与超敏反应。嗜碱性粒细胞表面有IgE的Fc受体，当与IgE结合后即被致敏，再受相应抗原攻击时，即引起颗粒释放反应，从而导致一系列过敏现象。

　　参考值：比值0～0.01，绝对值0～0.06×10^9/L。

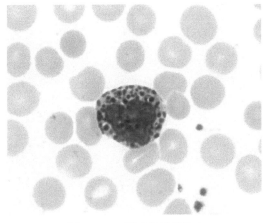

图2-3-17　嗜碱性粒细胞3

嗜碱性粒细胞颗粒粗大，且多在胞质中出现

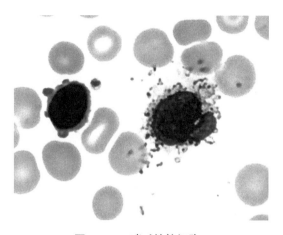

图 2-3-18　嗜碱性粒细胞 4

嗜碱性粒细胞溶解，胞质中部分嗜碱性颗粒脱落，胞核仍可见粗大的嗜碱性颗粒

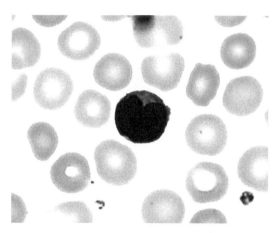

图 2-3-20　淋巴细胞 2

小淋巴细胞另一种常见形态。胞核大，偏于一旁。胞质极少。核染色质结构同上图中小淋巴细胞

　　淋巴细胞（lymphocyte，L）　数量在成人白细胞中占第 2 位，淋巴细胞不是终末细胞，而是一种不活跃的处于静止期的细胞，它具有与抗原起特异性反应的能力，是人体重要的免疫活性细胞。

　　参考值：比值 0.20 ~ 0.50，绝对值 1.1×10^9/L ~ 3.2×10^9/L。

　　小淋巴细胞见图 2-3-19 ~ 图 2-3-22，大淋巴细胞见图 2-3-23 ~ 图 2-3-25。

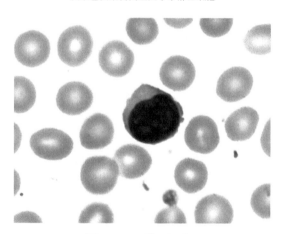

图 2-3-21　淋巴细胞 3

图中淋巴细胞胞体小，胞核类椭圆形、偏位，核染色质致密，呈粗块状、深染，核中所见小圆形淡染区为假核仁，胞质呈灰蓝色

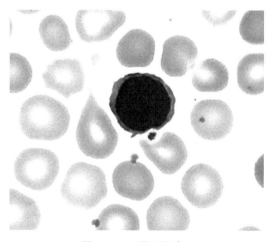

图 2-3-19　淋巴细胞 1

此细胞为小淋巴细胞最常见的形态。胞体较小。胞核为圆形，核染色质致密，呈粗块状、紫红色。胞质少，呈蓝色，无颗粒。直径 10 ~ 12μm，呈圆形或椭圆形。小淋巴细胞质中一般无颗粒

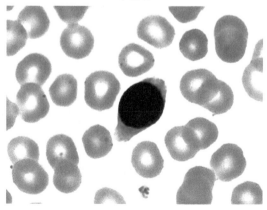

图 2-3-22　淋巴细胞 4

图中小淋巴细胞胞体呈梭形

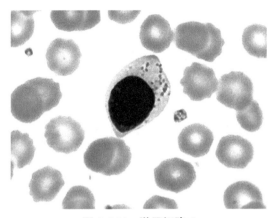

图 2-3-23　淋巴细胞 5

图中为大淋巴细胞，直径 12 ~ 16μm，胞核呈圆形，核染色质致密。大淋巴细胞的胞质丰富，呈淡蓝色，内含少量紫红色嗜天青颗粒

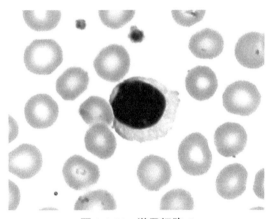

图 2-3-24　淋巴细胞 6

图中为大淋巴细胞，胞体和胞核呈椭圆形。核染色质致密，胞质较多，呈淡蓝色、有透明感，胞质中无颗粒

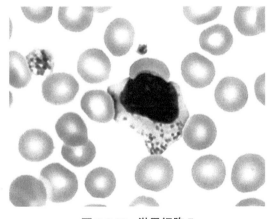

图 2-3-25　淋巴细胞 7

图中为大淋巴细胞，胞体呈类圆形，胞核呈长圆形。核染色质致密，胞质较多，呈淡蓝色、有透明感，胞质中可见较多、较大的嗜天青颗粒

单核细胞（monocyte，M；图 2-3-26 ~ 图 2-3-29）　胞质较多，呈淡蓝或灰蓝色、不透明，胞质中有细小灰尘样紫红色颗粒。

与中性粒细胞有共同的前体祖细胞（CFV-GM），成熟单核细胞在血液中 1 ~ 3 天即逸出血管进入组织或体腔中，转变为巨噬细胞。其具有诱导免疫反应、吞噬和杀灭病原体、吞噬红细胞和清除损伤组织及死亡细胞、抗肿瘤活性、对白细胞生成调节的五大功能。

参考值：比值 0.03 ~ 0.10，绝对值 0.1 $\times 10^9$/L ~ 0.6 $\times 10^9$/L。

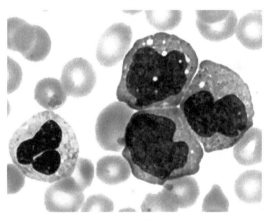

图 2-3-26　单核细胞 1

上图右侧三个均为单核细胞，胞体大，直径 15 ~ 22μm，呈圆形或不规则形。胞核大，核形不规则，呈肾形或马蹄形，常折叠扭曲，呈紫红色，染色质较疏松。胞质较多，呈淡蓝或灰蓝色，内含较多的细小、灰尘样紫红色颗粒

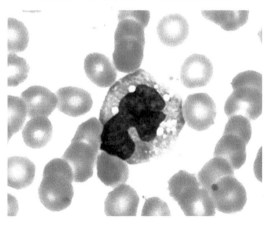

图 2-3-27　单核细胞 2

胞核呈不规则形，一侧有凹陷，核染色质结构与胞质形态同上图单核细胞，胞质内可见空泡

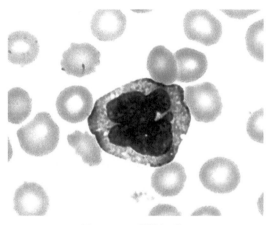

图 2-3-28　单核细胞 3

胞核呈不规则形，其形态特点同其他单核细胞

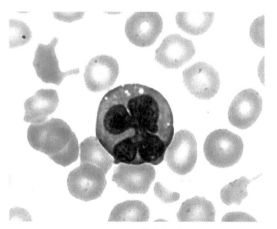

图 2-3-29　单核细胞 4

胞核呈花瓣形，胞质中颗粒不明显。其形态特点同其他单核
细胞

二、血中可见的白细胞异常形态

（一）粒细胞的形态学异常

1. 中性粒细胞退变

细胞胞体大小不一（图 2-3-30 和图 2-3-31） 中性粒细胞胞体大小不均，见于慢性感染和长时间的化脓性炎症，是由于内毒素等作用下，幼稚粒细胞不规则分裂增殖所致。

中毒颗粒（toxic granulation，图 2-3-32 ～图 2-3-34） 中性粒细胞胞质中出现粗大、大小不等、分布不均、染成深紫红或紫黑

色的颗粒，称之为中毒颗粒。有时颗粒较粗大，易与嗜碱性粒细胞混淆。见于严重感染、重度烧伤等，是由于特异性颗粒生成过程受阻，颗粒发生变性所致。

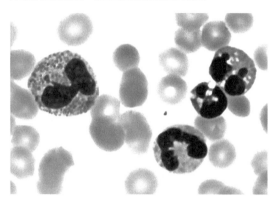

图 2-3-30　中性粒细胞胞体大小不一 1

图中 4 个中性粒细胞体显著大小不一，右上方胞体小的两个
细胞可见胞核固缩；左上方的大细胞质中可见中毒颗粒

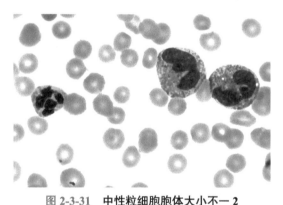

图 2-3-31　中性粒细胞胞体大小不一 2

左侧的小细胞可见核固缩，胞核深染呈墨滴样，右侧大细胞
胞质内可见蓝斑及中毒颗粒

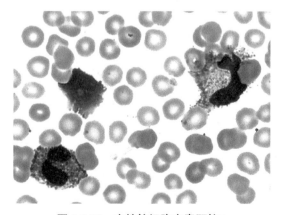

图 2-3-32　中性粒细胞中毒颗粒 1

图中中性粒细胞胞质中可见粗大的中毒颗粒

个或多个大小不等的空泡，是由于细胞受损伤后脂肪变性所致，见于严重化脓菌感染或败血症。

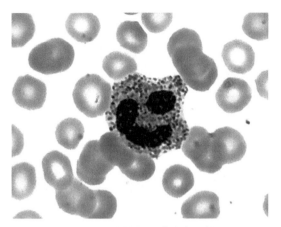

图 2-3-33 中性粒细胞中毒颗粒 2

中性分叶核粒细胞胞质中可见粗大的蓝紫色中毒颗粒

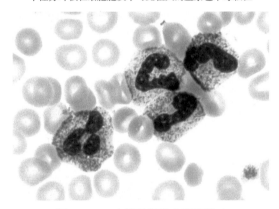

图 2-3-34 中性粒细胞中毒颗粒 3

为一肿瘤患者使用粒细胞刺激因子后的外周血片，可见中性粒细胞胞质中颗粒增多、增粗

空泡变性（vacuolation，图 2-3-35 ～ 图 2-3-38） 中性粒细胞胞质或胞核中可见单

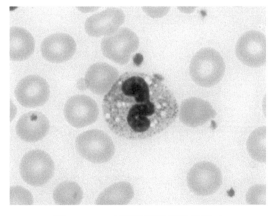

图 2-3-35 中性粒细胞空泡变性 1

中性分叶核粒细胞胞质中可见较多大小较一致的空泡

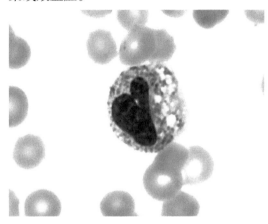

图 2-3-36 中性粒细胞空泡变性 2

中性杆状核粒细胞胞质中可见多个大小不一的大空泡

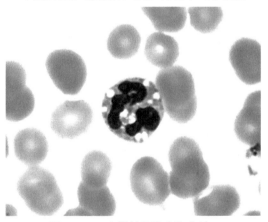

图 2-3-37 中性粒细胞空泡变性 3

中性分叶核粒细胞胞质中空泡形成

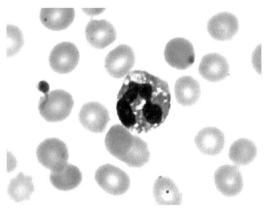

图 2-3-38 中性粒细胞空泡变性 4

中性分叶核粒细胞胞质中可见大量大小不等的空泡

　　Dëhle（杜勒）小体（图 2-3-39 ~ 图 2-3-43）　中性粒细胞胞质毒性变化而保留的局部嗜碱区域，又称为蓝斑，呈圆形、梨形或云雾状，天蓝色或蓝黑色，直径 1 ~ 2μm，是胞质局部不成熟，即核质发育失衡的表现。见于化脓性感染、败血症、猩红热等。Dëhle 小体亦可在单核细胞胞质中出现，其意义相同。

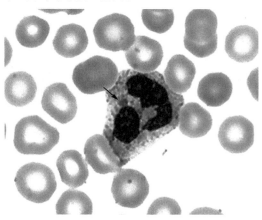

图 2-3-39　Dëhle 小体 1

图中中性分叶核粒细胞胞质颗粒稍粗，近核处可见 Dëhle 小体

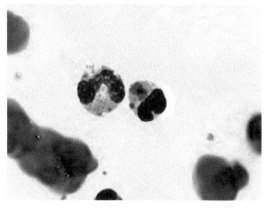

图 2-3-40　Dëhle 小体 2

右侧中性杆状核粒细胞胞质中可见云雾状巨大的 Dëhle 小体

　　核变性（degeneration of nucleus）　包括核固缩、核肿胀、核膜溶解及核破碎等。核固缩时核染色质浓缩成均匀、深紫色的块状。核肿胀、核溶解时胞核膨胀、着色淡，常有核破碎现象，细胞结构不清，呈溶解状态。

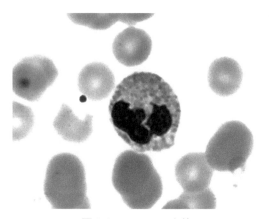

图 2-3-41　Dëhle 小体 3

细胞右下胞膜处可见一块较大的 Dëhle 小体

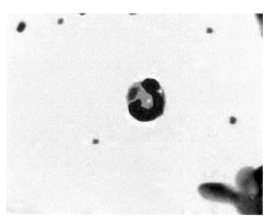

图 2-3-42　Dëhle 小体 4

中性分叶核粒细胞胞质的左上方可见一片状深蓝色区域

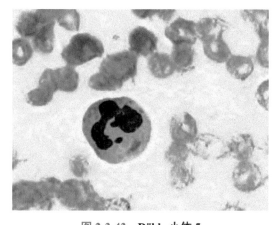

图 2-3-43　Dëhle 小体 5

中性分叶核粒细胞胞质中可见数片大小不一的 Dëhle 小体

　　中性粒细胞的退变是从胞质中颗粒增粗、空泡逐步向核溶解演变的过程，重症

感染患者的血片，可见到中性粒细胞从胞质到胞核均呈不同程度的退变。

核肿胀见图 2-3-44，核固缩见图 2-3-45，核膜溶解见图 2-3-46，核破碎见图 2-3-47。

2. 中性粒细胞核异常

中性粒细胞的核象变化（nuclear shift）中性粒细胞的核形标志着它的发育阶段，能反映新生以至衰老的情况。在正常人周围血液的中性粒细胞中，具有分叶核的占绝大多数（45%～70%），以 2～3 叶最多，而杆状核粒细胞占 1%～5%，分叶过多的较少。在病理情况下，中性粒细胞的核象

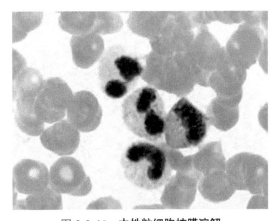

图 2-3-46 **中性粒细胞核膜溶解**

中性粒细胞核肿胀，核膜模糊，部分细胞胞质中嗜中性颗粒消失

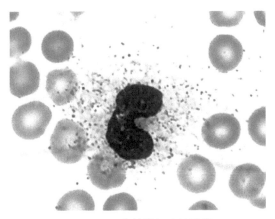

图 2-3-44 **中性粒细胞核肿胀**

中性杆状核粒细胞核肿胀、粗大，核染色质结构模糊、淡染，胞质外界不清，周边散在中毒颗粒

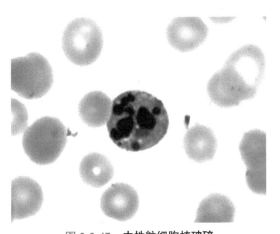

图 2-3-47 **中性粒细胞核破碎**

中性粒细胞核固缩且碎成多块，即为凋亡的中性粒细胞

可发生变化，出现核左移或核右移现象。

核左移（nuclear left shift） 外周血中杆状核粒细胞超过 5% 或出现杆状核之前的幼稚粒细胞，称为核左移（图 2-3-48 和图 2-3-49）。常见于各种病原体所致的感染，特别是急性化脓性感染，其次见于急性失血、急性中毒及急性溶血反应等。核轻度左移常伴白细胞总数及中性粒细胞百分率增多，核显著左移但白细胞总数不增高或降低者常表示感染极度严重，白血病和类白血病反应也可出现核极度左移现象。

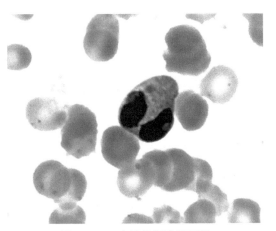

图 2-3-45 **中性粒细胞核固缩**

中性分叶核粒细胞核浓缩、深染

neutrophil） 见图 2-3-50 ~ 图 2-3-54。

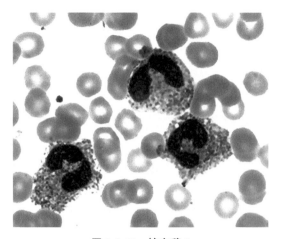

图 2-3-48　核左移 1

为一术后切口严重感染患者外周血片，可见杆状核中性粒细
胞增多，胞质中可见中毒颗粒

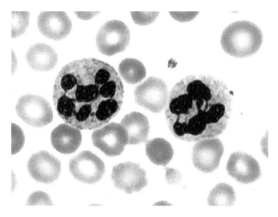

图 2-3-50　中性多分叶核粒细胞 1

左侧细胞胞体呈正圆形，细胞核的 7 个分叶形状、大小较
一致

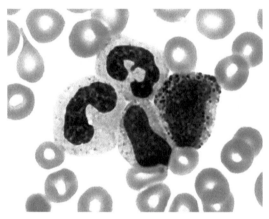

图 2-3-49　核左移 2

为一慢性粒细胞白血病患者外周血片，可见核极度左移，杆
状核粒细胞、晚幼粒细胞、中幼粒细胞增多

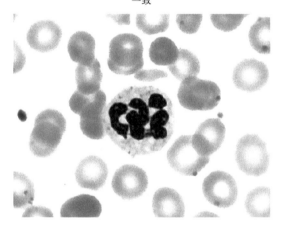

图 2-3-51　中性多分叶核粒细胞 2

核叶如串珠分布在细胞的中心部位，胞质中可见少量空泡

核右移（nuclear right shift） 正常人
外周血的中性粒细胞以 3 叶核者为主，若
中性粒细胞核 5 叶以上者超过 3% 时，称为
核右移。此时常伴白细胞总数的减少。可
由于缺乏造血物质、脱氧核糖核酸减少或
骨髓造血功能降低所致，主要见于营养性
巨幼细胞性贫血、恶性贫血，也可见于应
用抗代谢药如阿糖胞苷或 6- 巯基嘌呤等之
后。在炎症的恢复期，一过性地出现核右
移是正常现象，如在疾病进展期突然出现
核右移的变化，则表示预后不良。

中性多分叶核粒细胞（hypersegmented

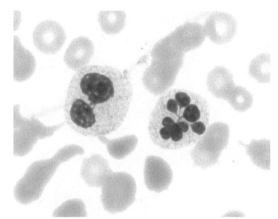

图 2-3-52　中性多分叶核粒细胞 3

右侧细胞胞核分叶过度，呈花瓣样，核间有细丝相连，胞质
呈粉色，可见细小的嗜中性颗粒

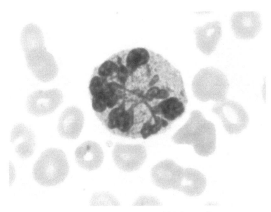

图 2-3-53 中性多分叶核粒细胞 4

图中细胞的核分叶达十多个，各叶之间有核丝相连，大小差异大

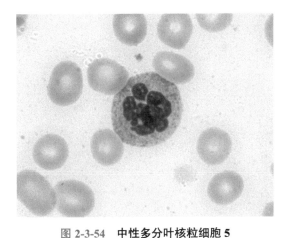

图 2-3-54 中性多分叶核粒细胞 5

为一巨幼细胞性贫血患者外周血片，该分叶核粒细胞的核分叶达 6 叶以上，相互缠绕，难以分辨，核染色质较疏松，发现此类细胞有助于巨幼细胞性贫血等的诊断

其他中性粒细胞核分叶异常（图 2-3-55 ～图 2-3-60） 粒细胞白血病、巨幼细胞性贫血、MDS，常可见中性粒细胞分叶核的核形异常。

3. 嗜酸性粒细胞的形态异常 在一些嗜酸性粒细胞增多的疾病，如慢性粒细胞白血病、嗜酸性粒细胞白血病、某些嗜酸性粒细胞增多症及个别遗传性疾病时，嗜酸性粒细胞可出现如下的形态改变：嗜酸性粒细胞颗粒呈嗜碱性，见图 2-3-61 和图 2-3-62；嗜酸性粒细胞胞核不分叶，见图 2-3-63 和图 2-3-64；退变的嗜酸性粒细胞，

见图 2-3-65 ～图 2-3-70。

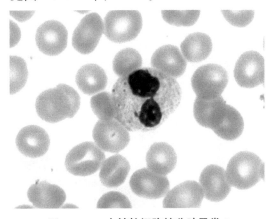

图 2-3-55 中性粒细胞核分叶异常 1

MDS 患者中性粒细胞在终末分化过程中核叶发育障碍，图中中性粒细胞胞核仅分 2 叶，形如眼镜，核染色质粗糙、凝聚，胞质中性颗粒减少、分布不均

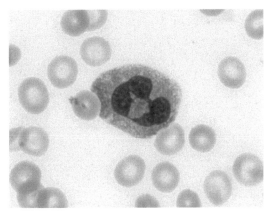

图 2-3-56 中性粒细胞核分叶异常 2

图中中性粒细胞胞核呈不规则环形，核染色质较疏松，胞质中可见明显的嗜中性颗粒

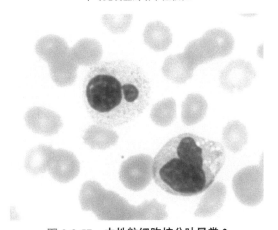

图 2-3-57 中性粒细胞核分叶异常 3

图中左上侧细胞的细胞核分 2 叶，大小悬殊，胞质呈淡粉色

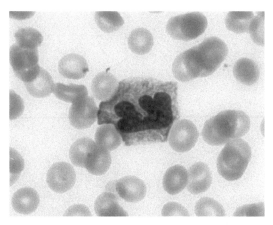

图 2-3-58   中性粒细胞核分叶异常 4

图中细胞核呈"山"字形,胞质呈粉色

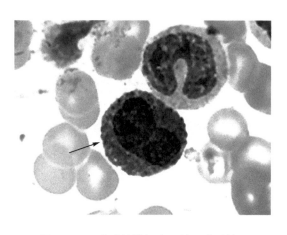

图 2-3-61   嗜酸性粒细胞颗粒呈嗜碱性 1

图中未成熟嗜酸性粒细胞胞质中颗粒丰富,部分呈嗜碱性(蓝黑色)

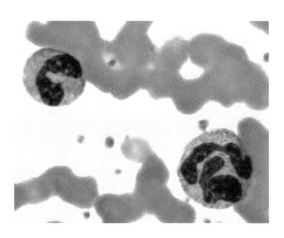

图 2-3-59   中性粒细胞核分叶异常 5

图中细胞核呈"公"字形,为双核,核染色质较细致,胞质呈粉色

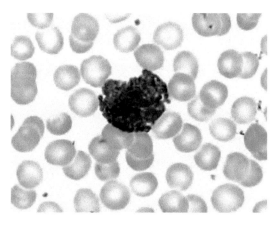

图 2-3-62   嗜酸性粒细胞颗粒呈嗜碱性 2

为一核分 2 叶的嗜酸性粒细胞,但胞质中的颗粒几乎全为黑褐色,应与嗜碱性颗粒区分

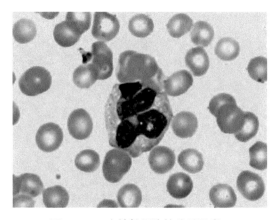

图 2-3-60   中性粒细胞核分叶异常 6

图中细胞核分叶奇特,形如数字"188"。该涂片染色偏碱性,应注意与单核细胞进行区别

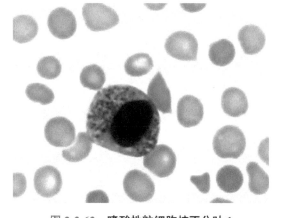

图 2-3-63   嗜酸性粒细胞核不分叶 1

图中细胞核为圆形,核染色质浓缩深染,胞质较多,可见稀疏的灰褐色颗粒

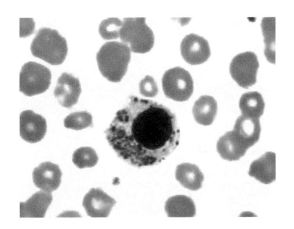

图 2-3-64 嗜酸性粒细胞核不分叶 2

图中细胞核为圆形,核染色质致密、粗糙,呈块状、深染,
胞质中有较多大小较一致的灰褐色颗粒

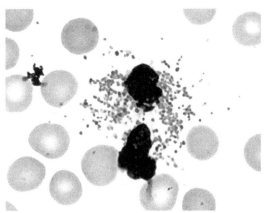

图 2-3-67 退变的嗜酸性粒细胞 3

图中嗜酸性分叶核粒细胞呈溶解状态,胞膜破裂,胞质中部
分嗜酸性颗粒散失,细胞核肿胀、变性

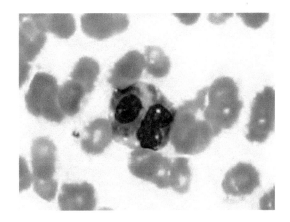

图 2-3-65 退变的嗜酸性粒细胞 1

细胞肿胀变性,胞质中颗粒呈半溶解状态,部分胞质中颗粒
缺失,细胞核肿胀、变性,有空泡

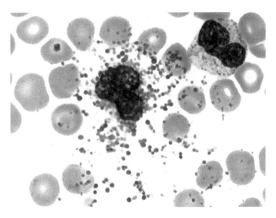

图 2-3-68 退变的嗜酸性粒细胞 4

图中为嗜酸性分叶核粒细胞溶解后遗留下来的肿胀的细胞核
及部分散落的颗粒

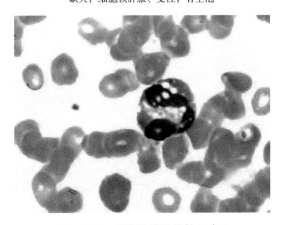

图 2-3-66 退变的嗜酸性粒细胞 2

图中嗜酸性分叶核粒细胞胞质及胞核可见大小不一的空泡,
胞质中嗜酸性颗粒呈溶解状态

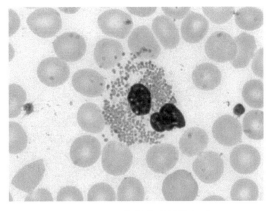

图 2-3-69 退变的嗜酸性粒细胞 5

图中为呈溶解状态的嗜酸性分叶核粒细胞,胞膜破裂,胞核
固缩,呈椭圆形、球状

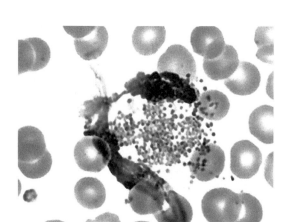

图 2-3-70　退变的嗜酸性粒细胞 6

图中央为一个细胞溶解后遗留下来的细胞核及散落的嗜酸性
颗粒

4. 嗜碱性粒细胞退变　见图 2-3-71 ~ 图
2-3-73。

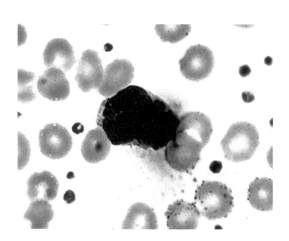

图 2-3-71　嗜碱性粒细胞退变 1

图中为嗜碱性粒细胞，胞核肿胀，呈溶解的均质状

5. 某些疾病状态时血中可见的幼稚粒
细胞

原始粒细胞（myeloblast）　呈圆形或
椭圆形，直径 10 ~ 18μm。核大，核质比
为（5 ~ 7）：1，核呈圆形或椭圆形，居
中或稍偏一侧。核染色质呈细颗粒状、均
匀，核仁较小，2 ~ 5 个，呈淡蓝色；胞质
少，呈淡蓝色。Ⅰ型无颗粒，Ⅱ型可见少

量嗜苯胺蓝颗粒。有时可见大原始粒细胞、
小原始粒细胞、副原始粒细胞等。

Ⅰ型原始粒细胞见图 2-3-74 ~ 图 2-3-
76；Ⅱ型原始粒细胞见图 2-3-77 和图 2-3-78。

大原始粒细胞见图 2-3-79 ~ 图 2-3-81；
小原始粒细胞见图 2-3-82 ~ 图 2-3-84；双
核原始粒细胞见图 2-3-85 ~ 图 2-3-87。

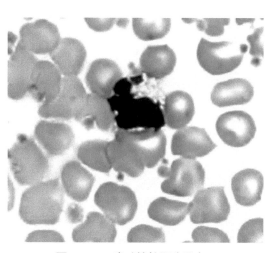

图 2-3-72　嗜碱性粒细胞退变 2

图中嗜碱性粒细胞颗粒完全脱失，遗留下来的是原颗粒位置
空泡样的痕迹，其与空泡的区别是遗留痕迹的边缘不清，而
空泡边缘清楚整齐

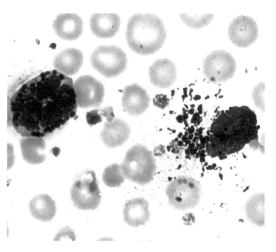

图 2-3-73　嗜碱性粒细胞退变 3

图中右侧嗜碱性粒细胞胞体溶解，胞核肿胀，核膜界限不清，
嗜碱性颗粒散在胞核一旁

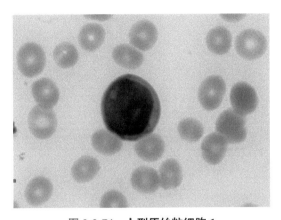

图 2-3-74　Ⅰ型原始粒细胞 1

胞体、胞核呈圆形，核染色质纤细、均匀，呈淡紫红色，内含 2 个核仁，清晰易见。胞质少，呈淡蓝色，绕于核周，胞质中无颗粒

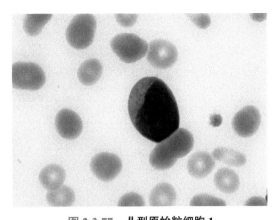

图 2-3-77　Ⅱ型原始粒细胞 1

胞体呈长圆形，胞核偏位，核染色质呈疏松颗粒状，核仁清晰。胞质呈灰蓝色，胞质中可见少许紫蓝色颗粒

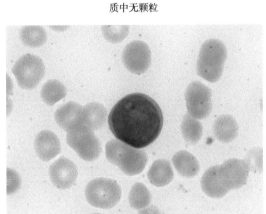

图 2-3-75　Ⅰ型原始粒细胞 2

胞体、胞核呈圆形，核染色质致，可见 2 个明显的核仁。胞质少，呈淡蓝色，无颗粒

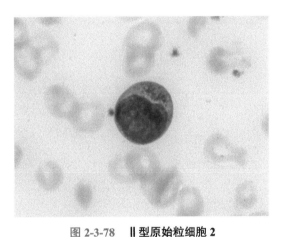

图 2-3-78　Ⅱ型原始粒细胞 2

胞体呈长圆形，胞核呈圆形，核染色质疏松，胞核中可见 1 个核仁。胞质呈灰蓝色，近核处淡染，胞质中可见少量细小的嗜天青颗粒

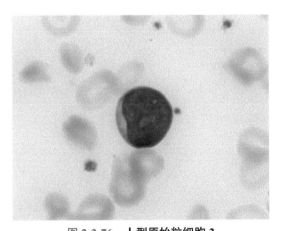

图 2-3-76　Ⅰ型原始粒细胞 3

胞体呈圆形，胞核呈类圆形，核染色质细致、紫红色，核仁明显。胞质呈灰蓝色、无颗粒，近核处淡染

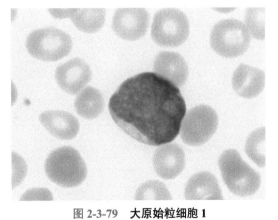

图 2-3-79　大原始粒细胞 1

胞体大，呈类圆形，胞核近似方形，核染色质疏松、呈细颗粒样，可见 1 个清晰的核仁。胞质较少，呈淡蓝色，近核处淡染，胞质中无颗粒

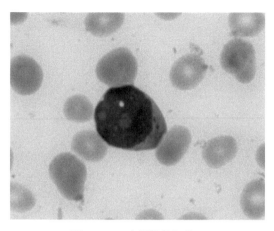

图 2-3-80　大原始粒细胞 2

胞体大、长圆形，胞核呈圆形，偏于一旁，核中可见 2 个清
晰的大核仁，胞质呈淡蓝色，可见少许颗粒

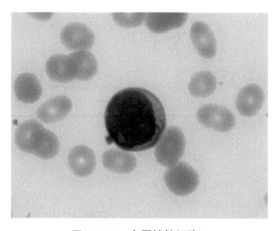

图 2-3-83　小原始粒细胞 2

图中小原始粒细胞近核处可见一条 Auer 小体

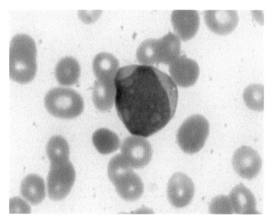

图 2-3-81　大原始粒细胞 3

胞体大、椭圆形，胞核呈椭圆形，核染色质细致、疏松，
3 个核仁清晰可见。胞质呈灰蓝色，无颗粒

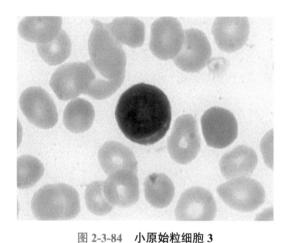

图 2-3-84　小原始粒细胞 3

胞体小，形似小淋巴细胞。胞核大、胞质少，核染色质细致，
可见较清晰的核仁

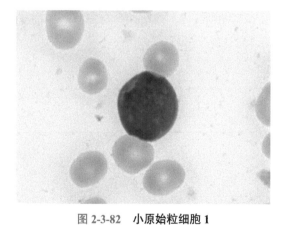

图 2-3-82　小原始粒细胞 1

胞体较小、圆形，胞核圆，核染色质呈细颗粒样，胞核中可
见 2 个核仁。胞质较少，呈淡蓝色，于核凹陷处有少量嗜天
青颗粒

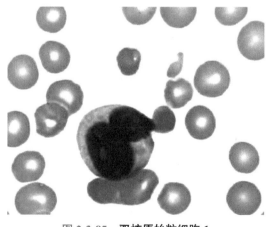

图 2-3-85　双核原始粒细胞 1

胞体呈圆形，一个细胞中可见两个细胞核，核染色质细致，
其中一个核中有一个明显的大核仁。胞质呈淡蓝色，无颗粒

早幼粒细胞（promyelocyte） 由原始粒细胞发育而来，胞体较大，直径 12 ~ 20μm，多为圆形或椭圆形。胞核呈圆形或椭圆形，核染色质较原始粒细胞略粗，呈粗颗粒状，偏位，有时可见核仁。胞质较多，呈淡蓝色，内含粗细不均、数量不等的紫红色嗜苯胺蓝颗粒。颗粒覆盖在核上是此细胞的特点。

早期早幼粒细胞见图 2-3-88 和图 2-3-89；双核早幼粒细胞见图 2-3-90；粗颗粒型早幼粒细胞见图 2-3-91 ~ 图 2-3-93；细颗粒型早幼粒细胞见图 2-3-94 和图 2-3-95；早幼粒细胞分裂象见图 2-3-96 和图 2-3-97；早幼粒细胞过氧化物酶染色见图 2-3-98 和图 2-3-99。

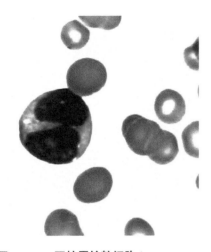

图 2-3-86 双核原始粒细胞 2

胞体呈圆形，两个细胞核似肾形，核染色质细致，核仁不明显，细胞中央可见少量细小颗粒，胞质呈淡蓝色

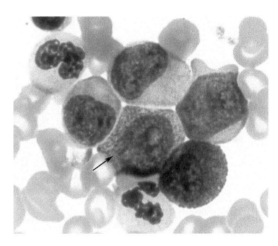

图 2-3-88 早期早幼粒细胞 1

胞体大，胞核呈类圆形。核染色质细致，呈颗粒样，可见一个较大的核仁。胞质呈灰蓝色，胞质中可见较多的嗜天青颗粒

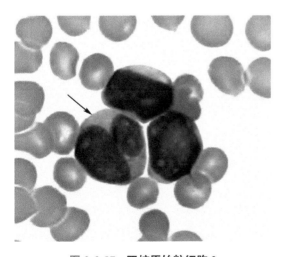

图 2-3-87 双核原始粒细胞 3

图中三个原始粒细胞，其左下方的原始粒细胞为双核，胞核一大一小，为细胞不对称分裂所致。核染色质细致，两个核中均可见核仁，胞质呈淡蓝色

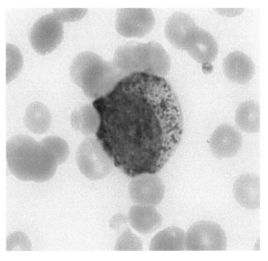

图 2-3-89 早期早幼粒细胞 2

胞体呈长圆形，胞核大，胞质较多，呈灰蓝色。核染色质细致，核仁明显。胞质中可见清晰的嗜天青颗粒

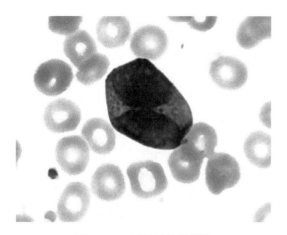

图 2-3-90　双核早幼粒细胞

为一个双核的早幼粒细胞，胞质中可见大量较细小的嗜天青颗粒

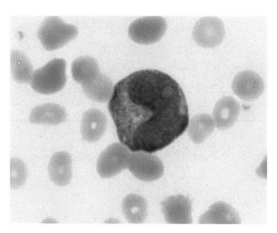

图 2-3-93　粗颗粒型早幼粒细胞 3

胞体呈圆形，胞核分叶，核染色质细致，核仁明显。胞质呈灰蓝色，可见较粗的嗜天青颗粒

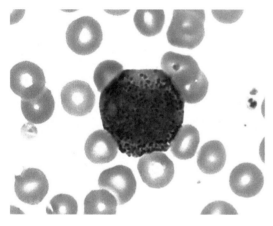

图 2-3-91　粗颗粒型早幼粒细胞 1

胞体呈圆形，胞核呈类圆形。核染色质细致，有的细胞可见不明显的核仁。胞质较多，可见较多粗大的嗜天青颗粒

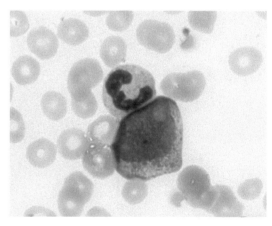

图 2-3-94　细颗粒型早幼粒细胞 1

图中下方细胞胞体较大，胞核呈类圆形，核染色质细致，核仁明显。胞质呈灰蓝色，充满较细小的嗜天青颗粒

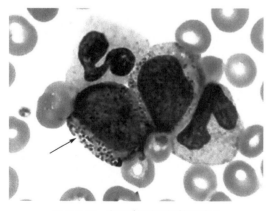

图 2-3-92　粗颗粒型早幼粒细胞 2

胞体呈圆形，核染色质呈颗粒状、疏松。胞质中可见较多粗大的嗜天青颗粒

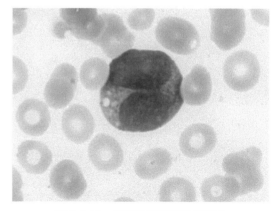

图 2-3-95　细颗粒型早幼粒细胞 2

胞体呈椭圆形，核形不规则。核染色质呈细颗粒样，核仁明显。胞质呈蓝色，充满细小的嗜天青颗粒

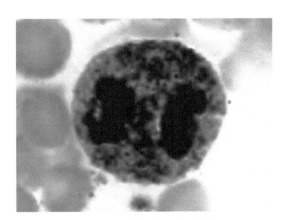

图 2-3-96　早幼粒细胞分裂象 1

多颗粒型早幼粒细胞间接分裂期，两组染色体向细胞的两极分开，胞质中可见大量的嗜天青颗粒（局部放大图）

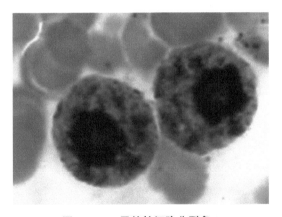

图 2-3-97　早幼粒细胞分裂象 2

为分裂终期一分为二的两个胞体较小的多颗粒型早幼粒细胞（局部放大图）

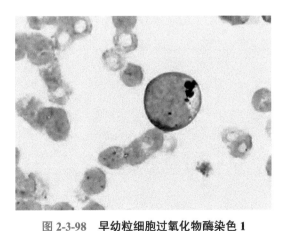

图 2-3-98　早幼粒细胞过氧化物酶染色 1

一个早期的早幼粒细胞胞质中除可见少数过氧化物酶染色阳性的棕黑色颗粒外，另两条 Auer 小体也呈过氧化物酶染色阳性反应，被染成棕黑色

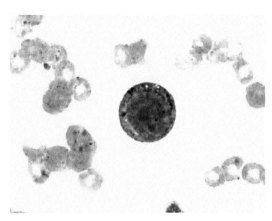

图 2-3-99　早幼粒细胞过氧化物酶染色 2

图中为一个过氧化物酶染色阳性的早幼粒细胞，细胞内可见较多粗大的棕黑色颗粒

中幼粒细胞（myelocyte）由早幼粒细胞发育而来，从该阶段开始胞质中出现特异性颗粒。

（1）中性中幼粒细胞（neutrophilic myelocyte，图 2-3-100 ~ 图 2-3-103）：胞体较早幼粒细胞小，直径 10 ~ 18μm，呈圆形或椭圆形，胞核呈圆形或长圆形，一侧扁平。核染色质较粗，呈块状，无核仁，胞质较丰富，呈粉色。有许多细小、均匀的紫红色中性颗粒，往往不易看出。

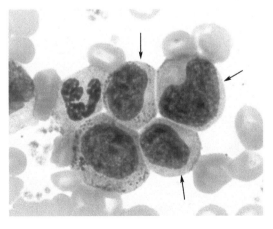

图 2-3-100　中性中幼粒细胞 1

图中箭头所指三个中性中幼粒细胞，胞体大小不一，胞核染色质呈较粗颗粒样。胞核为一侧偏平的圆形，没有核仁，胞质中充满粉色的嗜中性颗粒

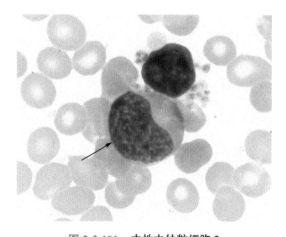

图 2-3-101　中性中幼粒细胞 2

胞核呈长圆形，核染色质呈较粗糙的颗粒样，胞质中充满粉色嗜中性颗粒

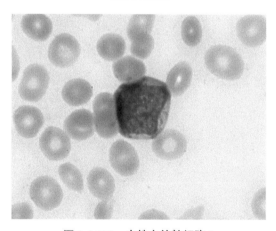

图 2-3-102　中性中幼粒细胞 3

为一核质发育失衡的中性中幼粒细胞，胞核为一侧偏平的圆形，核染色质呈颗粒状、疏松，可见一个大核仁。胞质呈粉色

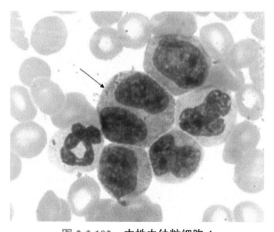

图 2-3-103　中性中幼粒细胞 4

图中箭头所指为一个双核中性中幼粒细胞，胞体大，胞核染色质呈较粗颗粒样，胞质中充满粉色的嗜中性颗粒

（2）嗜酸性中幼粒细胞（eosinophilic myelocyte，图 2-3-104 ~ 图 2-3-106）：胞体较中性中幼粒细胞略大，核形同中性中幼粒细胞，胞质中充满粗大、均匀的橘红色嗜酸性颗粒。

（3）嗜碱性中幼粒细胞（basophilic myelocyte，图 2-3-107 ~ 图 2-3-110）：胞体较中性中幼粒细胞小，核形同中性中幼粒细胞，胞质中可见数量不等、粗细不均、分布不匀的蓝黑色嗜碱性颗粒。

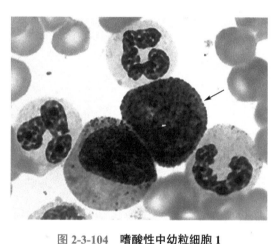

图 2-3-104　嗜酸性中幼粒细胞 1

箭头所指为一早期的嗜酸性中幼细胞，胞体较大，胞核染色质较细致，没有核仁。胞质较多，可见大量橘红色嗜酸性颗粒，少量不成熟颗粒（紫黑色）

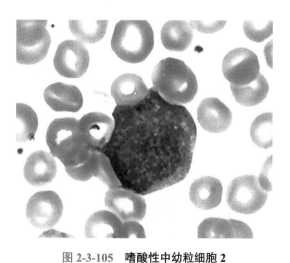

图 2-3-105　嗜酸性中幼粒细胞 2

胞体、胞核呈圆形，核染色质呈粗颗粒样，无核仁。胞质中充满嗜酸性颗粒

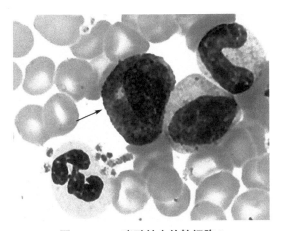

图 2-3-106 嗜酸性中幼粒细胞 3

箭头所指为一个较晚期的嗜酸性中幼粒细胞，胞核呈圆形，
核中染色质呈粗颗粒样，胞质中充满嗜酸性颗粒

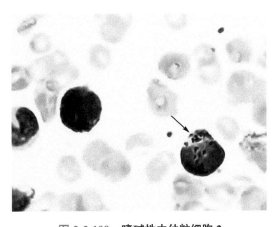

图 2-3-109 嗜碱性中幼粒细胞 3

胞体呈圆形，胞核较大，呈椭圆形，核染色质细致，无核仁。
胞质呈淡蓝色，胞质及胞核可见较多嗜碱性颗粒

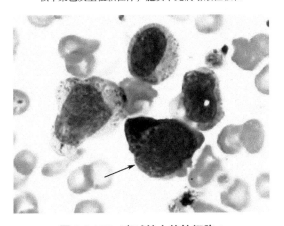

图 2-3-107 嗜碱性中幼粒细胞 1

箭头所指为嗜碱性中幼粒细胞，胞体呈不规则圆形，胞核圆，
染色质细致，无核仁，左侧胞质中可见较多粗大的蓝黑色嗜
碱性颗粒

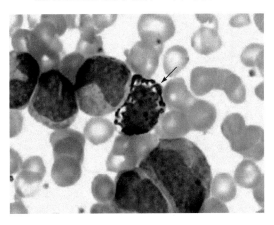

图 2-3-110 嗜碱性中幼粒细胞 4

箭头所指为一个较晚期的嗜碱性中幼粒细胞，胞核呈卵圆形，
核染色质浓染、均匀，胞质中等，胞质中嗜碱性颗粒大部分
脱落，留下空泡样痕迹

晚幼粒细胞（metamyelocyte） 胞体
较中幼粒细胞小，直径 10 ~ 16μm，呈圆
形或椭圆形。胞核变小，呈肾形或马蹄形，
核染色质粗糙、致密。胞质较丰富，呈淡粉
色，根据胞质中特异性颗粒不同而分为中性
晚幼粒细胞（neutrophilic metamyelocyte）、
嗜酸性晚幼粒细胞（eosinophilic metamye-
locyte）、嗜碱性晚幼粒细胞（basophilic
metamyelocyte）。

中性晚幼粒细胞见图 2-3-111 ~ 图 2-3-
114；双核中性晚幼粒细胞见图 2-3-115 和
图 2-3-116；嗜酸性晚幼粒细胞见图 2-3-

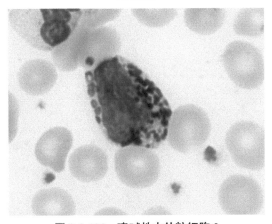

图 2-3-108 嗜碱性中幼粒细胞 2

胞体、胞核呈长圆形，核染色质较细致，胞质中可见较多嗜
碱性颗粒

117 ~ 图 2-3-119；嗜碱性晚幼粒细胞见图
2-3-120 ~ 图 2-3-122。

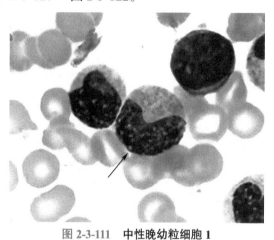

图 2-3-111 中性晚幼粒细胞 1

胞体呈圆形，胞核呈肾形，核染色质呈粗颗粒样，无核仁。
胞质呈粉色，颗粒不明显

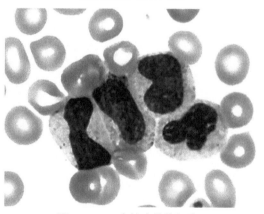

图 2-3-112 中性晚幼粒细胞 2

图中可见 3 个中性晚幼粒细胞

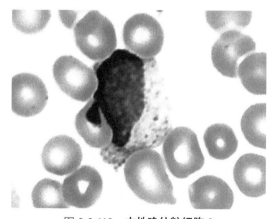

图 2-3-113 中性晚幼粒细胞 3

胞核呈长圆形，核染色质致密、深染。粉色胞质中嗜中性颗
粒不明显

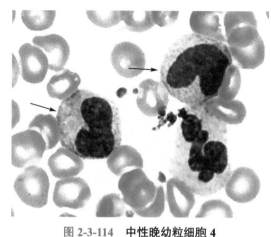

图 2-3-114 中性晚幼粒细胞 4

为 2 个胞核呈反 "L" 形的中性晚幼粒细胞，核染色质呈细
颗粒样，胞质中充满细小、粉色的嗜中性颗粒

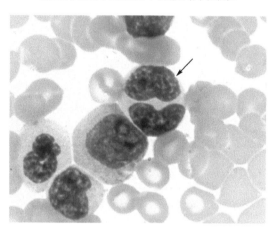

图 2-3-115 双核中性晚幼粒细胞 1

细胞中可见 2 个长圆形的胞核相对，核染色质较疏松、粗糙，
胞质内可见粉色的嗜中性颗粒

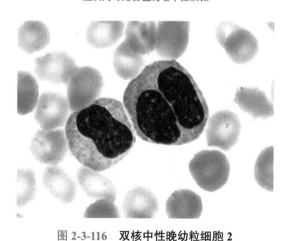

图 2-3-116 双核中性晚幼粒细胞 2

图中右侧中性晚幼粒细胞胞体较大，2 个胞核相对，呈不对
称状，核染色质较粗，胞质中可见较多增粗的嗜中性颗粒

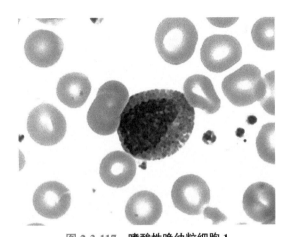

图 2-3-117 嗜酸性晚幼粒细胞 1

胞体呈圆形，胞核呈长圆形，核染色质粗糙，无核仁。胞质较多，胞质中充满橘红色的嗜酸性颗粒

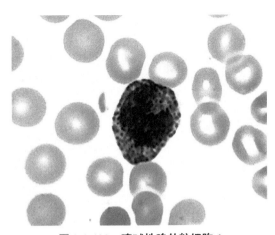

图 2-3-120 嗜碱性晚幼粒细胞 1

胞体较小，胞核呈肾形，胞质和胞核可见较多的蓝黑色嗜碱性颗粒

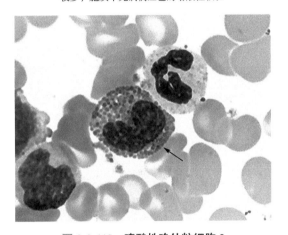

图 2-3-118 嗜酸性晚幼粒细胞 2

箭头所指为一个较晚期的嗜酸性晚幼粒细胞，胞体呈圆形，有凹陷，胞核呈长带状，核染色质致密。胞质中有大量嗜酸性颗粒

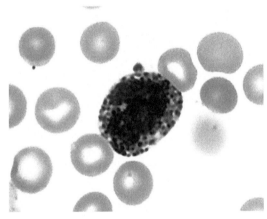

图 2-3-121 嗜碱性晚幼粒细胞 2

胞核呈肾形，胞质中含有较多的嗜碱性颗粒

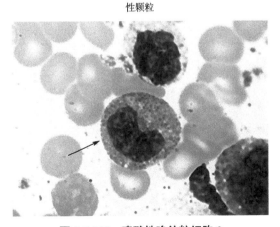

图 2-3-119 嗜酸性晚幼粒细胞 3

胞体呈圆形，胞核呈肾形，核染色质呈粗颗粒样。胞质中充满橘红色的嗜酸性颗粒

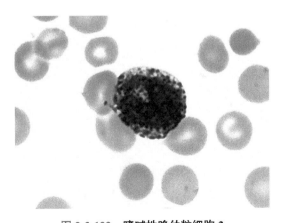

图 2-3-122 嗜碱性晚幼粒细胞 3

胞核呈"C"形，核染色质呈粗块状。胞质中可见大小不一的嗜碱性颗粒

巨晚幼粒细胞（megalometamyelocyte，图 2-3-123 ~ 图 2-3-125）　胞体较大，胞核呈肾形，核染色质较疏松，呈粗颗粒状。胞质较多，胞质中充满嗜中性颗粒。见于巨幼细胞性贫血、骨髓增生异常综合征、感染等。

中性巨杆状核粒细胞（mgalostab granulocyte，图 2-3-126 ~ 图 2-3-128）　胞体较大，胞核呈杆状，较粗，俗称胖杆状。胞质同成熟粒细胞，有时可见空泡。巨幼细胞性贫血、骨髓增生异常综合征及感染时多见。

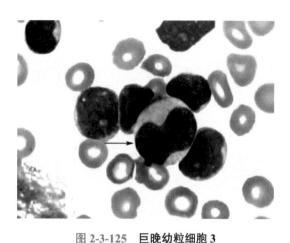

图 2-3-125　巨晚幼粒细胞 3

图中晚幼粒细胞胞体巨大，胞核呈花生样，核染色质细致、疏松，胞质中可见细小的嗜中性颗粒

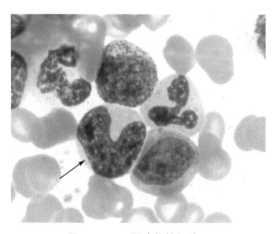

图 2-3-123　巨晚幼粒细胞 1

胞体大，胞核有凹陷，核染色质疏松，呈粗颗粒样。胞质中有细小的粉色嗜中性颗粒

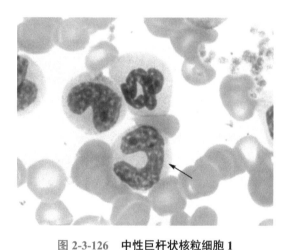

图 2-3-126　中性巨杆状核粒细胞 1

箭头所指为胞体巨大的中性杆状核粒细胞，胞体呈长圆形，胞核呈反"C"形，核染色质疏松，胞质中嗜中性颗粒不明显

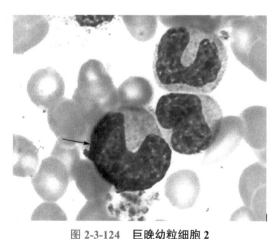

图 2-3-124　巨晚幼粒细胞 2

胞体巨大，呈圆形，胞核呈"U"形，核染色质疏松，胞质中可见细小的嗜中性颗粒

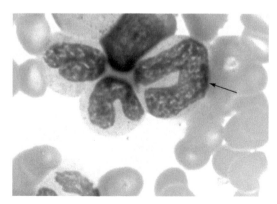

图 2-3-127　中性巨杆状核粒细胞 2

图中右侧可见一中性巨杆状核粒细胞

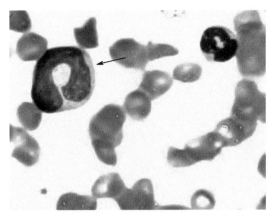

图 2-3-128　**中性巨杆状核粒细胞 3**

箭头所指为一中性巨杆状核粒细胞，其右上方为一大小基本
正常的中性杆状核粒细胞

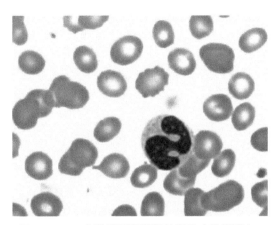

图 2-3-130　**中性异形杆状核粒细胞（核肿胀）1**

图中的中性杆状核粒细胞胞核肿胀，核膜清楚，胞质呈粉色，
可见细小的嗜中性颗粒

中性双核杆状核粒细胞（neutrophilic
diploband granulocyte，图 2-3-129）　见于
骨髓增生异常综合征、急性髓细胞白血病、
化疗后等。

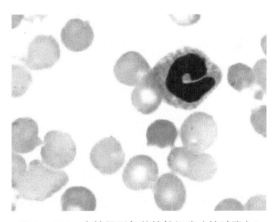

图 2-3-131　**中性异形杆状核粒细胞（核肿胀）2**

图中的中性杆状核粒细胞胞核肿胀、增粗，核染色质较疏松，
胞质中可见细小的嗜中性颗粒

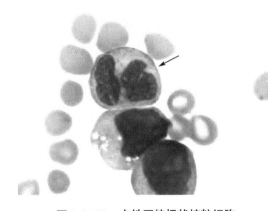

图 2-3-129　**中性双核杆状核粒细胞**

箭头所指为一中性双核杆状核粒细胞，胞核呈"儿"字形，
核染色质较疏松，胞质呈粉色

中性异形杆状核粒细胞（abnormal stab
granulocyte，图 2-3-130 和图 2-3-131）　杆
状核肿胀如香肠，如此种细胞外周血中＞
10%，对流行性出血热有早期诊断意义（但
非特异性）。

6. 粒细胞其他形态学异常

Auer 小体　瑞氏或吉姆萨染色涂片中，
急性白血病时白细胞胞质中出现多少不等

的紫红色细杆状物，长 1 ~ 6μm。原始粒
细胞多为 1 条，少数 2 条，较平直或稍粗短；
原始单核细胞以细长者居多；在 M3 型急性
粒细胞白血病的异常早幼粒细胞中以细长、
多条或柴捆状居多。

原始粒细胞胞质中的 Auer 小体见图
2-3-132 ~ 图 2-3-135；早幼粒细胞胞质中
的 Auer 小体见图 2-3-136 ~ 图 2-3-138；中
性晚幼粒细胞胞质中的 Auer 小体见图 2-3-
139 ~ 图 2-3-141；中性杆状核粒细胞胞质
中的 Auer 小体见图 2-3-142 和图 2-3-143；
中性分叶核粒细胞胞质中的 Auer 小体见图

2-3-144 和图 2-3-145；原始单核细胞胞质中的 Auer 小体见图 2-3-146 和图 2-3-147。

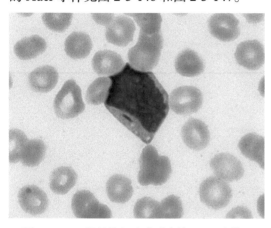

图 2-3-132 原始粒细胞胞质中的 Auer 小体 1

为一名 M2 型急性粒细胞白血病患者血片中所见，该细胞核染色质呈较粗的颗粒状，核内可见 2 ~ 3 个大核仁，胞质中见一条 Auer 小体

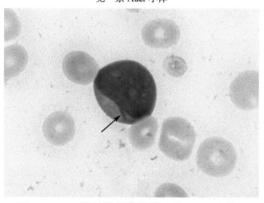

图 2-3-133 原始粒细胞胞质中的 Auer 小体 2

图中原始粒细胞胞质中可见一条 Auer 小体

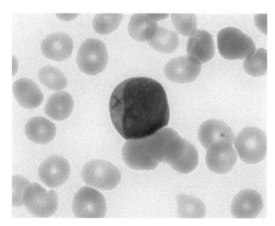

图 2-3-134 原始粒细胞胞质中的 Auer 小体 3

图中原始粒细胞靠近胞核凹陷处的胞质中可见两条 Auer 小体

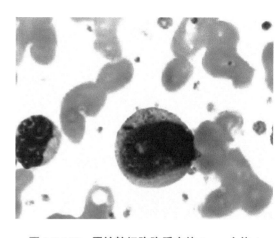

图 2-3-135 原始粒细胞胞质中的 Auer 小体 4

图中为一 Ⅱ 型原始粒细胞，其胞质中可见一条短粗的 Auer 小体

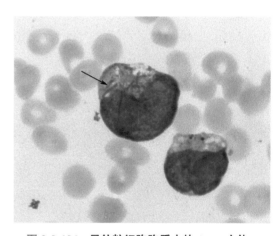

图 2-3-136 早幼粒细胞胞质中的 Auer 小体 1

在早幼粒细胞胞质中可见大量 Auer 小体，故又称为"柴捆细胞"

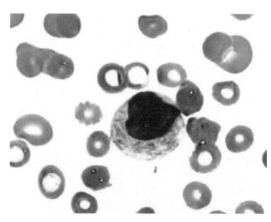

图 2-3-137 早幼粒细胞胞质中的 Auer 小体 2

早幼粒细胞胞质中的 Auer 小体如散落的针样布满胞质中

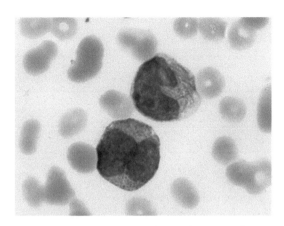

图 2-3-138　早幼粒细胞胞质中的 Auer 小体 3

图中右上早幼粒细胞胞质中布满纤细的 Auer 小体

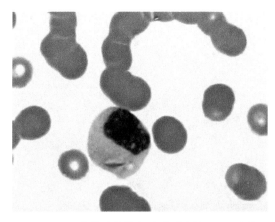

图 2-3-141　中性晚幼粒细胞胞质中的 Auer 小体 3

中性晚幼粒细胞胞质中见一条两端尖细、中部较粗的 Auer 小体，在 Auer 小体外周有一无颗粒区（淡染）

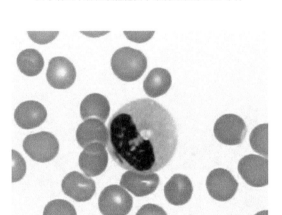

图 2-3-139　中性晚幼粒细胞胞质中的 Auer 小体 1

图中中性晚幼粒细胞核左下方可见一条 Auer 小体（此图至图 2-3-145 均为 M3 型早幼粒细胞白血病用维甲酸治疗后患者的外周血中所见。早幼粒细胞经药物作用后，其细胞成熟过程中所发生的形态变化）

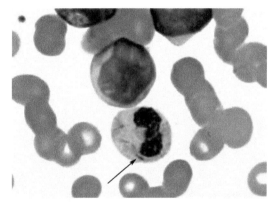

**图 2-3-142　中性杆状核粒细胞胞质中的
Auer 小体 1**

箭头所指的中性杆状粒细胞胞质中可见多条 Auer 小体

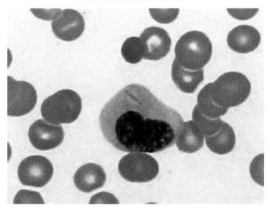

**图 2-3-140　中性晚幼粒细胞胞质中的
Auer 小体 2**

中性晚幼粒细胞在胞核上方胞质中可见一条细长的 Auer 小体

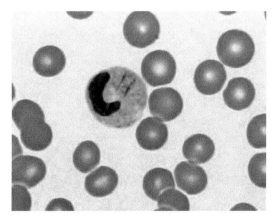

**图 2-3-143　中性杆状核粒细胞胞质中的
Auer 小体 2**

中性杆状粒细胞的胞质中可见两条细长的 Auer 小体

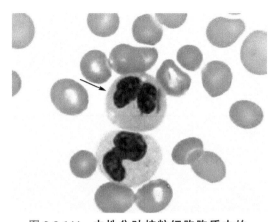

图 2-3-144　中性分叶核粒细胞胞质中的
Auer 小体 1

在中性分叶核核叶右侧可见一条细长的 Auer 小体

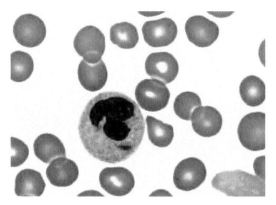

图 2-3-145　中性分叶核粒细胞胞质中的
Auer 小体 2

在中性分叶核粒细胞胞核的下方胞质中有一条较短粗的
Auer 小体

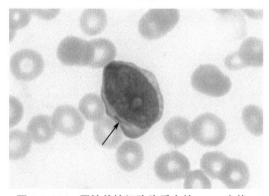

图 2-3-146　原始单核细胞胞质中的 Auer 小体 1

图中为原始单核细胞，胞质中可见一条细长的 Auer 小体。此
种形态的 Auer 小体为单核细胞系细胞的特征之一，但不是绝
对的，有时个别的原始粒细胞中也可以见到

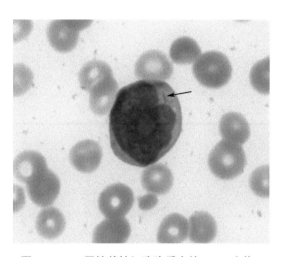

图 2-3-147　原始单核细胞胞质中的 Auer 小体 2

图中原始单核细胞的胞质中可见一条细小的 Auer 小体

环 形 核 粒 细 胞（ring-shaped nuclei
granulocyte，图 2-3-148～图 2-3-153） 为
少见的特殊粒细胞，该类细胞除胞核凹陷
性收缩外，胞核中间内陷收缩呈环状或锁
状。此种细胞常见于巨幼细胞性贫血、骨
髓增生异常综合征、急性髓细胞白血病、
化疗后、重症酒精中毒等。

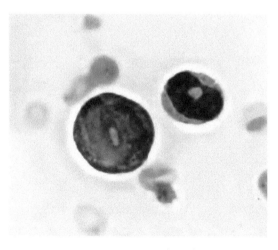

图 2-3-148　环形核粒细胞 1

图中左下方为环形核粒细胞，核染色质细致，胞质中可见较
多的嗜天青颗粒。外围核质界限不清，此为早幼粒细胞阶段
细胞。而右上方为环形核粒细胞，核染色质粗糙，凝聚成块，
胞质中可见嗜中性颗粒，此为晚幼粒细胞阶段细胞

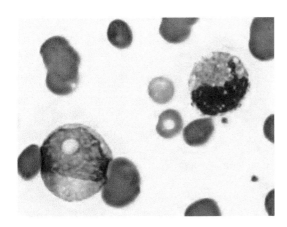

图 2-3-149 环形核粒细胞 2

图中环形核粒细胞染色质较疏松、粗糙，胞质呈粉色，含细小的嗜中性颗粒，此为中幼粒细胞阶段细胞

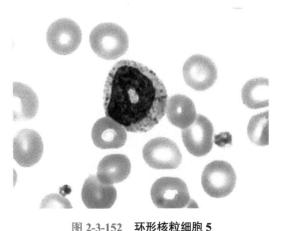

图 2-3-152 环形核粒细胞 5

图中胞核呈环形，核染色质凝聚成块、深染，胞质呈粉色，为杆状核阶段的细胞

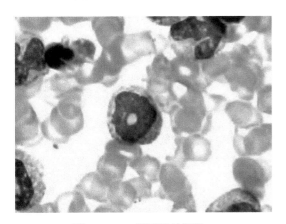

图 2-3-150 环形核粒细胞 3

图中环形核粒细胞染色质疏松、较细致，胞质中除粉色颗粒外，还可见少量非特异性颗粒

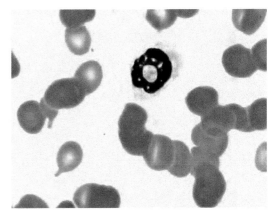

图 2-3-153 环形核粒细胞 6

图中环形核粒细胞胞质溶解，胞膜消失，胞核凝聚成块、深染，胞核可见空泡

（二）某些疾病状态时血中可见的幼稚红细胞

原始红细胞（pronormoblast, 图 2-3-154 ~ 图 2-3-156） 胞体呈圆形或椭圆形，直径 15 ~ 20μm。胞核呈圆形，居中或略偏，核染色质呈较粗的颗粒状，颜色较原始粒细胞深。1 ~ 2 个核仁，呈淡蓝色。胞质较少，呈深蓝色，常可见伪足状突起，无颗粒。

早幼红细胞（basophilic normoblast, 图 2-3-157 ~ 图 2-3-160） 胞体呈圆形或椭圆形，直径 10 ~ 18μm。胞核呈圆形或椭圆形，多居中，核染色质开始聚集，较原始红细

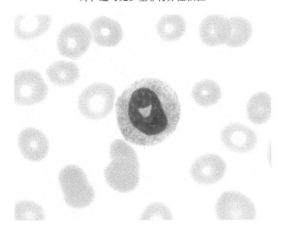

图 2-3-151 环形核粒细胞 4

图中胞核呈环形，并可见中性颗粒减少，归于中性杆状核粒细胞

胞粗，核仁不清或无。胞质较原始红细胞多，呈蓝色，有时可见瘤状突起和核周淡染。

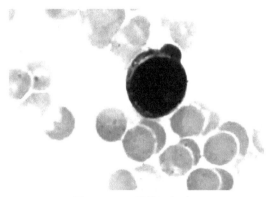

图 2-3-154　原始红细胞 1

胞体、胞核呈圆形，核染色质呈细颗粒样，内含灰蓝色的核仁。胞质呈深蓝色，有瘤状突起，近核处淡染

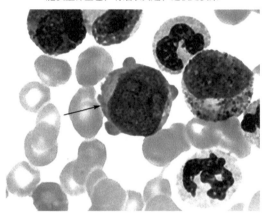

图 2-3-155　原始红细胞 2

箭头所指为原始红细胞，胞体呈圆形，胞质有瘤状突起。胞核呈圆形，核染色质疏松，呈细颗粒样，有核仁。胞质呈灰蓝色，瘤状突起部位呈深蓝色，无颗粒

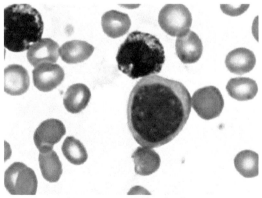

图 2-3-156　原始红细胞 3

图中原始红细胞胞核呈圆形，核染色质呈细颗粒样，可见明显的核仁，胞质呈深蓝色

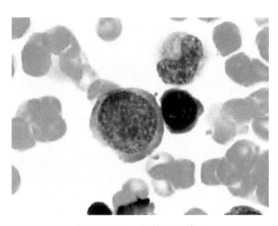

图 2-3-157　早幼红细胞 1

图中早幼红细胞胞体、胞核呈圆形，核染色质较原始红细胞略粗，无核仁，胞质呈深蓝色，部分胞质近核处淡染

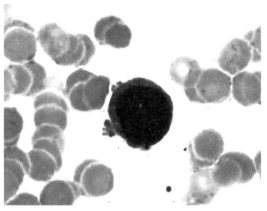

图 2-3-158　早幼红细胞 2

图中早幼红细胞胞核染色质较细致，核仁不明显，胞质呈蓝色，有瘤状突起，此为较早期的早幼红细胞

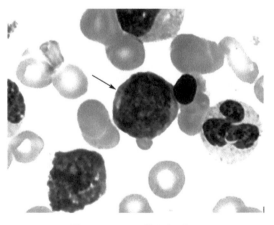

图 2-3-159　早幼红细胞 3

箭头所指为早幼红细胞，胞体呈圆形，胞质较少，呈深蓝色，胞质中无颗粒，胞核呈圆形，核染色质呈较粗的颗粒状，无核仁

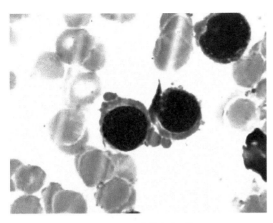

图 2-3-160 早幼红细胞 4

图中央两个早幼红细胞胞体较小，核染色质呈粗颗粒样，胞质呈深蓝色，有小瘤状突起，此为较晚期的早幼红细胞

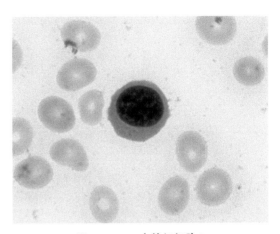

图 2-3-162 中幼红细胞 2

图中中幼红细胞胞核染色质较粗，胞质中血红蛋白略多，胞质中红的成分略增多，呈嗜多色性

中幼红细胞（polychromatic normoblast，图 2-3-161 ~ 图 2-3-164） 胞体较早红细胞小，直径 8 ~ 15μm，呈圆形。胞核呈圆形，多居中央。核染色质浓染致密，如碎墨块样，无核仁。胞质较丰富，由于血红蛋白的出现呈嗜多色性，淡蓝或灰红色。

晚幼红细胞（orthochromatic normoplast，图 12-3-165 ~ 图 2-3-171） 胞体呈圆形，直径 7 ~ 10μm。胞核居中或偏位，核染色质浓聚固缩为紫红色团块。胞质较多，呈淡粉色。

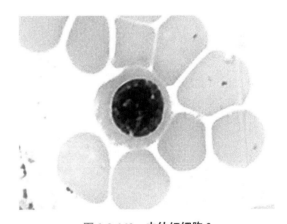

图 2-3-163 中幼红细胞 3

图中中幼红细胞胞核进一步凝聚成粗块状，胞质呈偏红的嗜多色性

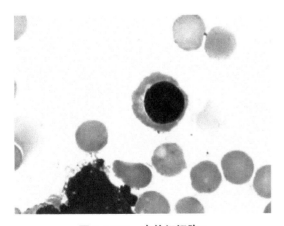

图 2-3-161 中幼红细胞 1

图中中幼红细胞胞体、胞核呈圆形，核染色质呈较粗颗粒状，无核仁。胞质由于血红蛋白的出现，使原来的蓝色转变成嗜多色（蓝中带红）。此细胞为较早期的中幼红细胞

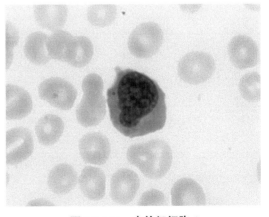

图 2-3-164 中幼红细胞 4

图中中幼红细胞胞核畸形，核染色质粗糙，凝聚成块状，胞质呈嗜多色性

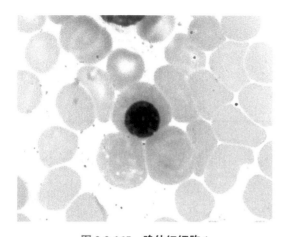

图 2-3-165　晚幼红细胞 1

图中晚幼红细胞胞体较小，胞核致密，浓染成团块样，胞质颜色接近成熟红细胞样粉色

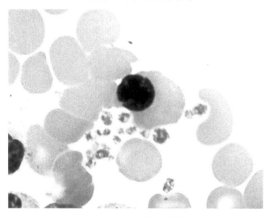

图 2-3-166　晚幼红细胞 2

图中晚幼红细胞胞核偏位将要脱出胞体，核染色质致密成块，胞质呈淡粉色

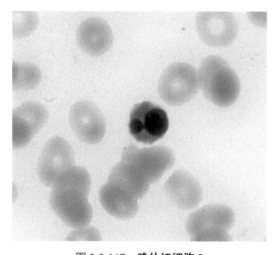

图 2-3-167　晚幼红细胞 3

图中晚幼红细胞核出现核芽，胞质染色偏碱性

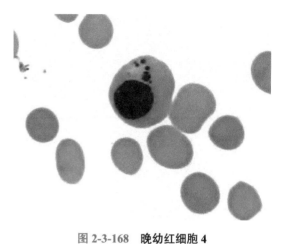

图 2-3-168　晚幼红细胞 4

图中晚幼红细胞体积较大，有巨幼样变，胞质中出现核碎块样包涵物

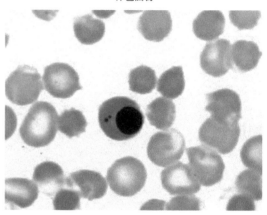

图 2-3-169　晚幼红细胞 5

图中晚幼红细胞胞质发育较迟（嗜多色性），胞质中可见 Howell-Jolly 小体

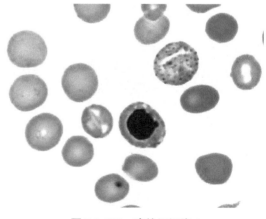

图 2-3-170　晚幼红细胞 6

图中晚幼红细胞核呈不规则圆形，有核芽，胞质呈粉色，其右上方可见嗜碱性点彩红细胞。下方红细胞胞质中可见 Howell-Jolly 小体

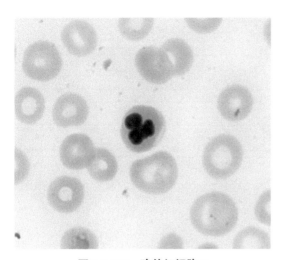

图 2-3-171　晚幼红细胞 7

图中晚幼红细胞胞核碎裂，呈花瓣样

巨幼红细胞（megalonormoblast）　巨幼红细胞的形成为叶酸、维生素 B_{12} 缺乏致 DNA 合成缓慢，细胞分裂减缓，因胞质合成血红蛋白不受影响，导致核质发育失衡，形态学上呈现"质老核幼"的现象。巨幼红细胞胞体直径为 20 ~ 30μm 或更大，核染色质疏松，呈颗粒状。

巨原始红细胞见图 2-3-172；巨早幼红细胞见图 2-3-173；巨中幼红细胞见图 2-3-174 ~ 图 2-3-179。

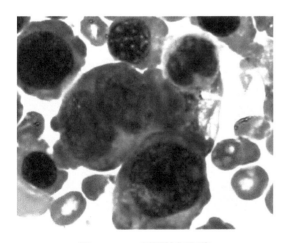

图 2-3-172　巨原始红细胞

图中为 2 个巨原始红细胞，中间细胞为双核原始红细胞

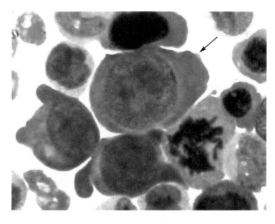

图 2-3-173　巨早幼红细胞

图中 3 个巨早幼红细胞，1 个间接分裂的幼稚红细胞。该类细胞胞核呈圆形，核染色质细致，核仁不明显或无核仁。胞质较多，呈深蓝色，无颗粒

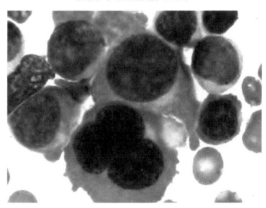

图 2-3-174　巨中幼红细胞 1

图中中幼红细胞胞体巨大，为三核，核染色质疏松，呈粗颗粒样。胞质较多，呈嗜多色性

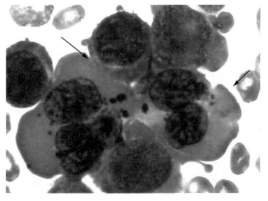

图 2-3-175　巨中幼红细胞 2

图中有 2 个双核巨中幼红细胞，胞体巨大，呈长圆形，核染色质呈粗颗粒状、疏松，胞质呈嗜多色性，胞质中可见部分细胞核碎片

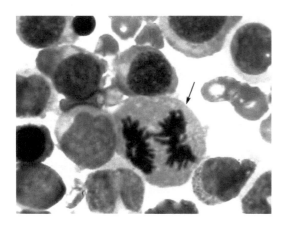

图 2-3-176　巨中幼红细胞 3

图中为一间接分裂的巨中幼红细胞

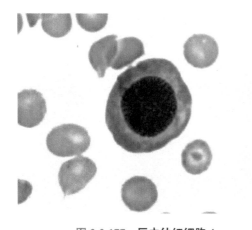

图 2-3-177　巨中幼红细胞 4

图中巨中幼红细胞呈圆形，核染色质呈粗颗粒样、疏松，胞质边缘整齐，嗜多色性

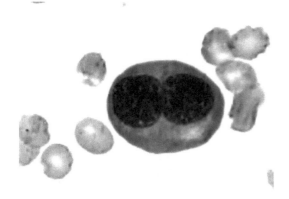

图 2-3-178　巨中幼红细胞 5

图中巨中幼红细胞胞体巨大，胞核呈双核，核染色质呈颗粒状、疏松，细胞呈嗜多色性

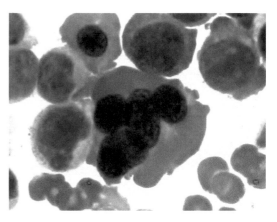

图 2-3-179　巨中幼红细胞 6

图中巨中幼红细胞胞体巨大、多核，核染色质呈粗颗粒样、疏松，胞质嗜多色性

巨晚幼红细胞（orthochromatic mega-lonormoblast，图 2-3-180）　胞体可较巨中幼红细胞略小，胞核较小、可偏位，核染色质致密，核形多不规则，可呈花瓣状、分叶状，出现出芽、碎裂等现象。胞质丰富，呈与成熟红细胞一致的橘红色。

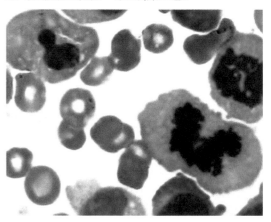

图 2-3-180　巨晚幼红细胞

图中左上方巨晚幼红细胞胞核畸形，核染色质浓缩、深染，右下方为巨中幼红细胞间接分裂象，细胞呈多色性

（三）某些病态时可见的淋巴细胞

反应性淋巴细胞（reactive lymphocyte）在传染性单核细胞增多症、病毒性肝炎、流行性出血热、湿疹及过敏性疾病等病毒感染或过敏原刺激下，淋巴细胞增生并出现形

态变化，包括胞体增大、变形，胞核增大、变形，染色质变疏松，胞质变多且嗜碱性增强、出现空泡甚至幼稚细胞化等，这与正常淋巴细胞形态有明显不同，旧称异型淋巴细胞（atypical lymphocyte）。Downey 按其形态特征将异型淋巴细胞分三型：

Ⅰ型（泡沫型），亦称浆细胞型，此类细胞较为常见，胞体似淋巴细胞大小，也可稍大，呈圆形或卵圆形。胞质丰富，呈深蓝色，无颗粒，含有大小不等的空泡，使胞质呈泡沫样。胞核偏左，呈圆形或不规则形，染色质呈粗网状或小块状。

Ⅱ型（不规则型），亦称单核细胞型，胞体较大，外形不规则，常呈花边状，似单核细胞，故也称为单核细胞型。胞质丰富，呈淡蓝色或蓝色，一般无空泡，可有少量嗜天青颗粒。胞核呈圆形或不规则形，但染色质较细致疏松。

Ⅲ型（幼稚型），胞体较大，呈圆形或椭圆形。胞质多，呈蓝色或深蓝色，一般无颗粒，偶有小空泡。胞核大，较规则，染色质细致均匀，似幼稚细胞，可见 1 ~ 2 个核仁。

过去对此类细胞了解得不够，命名也无法统一。随着认识的不断深入，此类细胞的免疫表型显示其多属 T 淋巴细胞，其形态变异是病毒或某些过敏原等因素刺激，T 淋巴细胞反应性增生甚至发生母细胞化所致；少数也由 B 淋巴细胞转化而来。因此，这类细胞被认定是一种良性病因所致的淋巴细胞形态改变。为了规范此类细胞的命名，2015 年国际血液学标准委员会（ICSH）形态学组成员在《国际实验室血液学杂志》发表的《国际血液学标准委员会对外周血细胞形态命名和分级标准的建议》推荐以"反应性淋巴细胞"描述良性病因的淋巴细胞，如免疫刺激、炎症和感染性疾病，尤其是病毒感染；以"异常淋巴细胞"（并对细胞加以描述）描述疑为恶性或克隆性

病因的淋巴细胞，如淋巴细胞白血病（急性淋巴细胞白血病、幼稚淋巴细胞白血病、毛细胞白血病等）等各类恶性淋巴瘤细胞。

实际上多数反应性淋巴细胞具有两型或三型中异常淋巴细胞的某些特征而较难分型，进行血涂片细胞分类时，可以不必对其进行分型，只需将其识别并能与正常淋巴细胞相区分报告即可。

反应性淋巴细胞见图 2-3-181 ~ 图 2-3-195。

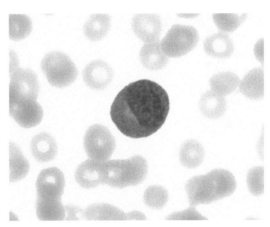

图 2-3-181　反应性淋巴细胞 1

B 淋巴细胞受抗原刺激后分化、增殖，成为具有分泌免疫球蛋白功能的成熟浆细胞。在此过程中，存在一些过渡型的细胞类型，其形态上类似淋巴细胞但却含有发育良好的粗糙内质网。图中为浆细胞型淋巴细胞，胞体、胞核呈椭圆形，核染色质致密、深染。胞质中等，呈深蓝色，近核处淡染似浆细胞

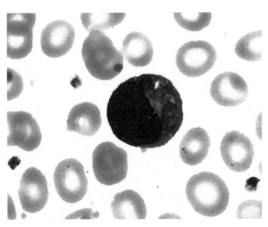

图 2-3-182　反应性淋巴细胞 2

该细胞胞体呈圆形，胞核呈椭圆形，偏于一旁，核染色质致密、深染，胞质较多，呈深蓝色，近核处淡染，胞质中可见空泡

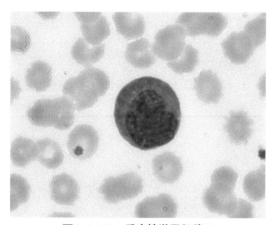

图 2-3-183   反应性淋巴细胞 3

该细胞胞体呈圆形，胞核不规则，核染色质粗糙、呈块状，胞质呈深蓝色，可见小空泡

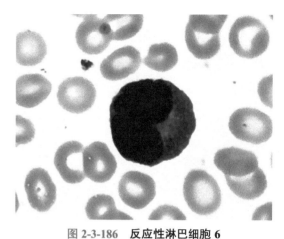

图 2-3-186   反应性淋巴细胞 6

该细胞胞体较大，呈圆形，胞核呈眼镜形和不规则形，核染色质致密、深染

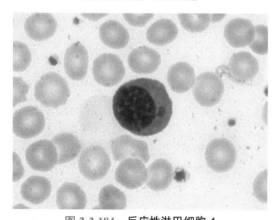

图 2-3-184   反应性淋巴细胞 4

该浆细胞型淋巴细胞胞体较大，呈圆形，胞核异形、不规则。核芽上可见一大鼓槌样体，核染色质致密、深染。胞质中等，呈灰蓝色

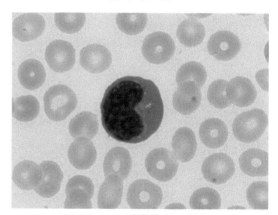

图 2-3-187   反应性淋巴细胞 7

该细胞胞体呈圆形，胞核呈肾形，偏于一侧，核染色质致密、深染，胞质集中在细胞的上方，蓝色胞质中可见少量的非特异性颗粒

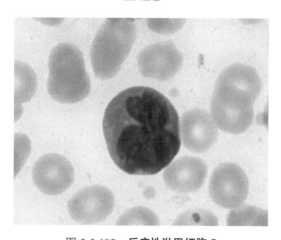

图 2-3-185   反应性淋巴细胞 5

该细胞胞体较大，核形不整，核染色质致密、呈团块样，胞质呈灰蓝色

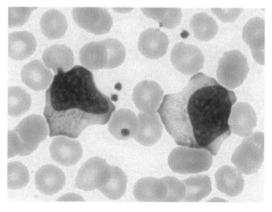

图 2-3-188   反应性淋巴细胞 8

该细胞胞体较大，核形不规则，核染色质致密、深染，胞质丰富，呈蓝色，近核处淡染，胞质中可见少量细小的非特异性颗粒

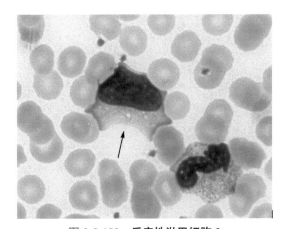

图 2-3-189 反应性淋巴细胞 9

该细胞胞体不大，胞核染色质致密、不均匀，无核仁，胞质
呈深蓝色，可见细小的空泡

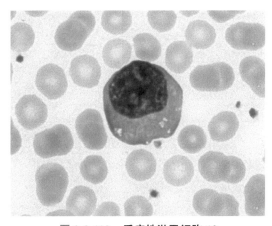

图 2-3-192 反应性淋巴细胞 12

该细胞胞体大，胞核呈类圆形，核染色质较致密、粗糙，可
见明显核仁，胞质丰富，呈深蓝色

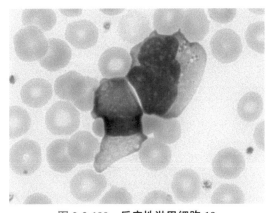

图 2-3-190 反应性淋巴细胞 10

图中异型淋巴细胞胞体巨大，呈不规则形，胞核呈长圆形，
核染色质较细致，胞质呈蓝色，量中等或丰富

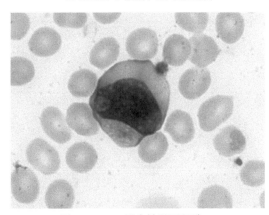

图 2-3-193 反应性淋巴细胞 13

该细胞胞体较大，胞核不规则，可见一个大核仁，胞质呈淡
灰蓝色，一侧含有细小的非特异性颗粒

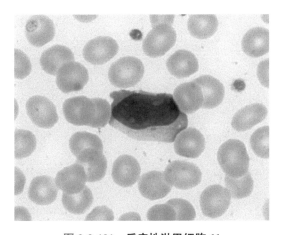

图 2-3-191 反应性淋巴细胞 11

该细胞胞体大，呈椭圆形，胞核呈椭圆形，核染色质致密，
可见两个核仁。胞质中等，呈淡蓝色

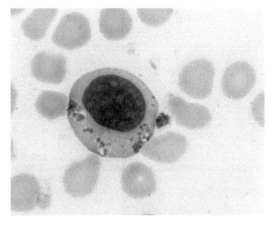

图 2-3-194 反应性淋巴细胞 14

该细胞胞体巨大，呈圆形，核染色质细致，核仁模糊。胞质
较丰富，呈灰蓝色，胞质中可见粗大的非特异性颗粒

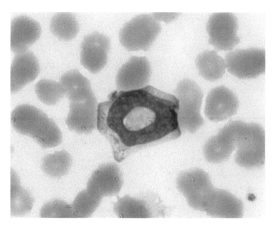

图 2-3-195 反应性淋巴细胞 15

该细胞呈不规则形，胞质中等，呈淡蓝色，胞核呈环形，核染色质疏松，胞质中可见少量非特异性颗粒

异常淋巴细胞（abnormal lymphocyte）指因恶性或克隆性因素所致的淋巴细胞形态异常，如毛细胞、各种类型的淋巴瘤细胞、浆细胞、幼稚淋巴细胞及原始淋巴细胞等（细胞形态介绍见本书第九章、第十章、第十一章相关内容）。

双核淋巴细胞（图 2-3-196 ~ 图 2-3-200） 该细胞罕见，10 000 个淋巴细胞中仅有 1 ~ 2 个，慢性射线照射后此类细胞增加。急性淋巴细胞白血病有时可以见到直接分裂后期呈双核存在的原始、幼稚淋巴细胞。

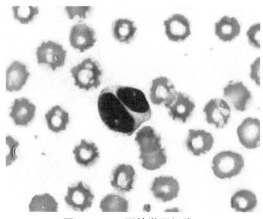

图 2-3-196 双核淋巴细胞 1

图中为原始淋巴细胞，该细胞有两个核，核染色质细致，每个核可见一个核仁，胞质呈淡蓝色。此种细胞可见于急性淋巴细胞白血病或恶性淋巴瘤

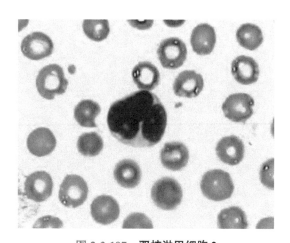

图 2-3-197 双核淋巴细胞 2

图中原始淋巴细胞可见大小两个核，核染色质细致，大核有一个较大的核仁，小核有两个较小的核仁，不太明显

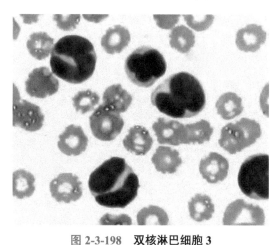

图 2-3-198 双核淋巴细胞 3

图中的幼稚淋巴细胞核畸形，可见畸形核呈未分开的三核、双核及分开的双核等，核染色质较细致、致密，无核仁

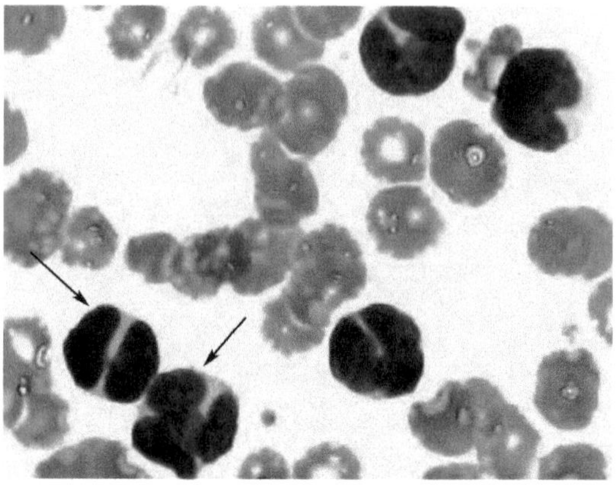

图 2-3-199 双核淋巴细胞 4

图中幼稚淋巴细胞形态同上图，箭头所示为一个双核的幼稚淋巴细胞和一个三核的幼稚淋巴细胞

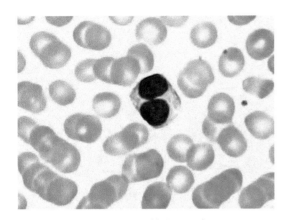

图 2-3-200 双核淋巴细胞 5

一名传染性单核细胞增多症患者的血片，为一种较少见的双核异型淋巴细胞

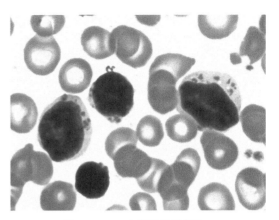

图 2-3-202 大颗粒淋巴细胞 2

图中大颗粒淋巴细胞胞质中的粗大紫红色颗粒清晰显著

大颗粒淋巴细胞（图 2-3-201 ～ 图 2-3-204） 有时在部分大淋巴细胞胞质中可见数量不等、大小不一的嗜苯胺蓝颗粒，称为大颗粒淋巴细胞。该类细胞部分为 NK 细胞，另可见于大颗粒淋巴细胞白血病。大颗粒淋巴细胞绝非均为 NK 细胞，至于属于哪一类淋巴细胞则必须通过单克隆抗体检测表面抗原来确定。

退变的淋巴细胞（图 2-3-205 ～ 图 2-3-209） 该细胞可见于淋巴细胞白血病、放射损伤及感染等。

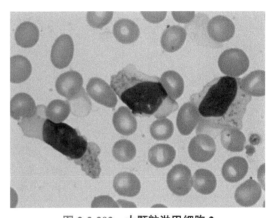

图 2-3-203 大颗粒淋巴细胞 3

图中三个大颗粒淋巴细胞胞体异形，核形不整，胞质呈淡蓝色，一侧含有较细小的非特异性颗粒

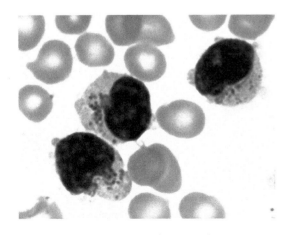

图 2-3-201 大颗粒淋巴细胞 1

图中三个大颗粒淋巴细胞，胞质较多、边缘不整，胞质中较多紫红色颗粒聚集在一起，核染色质致密，可见核仁

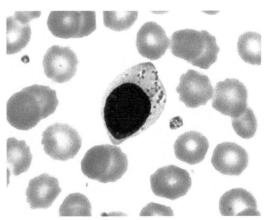

图 2-3-204 大颗粒淋巴细胞 4

图中大颗粒淋巴细胞胞体大，胞质呈浅灰蓝色，含粗细不一的紫红色颗粒

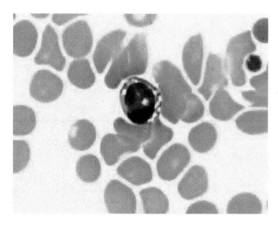

图 2-3-205　退变的淋巴细胞 1

图中淋巴细胞胞核凋亡、溶解，胞核及胞质中可见空泡

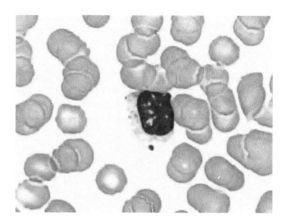

图 2-3-208　退变的淋巴细胞 4

图中淋巴细胞胞膜溶解，胞质边界不清，胞核肿胀，核中有较多空泡

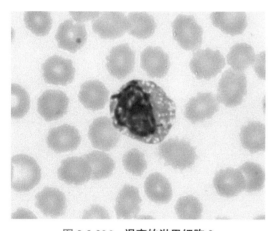

图 2-3-206　退变的淋巴细胞 2

图中淋巴细胞胞核固缩、溶解，胞质中可见大空泡

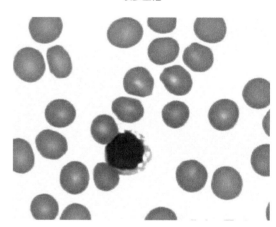

图 2-3-209　退变的淋巴细胞 5

图中淋巴细胞胞核肿胀，呈均质状，部分核膜呈溶解状，胞质中可见空泡

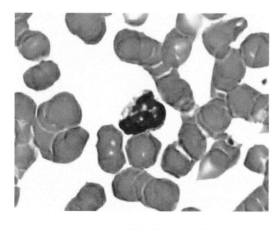

图 2-3-207　退变的淋巴细胞 3

图中淋巴细胞胞核肿胀，部分胞膜及核膜溶解

篮细胞（basket cell，图 2-3-210 ～ 图 2-3-217）　淋巴细胞白血病时，退变的原始细胞核呈涂抹状，形似篮筐，故名篮细胞，亦称涂抹细胞、Gumprecht 核影。

凋亡的淋巴细胞　该细胞为淋巴细胞老化死亡过程中的一种形态。淋巴细胞核固缩，核染色质呈致密的球状体，或碎裂成大小不一的球块状（参见细胞凋亡部分）。

原始淋巴细胞（lymphoblast，图 2-3-218 ～ 图 2-3-223）　胞体呈圆形或椭圆形，直径 10 ～ 18μm。胞核大，呈圆形或椭圆形，居中或偏于一侧。核染色质均匀、致密，呈细颗粒样。核仁 1 ~ 2 个，清晰，呈淡蓝色。
胞质少，呈蓝色，无颗粒。

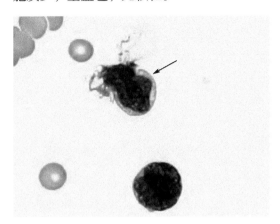

图 2-3-210　篮细胞 1

图中淋巴细胞胞膜及胞核破裂，部分核染色质脱出，呈丝
网样

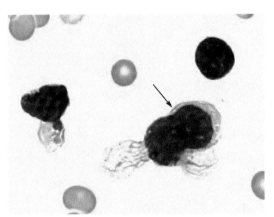

图 2-3-211　篮细胞 2

图中淋巴细胞胞核肿胀，核染色质进一步外溢

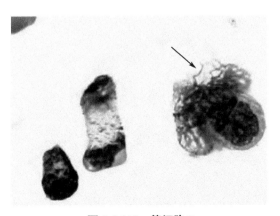

图 2-3-212　篮细胞 3

图中淋巴细胞约一半的核染色质脱出，呈篮状

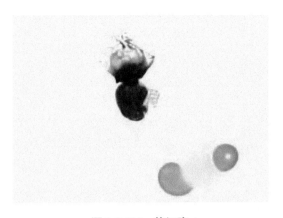

图 2-3-213　篮细胞 4

图中淋巴细胞大部分胞质脱失，仅在细胞右侧残留少量胞质，
胞核变形，呈金鱼样

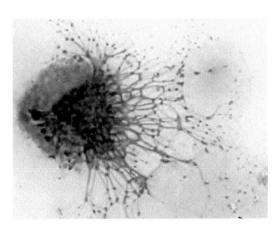

图 2-3-214　篮细胞 5

图中篮细胞一端还残留部分胞质，胞核呈网样

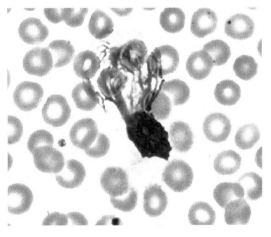

图 2-3-215　篮细胞 6

篮细胞的下半部还可见原胞核的残存部分

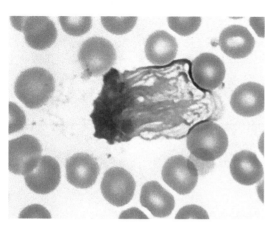

图 2-3-216　篮细胞 7

胞核染色质结构变成竹篮样，还可见核影

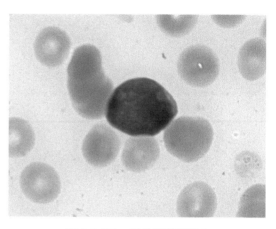

图 2-3-219　原始淋巴细胞 2

图中原始淋巴细胞核呈类圆形，核染色质细致，核仁明显，胞质少，透明

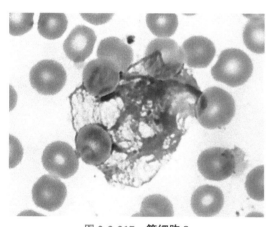

图 2-3-217　篮细胞 8

篮细胞呈细网状，完全失去了原来的核结构

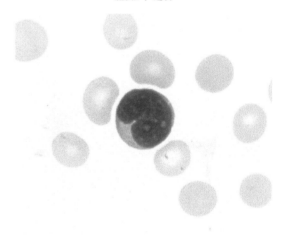

图 2-3-220　原始淋巴细胞 3

图中原始淋巴细胞核仁明显，核有折叠

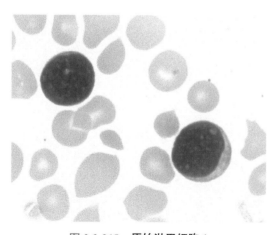

图 2-3-218　原始淋巴细胞 1

图中为两个原始淋巴细胞。右下细胞的胞核呈圆形，核染色质细致，可见明显的核仁，胞体呈圆形，胞质少，呈淡蓝色；左上细胞核仁不明显，胞质极少

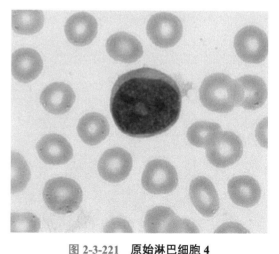

图 2-3-221　原始淋巴细胞 4

图中原始淋巴细胞胞核呈圆形，核染色质略粗，核仁巨大

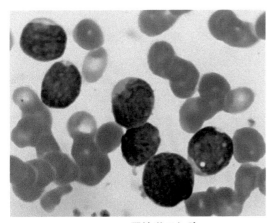

图 2-3-222　原始淋巴细胞 5

图中小原始淋巴细胞胞体较小，胞核大、呈圆形，核染色质
稍粗，核仁不明显

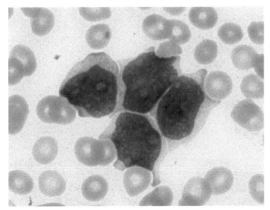

图 2-3-223　原始淋巴细胞 6

图中右下原始淋巴细胞胞体较大，核染色质细致，可见明显
的核仁，胞质较丰富、呈淡蓝色，胞质中无颗粒

幼稚淋巴细胞（prolymphocyte，图 2-3-224 ~
图 2-3-229）　胞体较原始淋巴细胞略小，
直径 10 ~ 16μm，呈圆形或椭圆形。胞核
较大、呈圆形，核染质较原始淋巴细胞略
粗，核仁不清晰或无。胞质呈淡蓝色、量少，
个别细胞可见少量紫红色颗粒。

（四）某些疾病状态时可见的单核
　　　细胞

原始单核细胞（monoblast，图 2-3-230 ~
图 2-3-232）　胞体呈圆形或类圆形，直径
15 ~ 20μm，胞核较大，常呈圆形或不规则
形，核染色质疏松、呈细网状，可见 1 ~ 3

个核仁。胞质较丰富，呈灰蓝色，无颗粒，
常可见伪足突出。

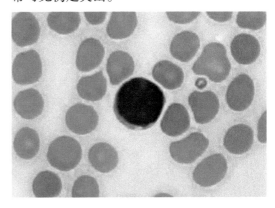

图 2-3-224　幼稚淋巴细胞 1

图中幼稚淋巴细胞胞体、胞核呈圆形，核染色质细致，无核仁，
胞质呈淡蓝色，无颗粒

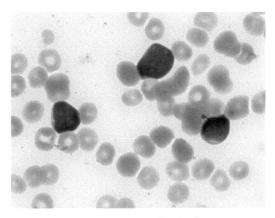

图 2-3-225　幼稚淋巴细胞 2

图中幼稚淋巴细胞核染色质略粗，核仁不明显。胞质呈淡蓝
色，无颗粒

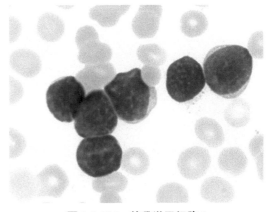

图 2-3-226　幼稚淋巴细胞 3

图中幼稚淋巴细胞核染色质细致、致密，无核仁，胞质极少

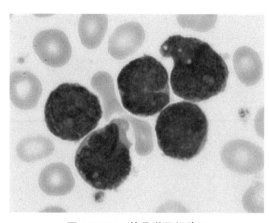

图 2-3-227　幼稚淋巴细胞 4

图中幼稚淋巴细胞核染色质均略粗、致密，核形不整，有大的核裂

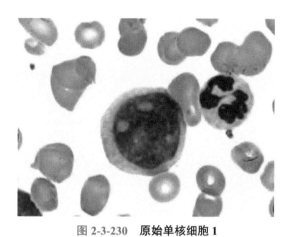

图 2-3-230　原始单核细胞 1

图中原始单核细胞胞体、胞核呈圆形，核染色质细致，可见明显的核仁。胞质呈灰蓝色，无颗粒

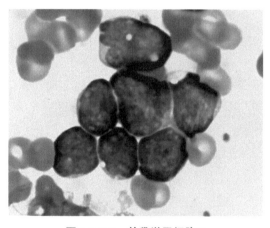

图 2-3-228　幼稚淋巴细胞 5

图中幼稚淋巴细胞多可见明显的核裂隙，核染色质致密，呈粗块状，分布不均，胞质呈淡蓝色

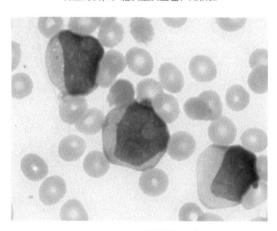

图 2-3-231　原始单核细胞 2

图中原始单核细胞胞体呈类圆形，胞核不规则，核染色质细致，核仁大而明显。胞质呈灰蓝色，无颗粒

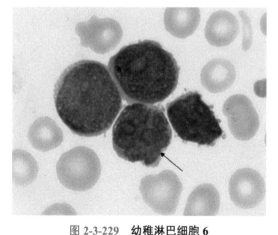

图 2-3-229　幼稚淋巴细胞 6

图中幼稚淋巴细胞胞体较大，胞质少，核染色质较致密，呈团块样、脑回样

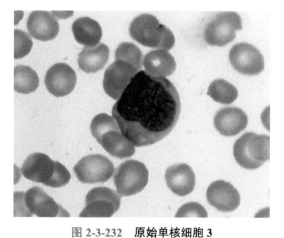

图 2-3-232　原始单核细胞 3

图中原始单核细胞核染色质细致，有折叠，核仁不明显，胞质呈灰蓝色，可见一细长 Auer 小体

幼稚单核细胞（promonocyte，图 2-3-233 ~ 图 2-3-238） 胞体呈圆形、类圆形或不规则形，直径 15 ~ 25μm。胞核多为不规则形，形态各异，有扭曲折叠，核染质疏松，呈网状排列，较单核细胞略粗，核仁不清晰或无。胞质较丰富，多有伪足样突出，有的可见内外质，胞质呈灰蓝色，内质有细小灰尘样颗粒，外质无颗粒。

退变的单核细胞（图 2-3-239 ~ 图 2-3-242） 单核细胞胞质及胞核出现大小不一、多少不等的空泡。此种细胞多见于重度感染。

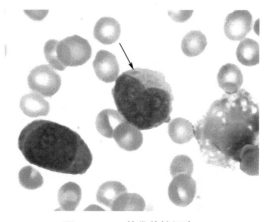

图 2-3-235　幼稚单核细胞 3

图中幼稚单核细胞胞质中可见 Auer 小体

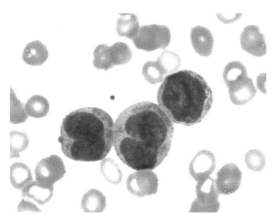

图 2-3-233　幼稚单核细胞 1

图中幼稚单核细胞胞体较大，核形不整，核染色质呈细网状，核仁不明显。胞质呈灰蓝色，可见粉尘样颗粒

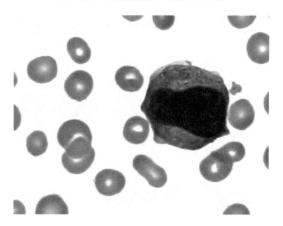

图 2-3-236　幼稚单核细胞 4

图中幼稚单核细胞核染色质细致，胞质较多，内外质明显。内质可见较多灰尘样颗粒；外质透明，呈伪足样突出，无颗粒

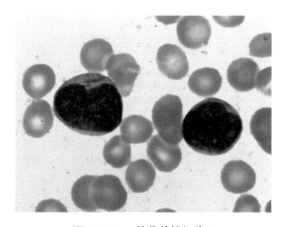

图 2-3-234　幼稚单核细胞 2

图中幼稚单核细胞核染色质疏松，呈网状，胞核明显扭曲折叠，核仁不明显。胞质呈灰蓝色，左侧细胞胞质可见 Auer 小体

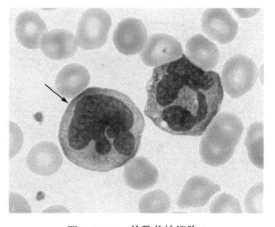

图 2-3-237　幼稚单核细胞 5

图中幼稚单核细胞核形不整，染色质疏松，呈细网状，不见核仁。胞质呈灰蓝色，胞质中无颗粒

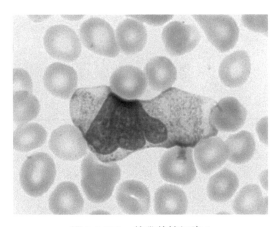

图 2-3-238 幼稚单核细胞 6

图中幼稚单核细胞核染色质细致，核仁可见，胞质较丰富，呈灰蓝色，可见明显的内外质。内质可见大量灰尘样颗粒；外质呈淡蓝色、透明，无颗粒

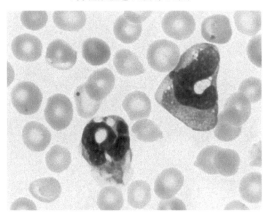

图 2-3-239 退变的单核细胞 1

图中为两个单核细胞，胞质及胞核均可见数量、大小不一的空泡

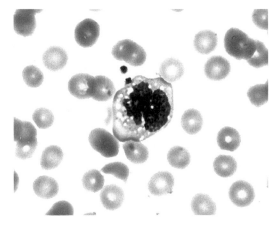

图 2-3-240 退变的单核细胞 1

图中单核细胞胞质及胞核均可见较多大小不一的空泡，胞核固缩

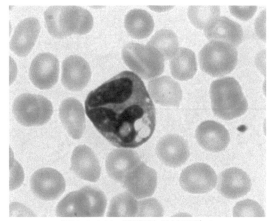

图 2-3-241 退变的单核细胞 3

图中单核细胞胞核可见大空泡，核染色质受色不均，呈细网状

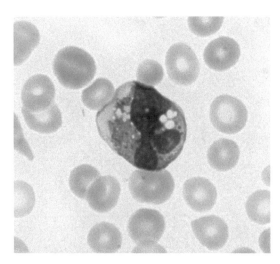

图 2-3-242 退变的单核细胞 4

图中单核细胞胞核固缩，胞质及胞核均可见空泡

（五）某些疾病状态时血中（骨髓中）可见的浆细胞

原始浆细胞（plasmablast，图 2-3-243 ~ 图 2-3-245） 胞体呈圆形或椭圆形，直径 14 ~ 18μm。胞核较大，呈圆形或椭圆形，居中或偏位；核染质呈颗粒状，核仁 2 ~ 5 个。胞质较多，呈核周淡染的深蓝色，无颗粒。

幼稚型浆细胞（proplasmacyte，图 2-3-246 和图 2-3-247） 胞体呈圆形或椭圆形，直径 12 ~ 16μm。胞核呈圆形或椭圆形，居中或偏位；核染质呈颗粒状，核仁不明显。

胞质较多，呈深蓝色，近核处可见半月形的淡染区（初质区），可见胞质中空泡。

成熟浆细胞（plasmacyte，图2-3-248 ~ 图2-3-253） 胞体呈圆形或椭圆形，直径8 ~ 15μm。胞核较小，呈圆形或椭圆形，偏于一侧，核染色质凝集成块。胞质丰富，呈深蓝或蓝紫色。核周淡染区明显，常见空泡。

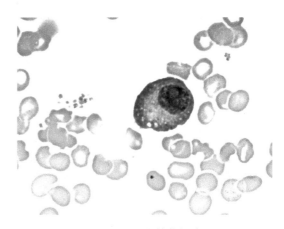

图 2-3-245 原始浆细胞 3

图中原始浆细胞胞核呈圆形，偏于一侧，核染色质呈颗粒状，核仁明显。胞质丰富，呈深蓝色，淡染区明显；胞质中无颗粒，有泡沫感

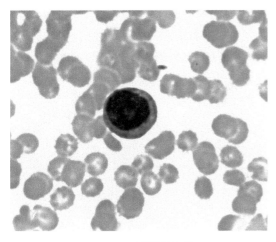

图 2-3-243 原始浆细胞 1

图中原始浆细胞胞体近圆形，胞核呈圆形，稍偏位，核染色质呈细颗粒样，核仁明显可见。胞质较少，呈深蓝色，胞质中无颗粒。此为一浆细胞白血病患者外周血所见

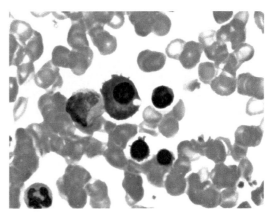

图 2-3-246 幼稚型浆细胞 1

图中幼稚型浆细胞胞核呈椭圆形、偏位，核染色质呈粗颗粒状，无核仁；胞质丰富，呈灰红色

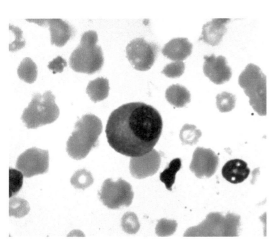

图 2-3-244 原始浆细胞 2

图中原始浆细胞胞体、胞核呈圆形，偏于一侧，核染色质呈粗颗粒状，核仁明显。胞质丰富，呈深蓝色，可见淡染区。此为一骨髓瘤患者标本所见

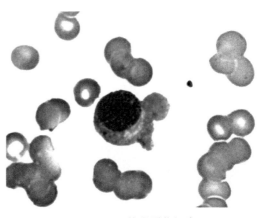

图 2-3-247 幼稚型浆细胞 2

图中幼稚型浆细胞胞核呈圆形、偏位，染色质较粗糙，无核仁，胞质较丰富，呈灰蓝色，近核周处淡染

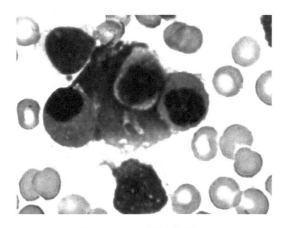

图 2-3-248 成熟浆细胞 1

图中两个浆细胞胞核偏位，核染色质呈粗块状，胞质呈深蓝色，可见细小的空泡

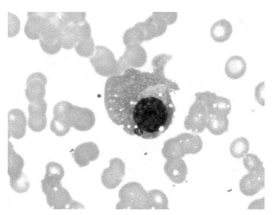

图 2-3-251 成熟浆细胞 4

火焰样浆细胞，胞核呈圆形、偏位，核染色质粗糙，胞质丰富，局部鲜红色

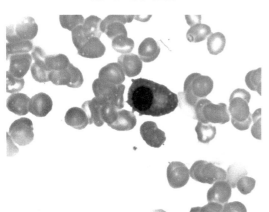

图 2-3-249 成熟浆细胞 2

图中浆细胞胞核偏于一侧，核染色质粗糙、呈块状，胞质呈深蓝色，可见明显的核旁淡染区

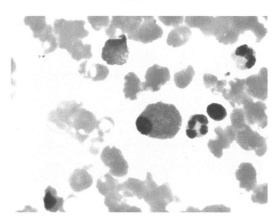

图 2-3-252 成熟浆细胞 5

图中浆细胞胞核呈圆形，偏于一侧，核染色质粗糙，胞质丰富，呈蓝色，胞质中空泡多且分布均匀

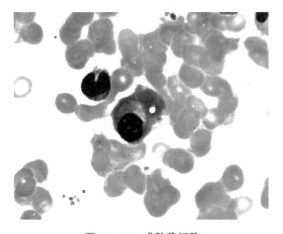

图 2-3-250 成熟浆细胞 3

图中成熟浆细胞核呈圆形、偏位，核染色质粗糙、呈块状，胞质呈深蓝色，可见核周淡染区

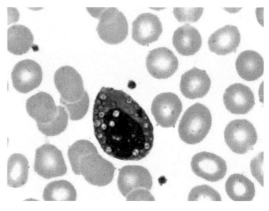

图 2-3-253 成熟浆细胞 6

图中浆细胞胞体呈椭圆形，胞质及胞核可见多个包涵体，每个包涵体由 1～2 个红色核心及白色外围部分组成。包涵体与外界胞核及胞质之间界限清楚，胞质呈暗蓝红色

（六）某些疾病状态时血中（骨髓中）可见的其他细胞或结构

1. 细胞核小体（cell nucleosome，图 2-3-254 ~ 图 2-3-256）　细胞核小体为细胞核旁突出或游离的核染色质，也称微核。

细胞核小体的形成：多为化学毒性物质损伤所致，如秋水仙碱、有机苯，也可见于放射线照射等，这些因素均能阻止细胞分裂中期纺锤丝将染色体拉至细胞两端，从而产生核外染色质块。

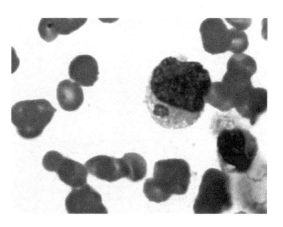

图 2-3-256　**细胞核小体 3**
图中为一幼稚单核细胞，在其胞质中可见一核小体

细胞核小体可存在于淋巴细胞、粒细胞、单核细胞、有核红细胞、黏膜上皮细胞及体外培养细胞等的胞质中，为紫红色微小球形体，直径 0.5 ~ 2μm，每个细胞可含 1 ~ 3 个核小体。

临床意义：对于评价外来理化因素及生物因素对机体细胞遗传学损伤有一定的价值。

（1）用于调查某些致癌物质对空气和水源的污染，致细胞 DNA 损伤、致癌情况。

（2）了解放疗对机体辐射损伤的情况。

（3）观察化疗对细胞形态学损伤的情况。

2. 分类不明细胞（图 2-3-257 ~ 图 2-3-259）　外周血及骨髓涂片中，有时可见个别形态极不典型的异常细胞，特征极不强，难以归入常见的各类细胞形态；或者形态较为典型，但数量太少或缺乏特异性，也会列入分类不明细胞并提示临床进一步检查。临床上对分类不明细胞把控得比较严格，报告的分类不明细胞一般具有重要的临床价值，如淋巴瘤细胞、系列不明的异常细胞等。

3. 不典型细胞（图 2-3-260 ~ 图 2-3-265）　外周血及骨髓涂片中还可见到一些不典型细胞，这类细胞比较少见，在初学者中常常引发疑问。部分为凋亡细胞或细胞碎片。

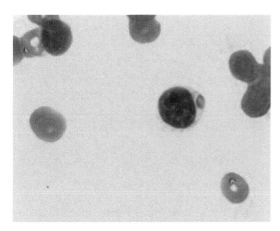

图 2-3-254　**细胞核小体 1**
图中淋巴细胞主核旁有一小的圆形核小体（微核）

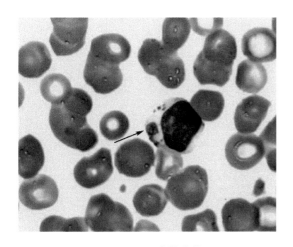

图 2-3-255　**细胞核小体 2**
图中淋巴细胞胞核的左侧有一较大的核小体（箭头所示），胞质中可见非特异性颗粒

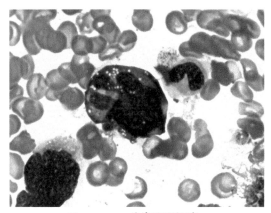

图 2-3-257　分类不明细胞 1

图中细胞胞体巨大、近圆形；胞核呈仙人掌状，核染色质细致；胞质呈灰蓝色，边缘较深，没有颗粒，胞质及胞核可见成串的空泡，空泡大小比较一致。该患者后确诊为淋巴瘤

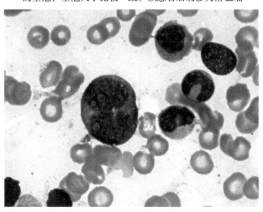

图 2-3-258　分类不明细胞 2

图中细胞胞体较大，呈椭圆形；可见两个肾形的胞核相对排列，核染色质疏松，核仁明显可见；胞质少，呈灰蓝色。该患者后确诊为淋巴瘤

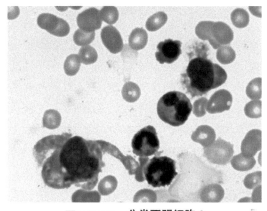

图 2-3-259　分类不明细胞 3

图中可见 2 个分类不明细胞，其中右上方的细胞似单核细胞，但胞质有异常突起；左下方的细胞胞质明显，呈飘带状。片中还发现聚集成团的肿瘤细胞。该患者后确诊为神经母细胞瘤

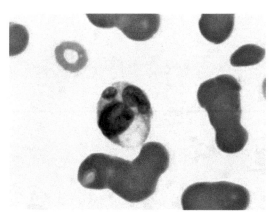

图 2-3-260　不典型细胞 1

胞体呈椭圆形，胞核为三叶，核染色质较疏松。胞质呈淡粉红色，不见颗粒。此为不典型的单核细胞

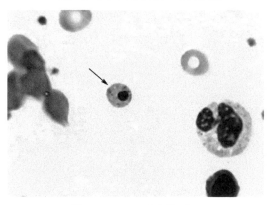

图 2-3-261　不典型细胞 2

箭头所指细胞胞体很小，呈圆形，核染色质致密、深染。胞质中可见少量粉红色颗粒。此细胞来源于中性粒细胞的凋亡小体，非新鲜标本涂片瑞氏染色，此种细胞易见

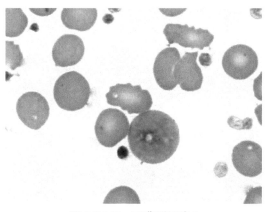

图 2-3-262　不典型细胞 3

胞体呈圆形，大小似成熟粒细胞，胞质呈灰蓝色，无颗粒，无核；近细胞中央偏左下方有一正圆形、颜色近似成熟红细胞的空白区，其周围可见放射状的紫红色物质。此为胞质碎片

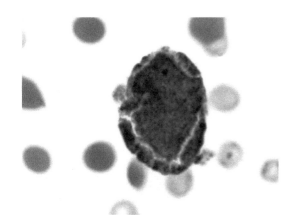

图 2-3-263 不典型细胞 4

胞体较大，呈椭圆形，中央有一梭形紫红色核状物，周围"胞质"可见较大的紫色颗粒，颗粒融合、界限不清。此为幼稚的嗜碱性粒细胞

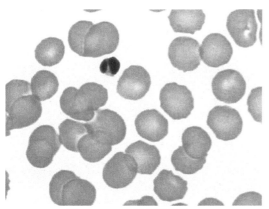

图 2-3-264 不典型细胞 5

胞体很小，可见两个细胞核，核染色质致密；胞质呈灰蓝色，胞质中无颗粒。此为凋亡小体

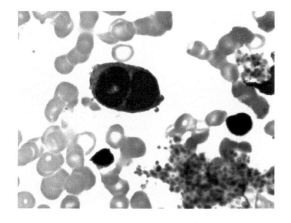

图 2-3-265 不典型细胞 6

胞体较大，可见两个圆形胞核，核染色质呈粗颗粒状，胞质呈油墨蓝色。此为双核早幼红细胞（非淋巴瘤细胞）

三、血小板（platelet）

1. 正常血小板（图 2-3-266） 多呈圆形或椭圆形，直径 2 ~ 4μm，胞质呈淡蓝色，内含细小的紫红色颗粒，不抗凝的血液涂片中血小板呈聚集状态，而在抗凝血中呈分散状态。抗凝不彻底或血小板增多时用抗凝血推片亦可见血小板聚集成小堆。

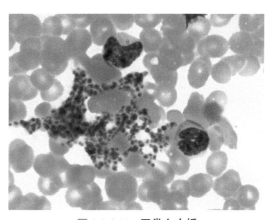

图 2-3-266 正常血小板

血小板聚集成堆。单个血小板呈圆形或不规则形，胞质内含紫红色的细小颗粒，中央部分颗粒较集中

2. 异常血小板 包括大小、形状、聚集性、颗粒减少等异常。

小血小板（图 2-3-267） 胞体直径小于 2μm，为一种衰老的血小板。

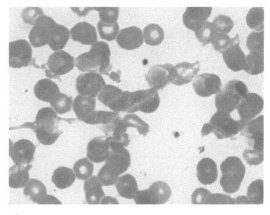

图 2-3-267 小血小板

胞体很小（直径小于 2μm），可见聚集在一起的紫红色颗粒

大血小板（giant platelet，图 2-3-268）直径大于 4μm，增多见于原发性或继发性血小板减少性紫癜、恶性贫血、真性红细胞增多症、白血病、骨髓增生异常综合征、巨幼细胞性贫血及脾切除后。

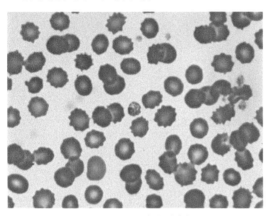

图 2-3-268　大血小板

图片中心的血小板体积较大，近小红细胞；蓝色胞质中可见紫红色颗粒

巨大血小板（megaloplatelet，图 2-3-269）　直径大于 7μm，增多见于巨血小板综合征等。

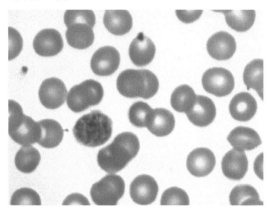

图 2-3-269　巨大血小板

所见血小板胞体巨大，蓝色胞质中紫红色颗粒丰富

灰色血小板（blue platelet，图 2-3-270）胞质呈淡蓝色，胞质中颗粒较少；一般胞体较大，属于年轻的血小板。见于血小板更新快的疾病，如免疫性和消耗性血小板减低症、再生障碍性贫血治疗后等。

畸形血小板（irreguloplatelet，图 2-3-271 ~ 图 2-3-275）　血小板出现三角形、蛇形、棒状、毛虫样等形态。胞体变大，直径 30 ~ 50μm，外形不规则。

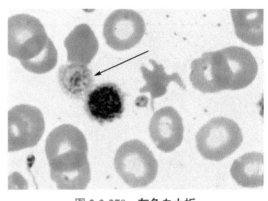

图 2-3-270　灰色血小板

箭头所指血小板胞质呈淡蓝色，胞质中可见少许紫红色颗粒。另可见 1 个大血小板

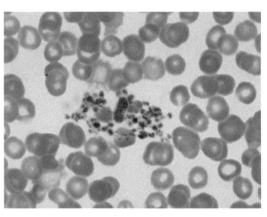

图 2-3-271　畸形血小板 1

畸形血小板含颗粒，部分呈短粗棒状，周围聚集了大量血小板

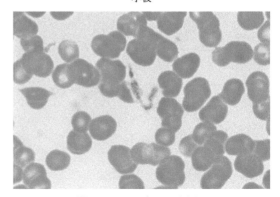

图 2-3-272　畸形血小板 2

血小板呈鱼钩状，粗细不均，胞质边缘不整齐

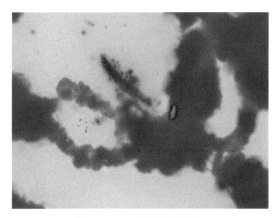

图 2-3-273　畸形血小板 3

血小板似细长棒状，胞质边缘有黏附的血小板

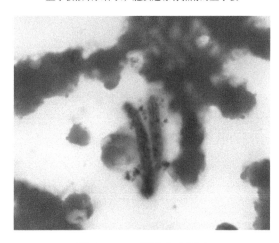

图 2-3-274　畸形血小板 4

血小板呈分叉的细长棒状，胞质边缘不整齐，旁边有黏附的
血小板

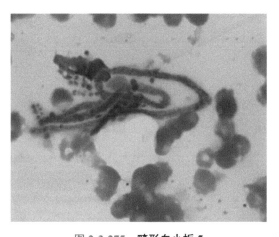

图 2-3-275　畸形血小板 5

血小板呈蛇形，胞质边缘不整齐

四、部分骨髓中所见的细胞

原始巨核细胞（megakaryoblast，图 2-3-276 ~ 图 2-3-278）　胞体明显大小不一，直径 10 ~ 35μm，呈圆形或不规则。胞核大，呈圆形或不规则，核染色质较为致密，核仁小，数量不一。胞质较少，呈深蓝色，无颗粒，可见伪足样突起。

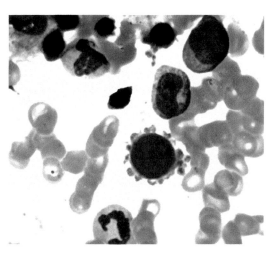

图 2-3-276　原始巨核细胞 1

图中原始巨核细胞胞体呈圆形；核染色质细致，核仁不清晰；
胞质少，呈灰蓝色，有伪足状突起。细胞周围可见血小板
黏附

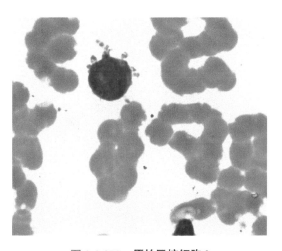

图 2-3-277　原始巨核细胞 2

图中原始巨核细胞胞体、胞核呈圆形，核染色质细致；胞质
较少，呈灰蓝色，周边有伪足状突起

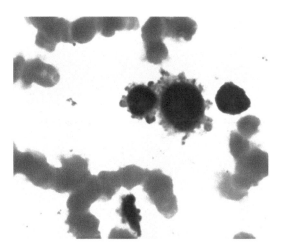

图 2-3-278   原始巨核细胞 3

图中可见两个胞体大小不等的原始巨核细胞，胞体、胞核呈圆形，核染色质较致密；胞质较少，呈灰蓝色，伪足状突起明显

幼稚巨核细胞（promegakaryocyte，图 2-3-279 和图 2-3-280）   胞体变大，直径 25 ~ 50μm，外形不规则。胞核大，呈圆形或不规则，核染色质较粗糙，核仁不清晰。胞质增多，嗜碱性仍较明显，但染色深浅不一；可见少量颗粒。

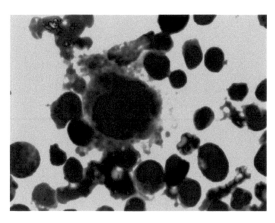

图 2-3-280   幼稚巨核细胞 2

胞体较大，胞核不规则，核染色质较粗糙；胞质中等，嗜多色性，可见血小板生成

颗 粒 型 巨 核 细 胞（granular megakaryocyte，图 2-3-281 和图 2-3-282）   胞体巨大，直径在 100 ~ 150μm 或以上，外形不规则。胞核多分叶且重叠，核染色质致密，呈条索样块状，不见核仁。胞质丰富，呈粉红色，充满细小的紫红色颗粒，可见颗粒聚集，但无血小板形成。

产血小板型巨核细胞（thrombocytogenous megakaryocyte，图 2-3-283 ~ 图 2-3-285）   比颗粒型巨核细胞更成熟。胞质呈淡蓝色，紫红色颗粒充盈其中，在胞质周边颗粒凝聚生成血小板（≥ 3 个）。

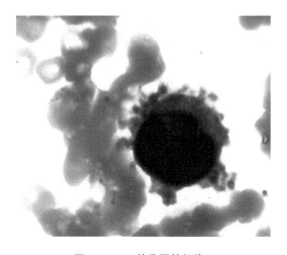

图 2-3-279   幼稚巨核细胞 1

胞体大，胞核不规则，有折叠感，核染色质较粗糙；胞质较少，呈蓝色

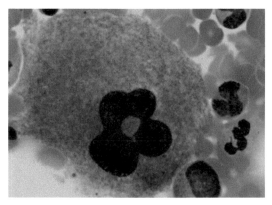

图 2-3-281   颗粒型巨核细胞 1

胞体巨大，胞核不规则，核染色质致密、浓染，无核仁；胞质丰富，呈紫红色，内含丰富的细小颗粒

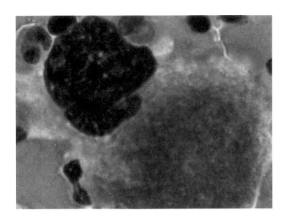

图 2-3-282 颗粒型巨核细胞 2

胞体巨大，核形不规则，核染色质致密、浓染，胞质丰富，
呈紫红色，内含丰富的细小颗粒

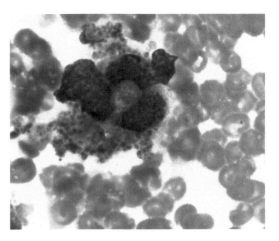

图 2-3-285 产血小板型巨核细胞 3

胞体巨大，呈不规则形，核染色质呈条索状，细胞的边缘大
量血小板形成

裸核型巨核细胞（naked nucleus mega-karyocyte，图 2-3-286 ~ 图 2-3-288） 成熟型巨核细胞释放大量血小板，胞质完全脱落后遗留下裸核。

多小核巨核细胞（图 2-3-289 ~ 图 2-3-291） 又称多圆形核巨核细胞，直径 40 ~ 100μm，胞核小，呈圆形、分散，胞核间无丝相连。胞质丰富，颗粒细小，无血小板形成。

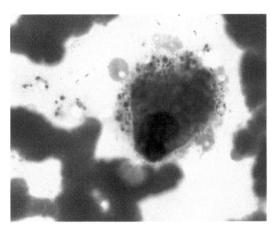

图 2-3-283 产血小板型巨核细胞 1

胞体较大，胞质边缘部可见大量血小板形成

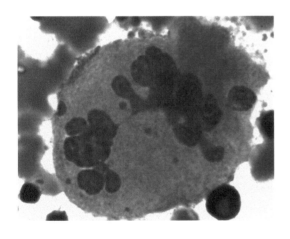

图 2-3-284 产血小板型巨核细胞 2

胞体巨大，胞核分叶，胞质边缘部可见血小板形成（≥ 3 个）

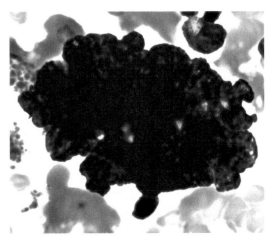

图 2-3-286 裸核型巨核细胞 1

图中巨核细胞只剩下一巨大的裸核，核染色质呈团块状，左
上角有黏附的血小板

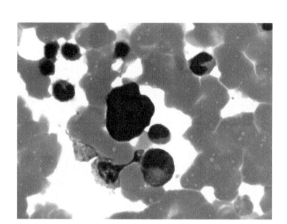

图 2-3-287　裸核型巨核细胞 2

图中巨核细胞胞质已完全脱失，只剩一裸核，核染色质致密，
呈团块状

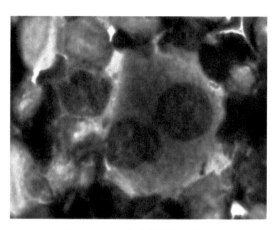

图 2-3-290　多小核巨核细胞 2

图中巨核细胞有 2 个圆形核，又称为双圆核巨核细胞

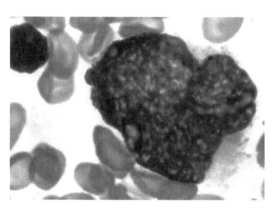

图 2-3-288　裸核型巨核细胞 3

图中裸核型巨核细胞核染色质呈条索状，右下角尚可见少量
淡蓝色胞质

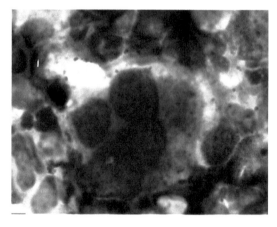

图 2-3-291　多小核巨核细胞 3

图中巨核细胞有 4 个圆形核

大单圆核巨核细胞（图 2-3-292）　胞体直径 20 ~ 40μm，单个核，呈圆形、偏位，有时呈逸核状，胞质丰富，含颗粒，多无血小板形成。

破骨细胞（osteoclast，图 2-3-293 ~ 图 2-3-295）　胞体巨大，直径 60 ~ 100μm，外形不规则。胞核呈圆形或椭圆形，数量多少不一，十几个到几十个，分散存在，核染色质呈细网状。胞质丰富，边缘不整齐，呈灰蓝色或淡粉色，可见较多嗜苯胺蓝颗粒。

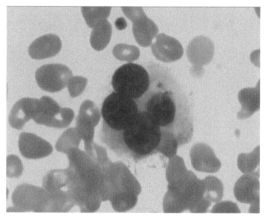

图 2-3-289　多小核巨核细胞 1

图中巨核细胞可见 4 个圆形核

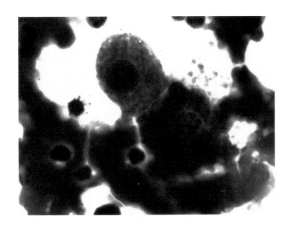

图 2-3-292　大单圆核巨核细胞

图中巨核细胞可见一个圆形核，胞质丰富，含颗粒

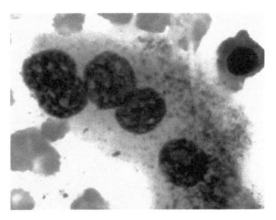

图 2-3-295　破骨细胞 3

胞体呈长条形，胞核呈圆形，核染色质疏松，可见小核仁。
胞质丰富，可见较多紫红色颗粒

成骨细胞（osteoblast，图 2-3-296 ~ 图
2-3-298）　胞体呈长圆形或不规则形，直
径 20 ~ 40μm。胞核呈圆形或椭圆形、偏位，
核染色质呈粗网状，1 ~ 2 个核仁。胞质较
丰富，呈深蓝色或灰蓝色，胞质中部常有
淡染区，可见少量嗜苯胺蓝颗粒。

组织嗜碱细胞（图 2-3-299 和图 2-3-300）
又称肥大细胞，外形不规则，骨髓中偶可
见到。组织细胞白血病时多见。

幼红细胞岛　见图 2-3-301。

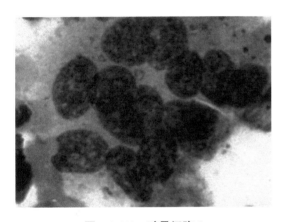

图 2-3-293　破骨细胞 1

胞体巨大，可见大量椭圆形胞核，胞质中可见部分粗大的
颗粒

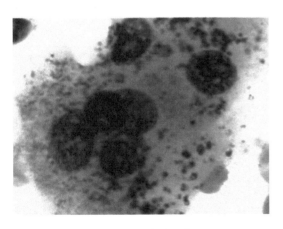

图 2-3-294　破骨细胞 2

胞体巨大，可见 6 个椭圆形胞核，胞质中可见较多粗大的
颗粒

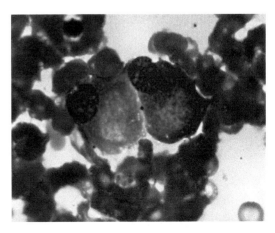

图 2-3-296　成骨细胞 1

图中 2 个成骨细胞形态似浆细胞，胞体大，不规则；胞核呈
圆形，偏于一侧，核染色质呈粗颗粒状。胞质丰富，染色不
均匀，呈深蓝色，胞质中部有淡染区

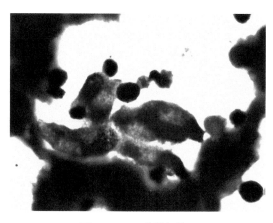

图 2-3-297　成骨细胞 2

图中可见 4 个成骨细胞，细胞不规则，胞核偏位；胞质丰富，呈不均匀深蓝色

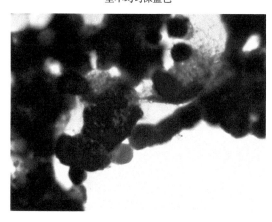

图 2-3-298　成骨细胞 3

图中可见一群成骨细胞，所有胞核均偏位；胞质丰富，呈不均匀深蓝色

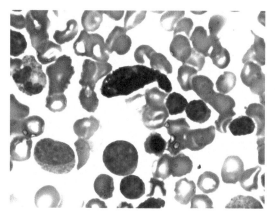

图 2-3-299　组织嗜碱细胞 1

胞体呈蝌蚪形；胞核较小，被颗粒遮盖，核染色质模糊；胞质较丰富，充满粗大、排列紧密、大小一致的深紫蓝色的嗜碱性颗粒

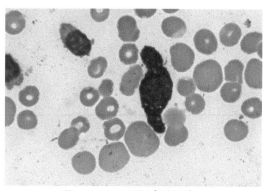

图 2-3-300　组织嗜碱细胞 2

细胞两端膨出，胞核呈圆形，位于细胞中央，胞核和胞质布满粗大、排列紧密、大小一致的深紫蓝色的嗜碱性颗粒

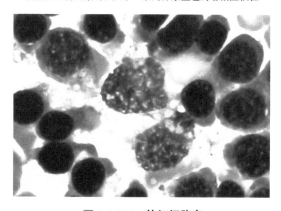

图 2-3-301　幼红细胞岛

两个组织细胞周边为一群中、早幼红细胞。标本来自一溶血性贫血患者

巨噬细胞（图 2-3-302）　巨噬细胞可以吞噬进入人体的病原微生物，包括细菌、病毒、寄生虫、原虫等。同时，巨噬细胞

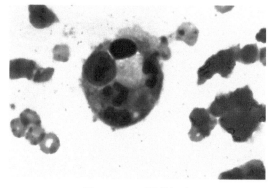

图 2-3-302　巨噬细胞

胞体巨大，胞核致密，偏于一侧（在顶端），胞质中可见吞噬的 4 个完整的中性分叶核粒细胞及成熟红细胞。标本来自一噬血组织细胞综合征患者

还可以吞噬人体衰老的细胞，还有各种细胞的碎片。

第四节　血细胞的发育

血细胞的发育是个连续的过程，由多能干细胞、祖细胞到具有特定功能的终末细胞，要经过很多个阶段（图 2-4-1）。多能干细胞及祖细胞从形态学上很难辨认，原始细胞以后阶段逐渐出现了各系统细胞的特异性形态与特征。各阶段各系列细胞要进行增殖、分化、成熟和释放。

增殖是细胞通过有丝分裂进行复制及DNA 合成的过程，通过增殖可使各系细胞增加。

分化是细胞发育过程中失去某些潜能、获得新功能的过程。

成熟指细胞定向分化后通过增殖和演变，由原始细胞经幼稚细胞到成熟细胞的全过程。

释放为终末细胞通过骨髓屏障进入血循环的过程。

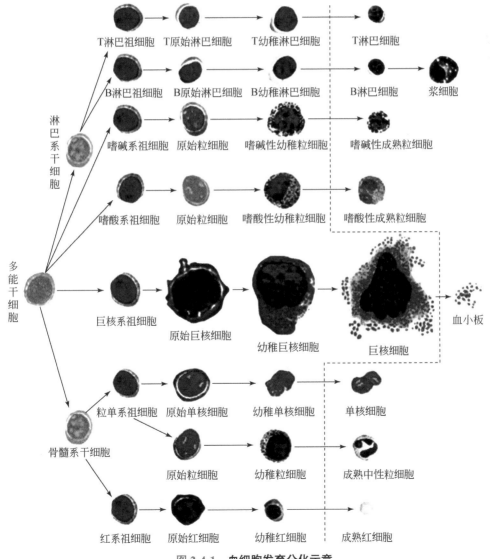

图 2-4-1　血细胞发育分化示意

骨髓为主要的造血器官，它的静脉窦被一种特殊的内皮细胞覆盖，使幼稚的血细胞不能随意进入血循环。血细胞的发育是受多种因素调控的。

血细胞发育成熟过程中的形态变化一般规律：

（1）血细胞按其发育程度分为三个阶段：原始阶段、幼稚阶段（粒细胞和红细胞再分为早幼、中幼、晚幼）和成熟阶段。

（2）胞体：大→小（巨核细胞由小→大，早幼粒细胞大于原始粒细胞）。

（3）胞质

1）量：少→多。

2）颜色：深蓝→淡蓝，红系胞质逐渐变红。

3）颗粒：无→有，少→多，非特异性→特异性。

（4）胞核

1）大小：大→小，成熟红细胞无核。

2）形状：圆→椭圆→分叶（粒细胞）。

3）染色质：细致、疏松→粗糙、紧密。

4）核膜：不显著→显著。

5）核仁：有→无。

6）胞核、胞质体积之比：大→小。

原始与幼稚细胞对比见图 2-4-2。

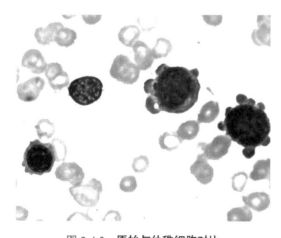

图 2-4-2 原始与幼稚细胞对比

图中左下方为中幼红细胞，右边为 2 个原始红细胞，胞体、胞核和胞质都有明显的区别

第五节 血细胞的退变和凋亡

造成细胞损伤的原因很多，但炎症是其主要原因之一。

炎症反应是机体在细菌等微生物或异物侵入时产生的第一道防御反应，此时机体动员中性粒细胞等吞噬细胞进入组织捕杀细菌。被激活的中性粒细胞通过脱颗粒作用释放大量蛋白水解酶，通过呼吸爆发作用产生大量活性氧（ROS）杀灭细菌。由于过量的蛋白水解酶和 ROS 分泌到细胞外组织，造成周围组织损伤，损伤的细胞引发了机体第二道防御反应，使淋巴细胞等免疫细胞产生多种淋巴因子和其他细胞因子。

这些因子又动员和激活更多的中性粒细胞参与上述反应，于是产生更多的蛋白水解酶和 ROS。因此，炎症是中性粒细胞等吞噬细胞杀死细菌和清除坏死组织时过量 ROS 引起的细胞损伤和局部反应。传统把白细胞损伤分为变性和坏死两种。变性是可复性变化，只要消除病因就可恢复正常；坏死是指白细胞的死亡。由变性到死亡是个渐进的过程。

1. 细胞的变性

（1）粒细胞的退变：见"血中可见的白细胞异常形态"部分。

（2）淋巴细胞的退变：见"血中可见的白细胞异常形态"部分。

（3）单核细胞的退变：见"血中可见的白细胞异常形态"部分。

2. 细胞的死亡 细胞的死亡是细胞生命的终止和消亡。白细胞死亡有两种形式：一种是病理性死亡，称为坏死（necrosis）；另一种为生理性消亡，称为凋亡（apoptosis）。

细胞坏死是个逐渐的过程，首先是发生白细胞变性，如损伤因子继续存在并且较重时，变性细胞达到不可恢复的界限而发展至死亡。细胞从变性到坏死，最早的变化是胞质肿胀、颗粒增粗、出现空泡、核染质凝集、核肿胀、核破裂和核溶解。

粒细胞从变性到坏死的过程见图 2-5-1 ~ 图 2-5-5。

老化细胞的死亡方式是凋亡，并随即被巨噬细胞清除，细胞凋亡作为一种生理性细胞消亡方式，普遍存在于生物界。机体在维持正常的生长发育和组织新陈代谢时，需要细胞存活及死亡、增殖及分化之间相对的动态平衡，以保证特定组织的细胞数量和细胞类型相对恒定，血液细胞也不例外。凋亡执行期为 0.4 ~ 1 小时。其

形态及特征为：

（1）胞质内出现空泡。

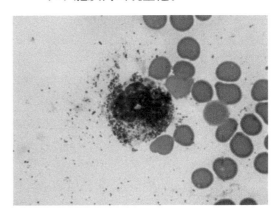

图 2-5-3 粒细胞从变性到坏死 3

图中中性粒细胞胞核肿胀，结构不清，颗粒增粗，胞膜破坏，胞质中颗粒外逸

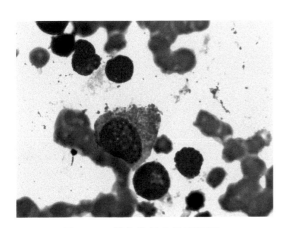

图 2-5-1 粒细胞从变性到坏死 1

图中中性中幼粒细胞核染色质凝集，胞质颗粒增粗

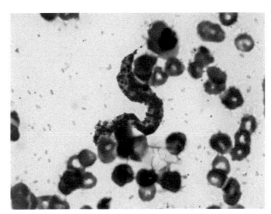

图 2-5-4 粒细胞从变性到坏死 4

中性粒细胞坏死后脱落的胞质（非畸形血小板）

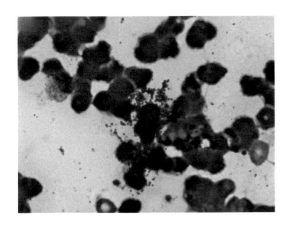

图 2-5-2 粒细胞从变性到坏死 2

图中中性晚幼粒细胞颗粒增粗，胞膜破坏

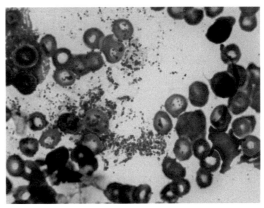

图 2-5-5 粒细胞从变性到坏死 5

中性粒细胞坏死后散落的颗粒（非细菌）

（2）染色质向核周聚集逐渐形成一个或多个大的块状结构，此时核膜保持完整。若染色质进一步固缩，则整个胞核固缩成单个致密球体或染色质外芽膨出，形成芽状小体，有时染色质在胞核一侧固缩成半月形小环。

（3）DNA降解。

（4）凋亡小体形成：凋亡小体（apoptotic body）是继核固缩和DNA降解后，由一深层胞质包被胞核碎片而成。最终凋亡小体脱离而去，被周围巨噬细胞清除。白细胞凋亡过程中的细胞内含物不释放入细胞以外环境，故不引起炎症反应和组织损伤。

粒细胞凋亡见图2-5-6和图2-5-7。

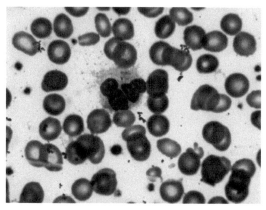

图 2-5-6　粒细胞凋亡 1

中性分叶核粒细胞核染色质聚集成块，胞膜不完整

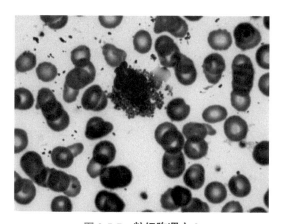

图 2-5-7　粒细胞凋亡 2

嗜酸性粒细胞核染色质聚集成块，胞核成半溢出状，胞膜不完整

淋巴细胞凋亡见图2-5-8～图2-5-10。

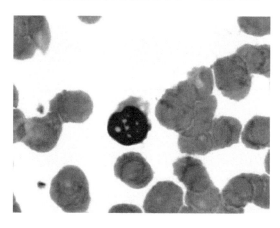

图 2-5-8　淋巴细胞凋亡 1

淋巴细胞核染色质向周边聚集，形成块状结构

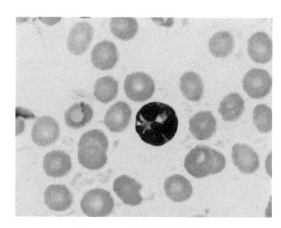

图 2-5-9　淋巴细胞凋亡 2

淋巴细胞核固缩、碎裂

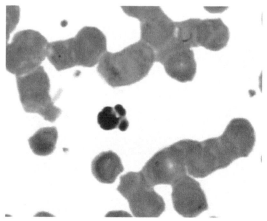

图 2-5-10　淋巴细胞凋亡 3

淋巴细胞凋亡小体形成，胞质脱落

第六节 人为的血细胞形态改变

瑞氏染色血细胞形态学检查由于操作不当或染液质量欠佳均可造成人为的血细胞形态改变。常见的有：

1. 涂片所用玻片不洁（图2-6-1） 涂片所用玻片不洁，可使镜下涂片背景有染料附着，有时玻片上生长的霉菌菌丝可切割涂片上的细胞，使红细胞变形。

调整方法：按正规要求处理玻片（见血细胞涂片的制作）。

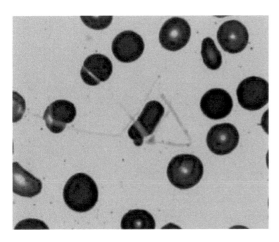

图 2-6-1 人为的血细胞形态改变（霉菌菌丝切割的红细胞）

载玻片上产生的霉菌菌丝可使红细胞在推片时被切割，出现明显的切迹

2. 染色时间过长、过短 可使血膜上细胞着色过深或过淡，造成细胞结构不清楚。

3. 涂片过厚、过薄，推片不当（图2-6-2 ~ 图2-6-5） 可使血中红细胞变形，淋巴细胞畸形变。

调整方法：

（1）调整染色时间，选择血膜厚薄适中部位观察细胞形态。

（2）涂片着色深时可用流水冲洗或浸泡于水中一定时间，也可用甲醇脱色。

（3）着色过淡时可以复染。复染时应先加缓冲液，创造良好的染色环境，而后加染液，或加染液与缓冲液的混合液，不可先加染液。

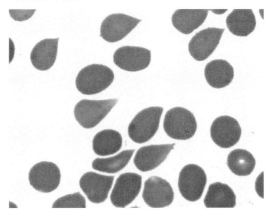

图 2-6-2 人为的血细胞形态改变（涂片不当）1

外力作用（涂制血膜时，推片所致）使红细胞变成泪滴形

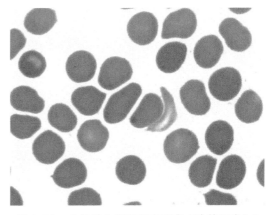

图 2-6-3 人为的血细胞形态改变（涂片不当）2

外力作用使红细胞变成镰状

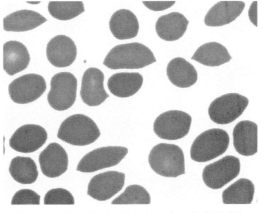

图 2-6-4 人为的血细胞形态改变（涂片不当）3

外力作用使红细胞变成柠檬状

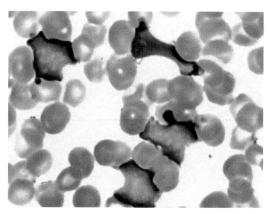

图 2-6-5 人为的血细胞形态改变（涂片不当）4

由于涂片过厚，红细胞的挤压，使淋巴细胞变形

4. 脱油剂使用不当 阅片后用乙醚－乙醇脱油剂脱油，有时可使血细胞脱色、脱水，白细胞干裂。

干裂的中性粒细胞见图 2-6-6。

调整方法：适当调整脱油剂乙醚和乙醇的比例，脱油时间不宜过长（最佳乙醚、乙醇比为 7：3）。

5. 染料欠佳，细胞着色不良 染料欠佳，使染色效果欠佳。有些快速染色不如传统瑞氏染色，所染细胞不典型，红细胞蓝染（图 2-6-7 和图 2-6-8）。

调整方法：

（1）更换染料，或调整染色时间，调整染液与缓冲液比例。

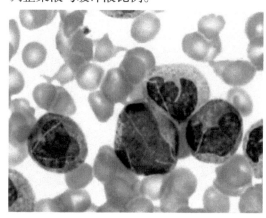

图 2-6-6 人为的血细胞形态改变（脱油不当）

使用乙醚－乙醇脱油剂，脱去涂片上镜油时，有时可使白细胞产生裂纹

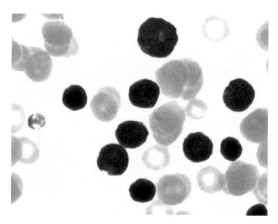

图 2-6-7 人为的血细胞形态改变（快速染色与瑞氏染色效果对比）1

此图为快速染色，易深染。可使深染的幼稚细胞结构不清，有时可使细胞受色偏碱性

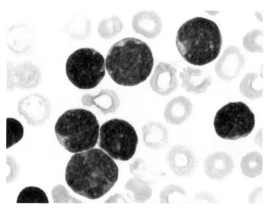

图 2-6-8 人为的血细胞形态改变（快速染色与瑞氏染色效果对比）2

与上图为同一标本，瑞氏染色涂片，细胞受色较适中，核染色质较快速法细致，结构较清晰

（2）如瑞氏染色时胞核着色不良，可改用瑞氏－吉姆萨复合染色。

6. 染料不佳或血膜干燥不佳引起的红细胞形态改变 瑞氏染液甲醇质量欠佳时，所染红细胞起泡，难以观察红细胞形态结构及细胞内寄生虫、包涵物等（图 2-6-9）。

空气潮湿，血膜干燥不彻底，可使红细胞产生齿轮样、面包圈样、荔枝样、卡波环样形态改变（图 2-6-10 ~ 图 2-6-12）。

调整方法：

（1）如因染液所用甲醇纯度不够，可

将涂片先用纯甲醇固定 5 分钟后再染色。

（2）如因天气潮湿血膜干燥不彻底，可将血膜涂好后立刻放入 37℃ 温箱，10 分钟后染色。

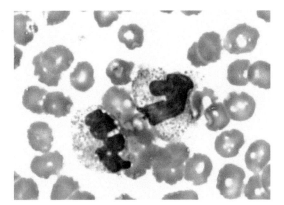

图 2-6-9　细胞的人为形态改变（染色欠佳）

起泡的红细胞：配制瑞氏染色液时，所使用的溶剂甲醇如果质量不好，可使红细胞起泡变形

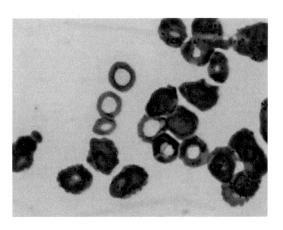

图 2-6-11　细胞的人为形态改变（血膜干燥不佳所致红细胞形态改变）2

红细胞变成面包圈样

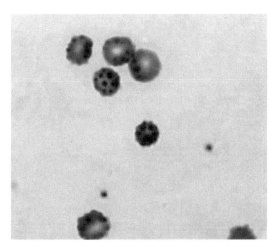

图 2-6-10　细胞的人为形态改变（血膜干燥不佳所致红细胞形态改变）1

红细胞变成荔枝样

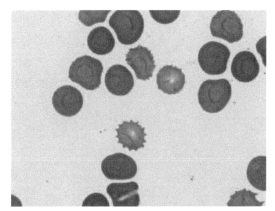

图 2-6-12　细胞的人为形态改变（血膜干燥不佳所致红细胞形态改变）3

红细胞中出现卡波环样变形

7. EDTA 所致血小板聚集和分布发生改变　可见血小板聚集、血小板卫星（图 2-6-13 ~ 图 2-6-16）。

（1）抗凝不彻底引起血小板聚集：发生此种现象时，如用仪器计数，可使其计入白细胞内，从而使白细胞假性增高、血小板假性减低。

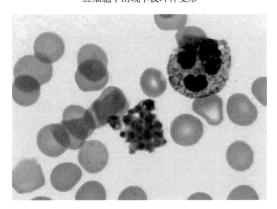

图 2-6-13　细胞的人为形态改变（血小板聚集及血小板卫星现象）1

抗凝不彻底时血小板可聚集成团，致血小板计数时产生假性血小板减少

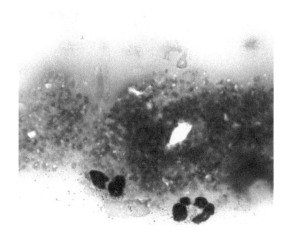

图 2-6-14　细胞的人为形态改变（血小板聚集及血小板卫星现象）2

EDTA 依赖的血小板减少，在片尾可见血小板聚集成大片，血小板计数时产生假性血小板减少

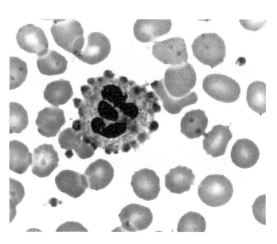

图 2-6-16　细胞的人为形态改变（血小板聚集及血小板卫星现象）4

EDTA 可使血小板黏附在中性分叶核粒细胞膜上，形成血小板卫星，使血小板计数时产生假性血小板减少

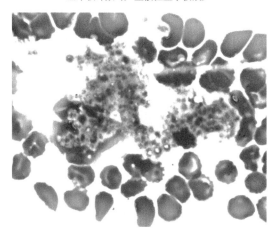

图 2-6-15　细胞的人为形态改变（血小板聚集及血小板卫星现象）3

EDTA 依赖的血小板减少，在片尾可见血小板聚集成堆，血小板计数时产生假性血小板减少

调整方法：抽血后应及时将血液与抗凝剂混匀。放置 10 分钟以上，有时可使部分聚集的血小板散开。如无效则应重新抽血检查。

（2）乙二胺四乙酸（EDTA）依赖的血小板减少：部分患者特别是自身免疫病或肿瘤患者，EDTA 不能阻止血小板聚集，多个甚至一团聚集的血小板在通过仪器时计数成 1 个血小板，有时当作血小板以外

的细胞计数，导致计数的血小板数量严重减少。

调整方法：用枸橼酸钠（蓝头）+EDTA（紫头）双管同时采血送检，白细胞、红细胞报告紫头管结果，血小板采用蓝头管结果。由于蓝头管中有枸橼酸钠液体（抗凝剂和采血量比例为 1：9），标本被稀释，测定的血小板、血小板比容结果应乘以稀释倍数（1.1 倍）。

（3）形成血小板卫星：血小板黏附在中性粒细胞或淋巴细胞、单核细胞周围，使血小板假性减低。

调整方法：

1）抽血后即刻做血小板计数。

2）37 ℃温育、涡旋震荡器高速震荡，或加入阿米卡星 / 硫酸镁进行解聚后上机检测。

3）采集非抗凝静脉血或末梢血标本立即上机检测等。

8. EDTA-K$_2$ 所致淋巴细胞改变　EDTA-K$_2$ 抗凝血放置 4 小时以上可引起淋巴细胞形态改变；T 淋巴细胞白血病时可使原始幼稚淋巴细胞的核裂更加明显（图 2-6-17）。

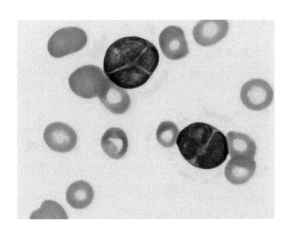

图 2-6-17 细胞的人为形态改变（核裂加深的幼稚淋巴细胞）

调整方法：如观察淋巴细胞形态，应抽血后立即涂片检查，最好用末梢血直接涂片观察。

第七节 血细胞染色

一、血细胞常规染色

（一）瑞氏染色法

1. 原理 瑞氏染液中含有碱性亚甲蓝和酸性伊红两种染料，它们与细胞内的各种物质具有不同的亲和力，而使其显现出不同的色彩，便于辨认。染液中的溶剂甲醇具有固定细胞的作用。

2. 试剂配制

（1）染液的配制

瑞氏染料 1.0g

甲醇 500ml

将全部染料放入清洁干燥研钵内，加少量甲醇慢慢研磨（约半小时），待染料全部溶解，再加一些甲醇混匀，倒入一洁净棕色瓶内，如还有瑞氏染料沉淀，应再加少许甲醇研磨，如此反复进行，待染料全部溶解后将所余甲醇全部倒入染料瓶（棕色瓶）中。配好后放置于室温1周即可使用。

新配染液效果较差，放置时间越长，染色效果越好。

（2）pH 6.8 磷酸盐缓冲液的配制

磷酸二氢钾（KH_2PO_4） 0.3g

磷酸氢二钠（Na_2HPO_4） 0.2g

蒸馏水 加至 1000ml

3. 染色方法

（1）将涂片放在一平置的染色架上。

（2）用滴管滴加瑞氏染液数滴于涂片上，使其覆盖整个血膜，固定 10～20 秒。

（3）加入缓冲液，染液与缓冲液量的比例为 1：（2～3），并使两液混匀。

（4）染色 10～30 分钟（视涂片厚薄、有核细胞多少而定；涂片厚、细胞多时染色时间应长些）。

（5）用流水冲去染液，干燥后镜检。

（二）吉姆萨染色法

1. 试剂配制

吉姆萨染料 0.5g

甘油 33.0ml

甲醇 33.0ml

将染料全部溶入 33.0ml 的甘油中，水浴加热至 55.6～60℃，再加入 33.0ml 甲醇，摇匀后放置数天，过滤后使用。

吉姆萨应用液配制：10ml 水加 1ml 染液或 30 滴水加 3 滴染液。

2. 染色方法

（1）将标本涂片用无水甲醇固定 3 分钟。

（2）再置于吉姆萨应用液中，染色 10～40 分钟。

（3）取出涂片，用自来水冲洗，干燥后镜检。

（三）瑞氏-吉姆萨复合染色法

1. 原理 吉姆萨染色原理与瑞氏染色相同，但提高了噻嗪染料的质量，加强了天青的作用,对细胞核着色效果较好,但中性颗粒着色较瑞氏染色法差。因此,瑞氏-吉姆萨复合染色法可取长补短,使血细胞的颗粒和胞核均能获得满意的染色效果。

2.试剂配制

（1）染色液的配制

瑞氏染料	1.0g
吉姆萨染料	0.3g
甲醇	500ml

将全部染料放入清洁干燥研钵内,加少量甲醇慢慢研磨,研磨片刻,吸出上层染液。再加少量甲醇继续研磨,再吸出上层染液。如此连续几次,共用甲醇500ml。收集于棕色瓶中,每天早、晚各振摇3分钟,共5天,然后存放1周后即可使用。

（2）pH 6.4 ~ 6.8磷酸盐缓冲液的配制

磷酸二氢钾（KH_2PO_4）	6.64g
磷酸氢二钠（Na_2HPO_4）	2.56g
蒸馏水	加至1000ml

3.染色方法   基本与瑞氏染色相同。

（四）30秒快速单一染色法

1.染色液的配制

（1）储存液

瑞氏染料	2.0g
吉姆萨染料	0.6g
天青Ⅱ	0.6g
甘油	10.0g
聚乙烯吡咯烷酮（PVP）	20.0g
甲醇	1000ml

（2）磷酸盐缓冲液（pH 6.2 ~ 6.8）

磷酸二氢钾（KH_2PO_4）	6.64g
磷酸氢二钠（Na_2HPO_4）	0.26g
苯酚	4.0ml
蒸馏水	加至1000ml

（3）应用液:储存液和缓冲液按3 : 1混合放置14天后备用。

2.染色方法   将染液铺满血膜或将血片浸入缸内,30秒后用自来水冲洗。

二、常见的细胞化学染色

（一）髓过氧化物酶染色-二氨基联苯胺法（ICSH推荐法）

1.原理   粒细胞和单核系细胞的胞质中含有髓过氧化物酶（MPO）,能将二氨基联苯胺（DAB）的氢原子转移给过氧化氢,产生有色染料沉淀于胞质酶活性处。

2.试剂配制

（1）甲醛-丙酮缓冲液（pH 6.6）

磷酸二氢钾（KH_2PO_4）	100mg
磷酸氢二钠（Na_2HPO_4）	20mg
蒸馏水	30ml
丙酮	45ml
400g/L甲醛溶液	25ml

配制后4℃保存。

（2）基质液

3,3-二氨基联苯胺	20mg
50mmol/L Tris-HCl缓冲液（pH 7.6）	50ml
3%过氧化氢溶液	0.2ml

振荡混合后过滤（临时配制）。

3.染色方法

（1）将涂片放于一染色架上,用冷甲醛-丙酮缓冲液固定30秒（4℃）,流水冲洗。

（2）入基质液温育10 ~ 15分钟（20℃±5℃）,流水冲洗。

（3）吉姆萨染液复染30分钟,流水冲洗,晾干,镜检。

4.结果判断   阳性产物为棕黄色颗粒（图2-7-1 ~ 图2-7-2）。

"-":胞质中无阳性颗粒。

"±":胞质中细小阳性颗粒。

"+":胞质中阳性颗粒较粗大,常呈局限性分布。

"++":胞质中阳性颗粒粗大密集,占胞质的1/2 ~ 2/3。

"+++":胞质中阳性颗粒粗大,几乎

布满胞质。

"++++"：胞质中阳性颗粒呈团块状，充满胞质，可覆盖核上。

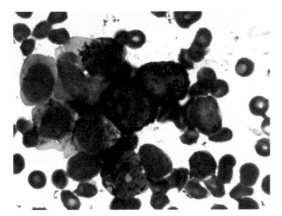

图 2-7-1　髓过氧化物酶染色 1

图中白血病细胞髓过氧化物酶染色从"–"～"++"不等。
图片来自 AML-M4 患者

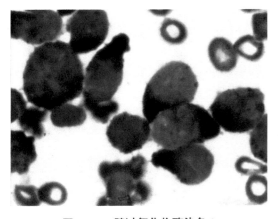

图 2-7-2　髓过氧化物酶染色 2

图中白血病细胞髓过氧化物酶染色"++"～"++++"，阳性颗粒呈团块状，充满胞质。图片来自急性早幼粒细胞白血病（M3）患者（阳性结果不典型，M3 患者 MPO 应该更强）

5. 临床意义　主要用于急性白血病类型鉴别。通常阳性 > 3% 考虑为 AML，< 3% 考虑为 ALL，但 AML 的 M0、M7 阳性细胞也 < 3%，M5a 中亦易见阴性病例。

（1）急性粒细胞白血病（M1、M2）晚期的原粒细胞髓过氧化物酶染色阳性，颗粒较少、较大。

（2）急性单核细胞白血病（M5）细胞阴性或弱阳性，颗粒细小、稀少。

（3）急性粒单核细胞白血病（M4）除了阴性和弱阳性颗粒外还有粒细胞系的阳性颗粒，在分类困难时可作参考。

（4）急性早幼粒细胞白血病（M3）呈强阳性反应。

（5）急性淋巴细胞白血病呈阴性反应。

（6）有助于小原始粒细胞与原始淋巴细胞、早幼粒细胞与恶性组织细胞的鉴别，前者为阳性，后者可为阴性。

（二）中性粒细胞碱性磷酸酶染色（Kaplow 偶氮偶联法）

1. 原理　中性粒细胞胞质内的碱性磷酸酶（NAP）在 pH 9.5 条件下能水解磷酸萘酚钠，释放出萘酚，后者与重氮盐偶联形成不溶性的有色沉淀定位于胞质酶活性处，以颜色的深浅判定酶活性程度。

2. 试剂配制

（1）10% 甲醛 – 甲醇固定液

甲醛	10ml
甲醇	90ml

混合后 4℃冰箱保存。

（2）0.05mol/L 缓冲液

二氨基二甲基 -1，3- 丙二醇	2.625g
蒸馏水	500ml

溶解混合后 4℃冰箱保存。

（3）基质液

α- 磷酸萘酚	35mg
0.05mol/L 缓冲液	35ml
坚牢蓝 B	35mg

α- 磷酸萘酚溶于缓冲液，而后加入坚牢蓝 B 溶解，基质液配制后需要即刻使用。

（4）复染液（1% 苏木精溶液）。

3. 染色方法

（1）用 10% 甲醛 – 甲醇固定液将新鲜标本涂片固定 30 秒，流水冲洗，晾干。

（2）用基质液温育 30 分钟，水洗 5 分钟，晾干。

（3）复染液复染 2 分钟，水洗，晾干

镜检。

4. 结果判定　中性粒细胞胞质内出现灰褐色至深黑色颗粒状或片状沉淀为阳性反应（图 2-7-3 ~ 图 2-7-5）。

"–"：胞质内无阳性产物（0 分）。

"+"：胞质内显现灰褐色阳性产物（1 分）。

"++"：胞质内显现灰黑色至棕黑色沉淀（2 分）。

"+++"：胞质内基本充满棕黑色至黑色颗粒状沉淀（3 分）。

"++++"：胞质内全为深黑色阳性沉淀产物，甚至将核覆盖（4 分）。

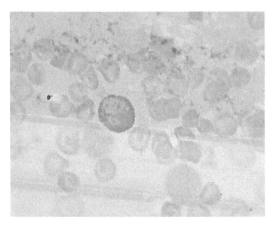

图 2-7-3　**碱性磷酸酶染色阴性**

图中中性分叶核细胞胞质中未见阳性颗粒

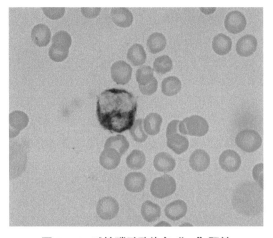

图 2-7-4　**碱性磷酸酶染色 "++" 阳性**

图中中性分叶核细胞胞质中可见黑色颗粒状沉淀

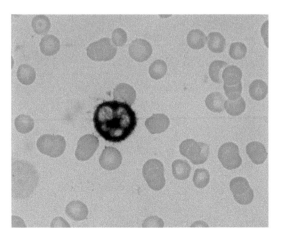

图 2-7-5　**碱性磷酸酶染色 "++++" 阳性**

图中中性分叶核细胞胞质中充满黑色颗粒

量的表示方法：

（1）阳性率：观察 100 个成熟中性粒细胞，计数其中阳性反应的细胞数。

（2）阳性积分：分级计数 100 个成熟中性粒细胞，取各反应级与细胞数乘积之和。

正常参考值：血中成熟中性粒细胞阳性率为 30% ~ 70%，阳性积分为 35 ~ 100 分。

5. 临床意义　NAP 主要用于鉴别诊断或诊断参考。

（1）鉴别慢性粒细胞白血病与类白血病：前者（无继发感染者）积分明显下降，后者积分显著增高。

（2）PNH 与再生障碍性贫血的鉴别：前者降低，后者升高。

（3）辅助白血病细胞类型鉴别：淋系肿瘤增高，AML 不增高。

（4）辅助鉴别间变性大细胞淋巴瘤骨髓浸润与反应性组织细胞增生症，前者NAP 降低，后者一般增高。

（三）醋酸萘酯酶染色和氟化钠抑制试验

1. 原理　又称非特异性 α- 醋酸萘酯酶（NAE）。血细胞的非特异性酯酶及其同工酶种类很多，均作用于短链脂肪酸、水解醇和酚的羧酸酯。在近中性条件下，α-醋酸萘酯在非特异性酯酶催化下水解，生成 α-萘酚，后者再与重氮盐偶联，生成不溶性有色沉淀定位于胞质。氟化钠抑制试验是基质溶液中加入氟化钠后，单核系细胞即出现明显的 NAE 活性被抑制。

2. 试剂配制

（1）固定液：10% 甲醛生理盐水溶液。

（2）1% α-醋酸萘酯溶液：α-醋酸萘酯 1g 溶于 50ml 丙酮和 50ml 蒸馏水。

（3）基质液

0.05mol/L（pH7.4）磷酸盐缓冲液

　　　　　　　　　　　　　100ml

1% α-醋酸萘酯溶液　　　2ml

重氮盐　　　　　　　　100mg

溶解后过滤，分成两份，其中一份加入氟化钠（终浓度为 1.5g/L）。

（4）复染液：10g/L 甲基绿溶液或 1g/L 沙黄溶液。

3. 染色方法

（1）新鲜干燥涂片两张，10% 甲醛生理盐水溶液固定 5 分钟，流水冲洗后晾干。

（2）一张置入基质液，另一张置入加了氟化钠的基质液，37℃湿盒温育 1 小时，流水冲洗。

（3）复染液复染 2 分钟，充分水洗，干后镜检。

4. 结果判断 阳性反应为胞质内出现灰黑色至棕黑色弥散性或颗粒状沉积（图 2-7-6 和图 2-7-7）。

"–"：胞质中无阳性颗粒。

"±"：胞质中可见细小阳性颗粒。

"+"：胞质内显现均匀浅色阳性反应，占胞质 < 1/4。

"++"：胞质内显现均匀灰黑色阳性产物，占胞质 < 1/2。

"+++"：胞质内充满棕黑色阳性产物。

"++++"：胞质内充满致密黑色阳性

产物，呈团块状。

氟化钠的抑制率为未加氟化钠酯酶阳性率（或积分）减去加入氟化钠酯酶阳性率（或积分），除以加入氟化钠酯酶阳性率（或积分），再乘以 100%。

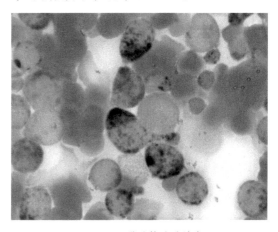

图 2-7-6　醋酸萘酯酶染色

图中白血病细胞 NAE 染色 "–" ~ "+++"。图片来自 AML-M5 患者

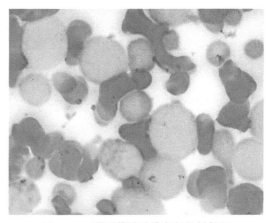

图 2-7-7　醋酸萘酯酶染色氟化钠抑制

加入氟化钠酯酶活性被抑制，白血病细胞 NAE 染色呈阴性。图片与图 2-7-6 来自同一份 AML-M5 患者骨髓

正常细胞中，单核细胞呈弥散性絮状阳性，加入氟化钠后阳性酯酶被抑制；粒系、淋巴细胞、巨核细胞多呈细小颗粒状阳性，不为氟化钠抑制。

5. 临床意义 NAE 染色用于辅助鉴定急性白血病类型，当白血病细胞 NAE 呈明显的阳性反应，且为氟化钠抑制时，应考虑 M5；部分阳性并为氟化钠抑制时，应考虑 M4；白血病细胞阴性或（弱）阳性，且其阳性产物不被氟化钠抑制者则考虑其他类型白血病。APL 有些例外，NAE 可呈明显的阳性反应且有时可被氟化钠抑制。

（四）氯乙酸 AS-D 萘酚酯酶染色

1. 原理 粒细胞内的氯乙酸 AS-D 萘酚酯酶（CE）能水解基质中的氯乙酸 AS-D 萘酚产生 AS-D 萘酚，后者与重氮盐偶联生成不溶性红色沉淀，定位于胞质酶活性处。

2. 试剂配制

（1）10% 甲醛 – 甲醇固定液：甲醛 1 份与甲醇 9 份混合。

（2）4% 对品红溶液

对品红	4g
2mol 盐酸	100ml

（3）六偶氮对品红（或六偶氮副品红）溶液：4% 对品红溶液与 4% 亚硝酸钠水溶液（临时配制）各 0.125ml 等量混合 1 分钟。

（4）底物溶液：取底物氯乙酸 AS-D 萘酚 5mg，溶于 2.5ml N，N- 二甲基甲酰胺溶剂。

（5）0.067mol/L（pH7.6）磷酸盐缓冲液。

（6）基质液：先将临时配制的 2.5ml 底物溶液加到 47.5ml 磷酸盐缓冲液中，而后加入临时配制的 0.25ml 六偶氮对品红溶液。

（7）复染液：10g/L 甲基绿溶液。

3. 染色方法

（1）干燥涂片用甲醛 – 甲醇液固定 30 秒，流水冲洗，晾干。

（2）加入基质液放于 37℃湿盒保温 1 小时，流水冲洗。

（3）加入复染液，5 分钟后流水冲洗，晾干镜检。

4. 结果判断 阳性反应为红色颗粒，或弥散性沉淀，定位于胞质酶活性处（图 2-7-8 和图 2-7-9）。根据阳性产物强弱，参

考 NAE 阳性产物分级标准进行分级。

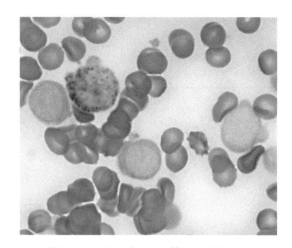

图 2-7-8　氯乙酸 AS-D 萘酚酯酶染色 1
图中白血病细胞 CE 染色阴性，1 个幼稚的粒细胞显阳性。
图片来自 ALL 患者

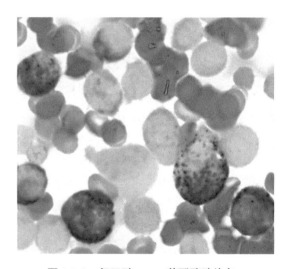

图 2-7-9　氯乙酸 AS-D 萘酚酯酶染色 2
图中白血病细胞 CE 染色阴性至强阳性。图片与图 2-7-1 来自同一份 AML-M4 患者骨髓

5. 临床意义 CE 为粒细胞酯酶，与 POX 一起为粒细胞阳性反应的染色项目，是鉴别 ALL 和 AML、M4 和 M5 的辅助性诊断指标：

正常粒系细胞呈阳性，早幼粒和中性中幼粒细胞酶活性最强；

M1 和 M2，原始和幼稚细胞呈阳性反应，阳性率常在 30% 以上；

M3 颗粒过多的早幼粒细胞呈强阳性；

M4 粒系细胞呈阳性，单核系细胞呈阴性；

M5 和 ALL 呈阴性，有的 M5 可呈阳性。

CE 也是肥大细胞的特异性酯酶，可以帮助鉴别嗜碱性粒细胞与肥大细胞，前者呈阳性或阴性，后者呈强阳性。

（五）过碘酸希夫（糖原）染色

1. 原理 细胞内的糖类可用过碘酸希夫染色（PAS）显示，含有乙二醇基的糖类在过碘酸氧化作用下产生双醛基，后者与希夫试剂作用，使无色品红变为紫红色染料沉积，定位于含有多糖成分的部位。在过碘酸氧化前，用麦芽糖淀粉酶或唾液淀粉酶处理标本，再做 PAS 染色，可鉴别是糖原还是其他多糖类物质，如被消化是糖原。

2. 试剂配制

（1）固定液：95% 乙醇。

（2）10g/L 过碘酸溶液。

（3）希夫试剂：碱性品红 1.0g 溶于 200ml 煮沸的蒸馏水，冷却至 60℃时加入 1mol/L 盐酸 40ml，至 25℃时置于棕色瓶内，再加入偏重亚硫酸钠 2g，避光过夜，加入 1g 活性炭，吸附过滤后为无色透明液体，保存于 4℃冰箱。

（4）复染液：20g/L 甲基绿溶液。

3. 染色方法

（1）涂片用 95% 乙醇溶液固定 10 分钟，流水冲洗，晾干。

（2）加入 10g/L 过碘酸溶液氧化 10 分钟，流水冲洗，晾干。

（3）置入希夫试剂作用 1 小时，流水冲洗。

（4）复染液复染 10 分钟，流水冲洗，晾干镜检。

4. 结果判定 胞质中出现红色或紫红色颗粒沉积或弥散者为阳性（图 2-7-10 和图 2-7-11）。

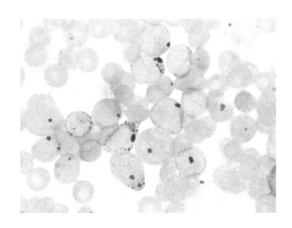

图 2-7-10　过碘酸希夫（糖原）染色 1

图中白血病细胞 PAS 阳性呈红色颗粒状或块状。图片来自 ALL 患者，由广州医科大学附属第一医院魏小平提供

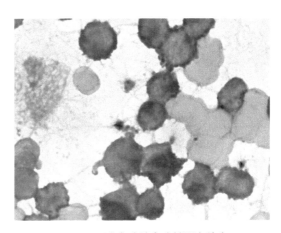

图 2-7-11　过碘酸希夫（糖原）染色 2

图中白血病细胞 PAS 阳性呈弥漫红色。图片来自 AML-M5 患者，由广州医科大学附属第一医院魏小平提供

正常细胞中，糖原含量原始细胞低，但随细胞成熟逐渐增加。中性粒细胞和嗜酸性粒细胞的 PAS 阳性颗粒可被淀粉酶水解，嗜碱性粒细胞的 PAS 阳性颗粒不能被淀粉酶水解为糖胺聚糖。单核细胞糖原含量较少，呈细粒状。淋巴细胞糖原常凝聚成颗粒或块状。巨核细胞和血小板含有丰富的糖原，PAS 反应呈粗大的紫红色颗粒或团块。正常红系细胞不含糖原。

5. 临床意义 主要用于白血病的鉴别诊断。

（1）三种急性白血病的鉴别：急性粒

细胞白血病原始粒及早幼粒细胞呈阴性或弱阳性（弥散状）；急性淋巴细胞白血病原始、幼稚淋巴可呈阳性（颗粒状，典型者较粗）；急性单核细胞白血病原始、幼稚单核细胞可呈阳性（细颗粒弥散状）。

（2）M6 和 MA：M6 幼稚红细胞 PAS 染色多呈阳性反应，而 MA 几乎全为阴性。

（3）M7：白血病原始细胞呈显著的块状或弥漫性强阳性时，结合多形性嗜碱性胞质和突起的特点，可疑似此类白血病。

（4）其他：MDS 幼稚红细胞可出现 PAS 阳性。戈谢细胞 PAS 强阳性，尼曼 - 皮克细胞 PAS 为阴性或弱阳性，可用于两者的鉴别。

（六）铁染色

1.原理 骨髓中含铁血黄素的铁离子和幼稚红细胞内的铁，在盐酸环境下与亚铁氰化钾作用，生成蓝色的亚铁氰化铁沉淀（普鲁士蓝反应），定位于含铁粒的部位。

2.试剂配制

（1）铁染色液：临用时配制。

200g/L 亚铁氰化钾溶液　　　　5 份

浓盐酸　　　　　　　　　　　　1 份

（2）复染液：1g/L 沙黄溶液。

3.染色方法

（1）选择含有较多骨髓小粒的涂片，平放于染色架上，滴满铁染色液。

（2）室温下染色 30 分钟，流水冲洗。

（3）复染液复染 30 秒，流水冲洗，晾干后镜检。

注意：整个操作过程应无铁污染。

4.结果判定

（1）细胞外铁：细胞外铁要在涂片尾部骨髓小粒中检查，呈蓝色的颗粒状、小珠状或团块状，主要存在于巨噬细胞胞质内，有时也见于巨噬细胞外（图 2-7-12）。铁量的多少分五级：

"-"：骨髓小粒全无蓝色反应。

"+"：骨髓小粒呈浅蓝色反应，或偶见少数蓝染的铁小珠。

"++"：骨髓小粒有许多蓝染的铁粒、小珠和蓝色的片状或弥散性阳性物。

"+++"：骨髓小粒有许多蓝染的铁粒、小珠和蓝色的密集小块或成片状。

"++++"：骨髓小粒有极多蓝色的铁粒，密集成片。

细胞外铁染色参考区间：+ ~ ++。

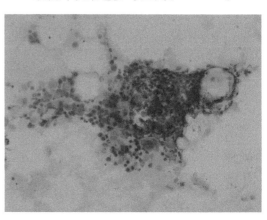

图 2-7-12　细胞外铁染色 "++"

（2）铁粒幼细胞：为幼稚红细胞胞质内出现蓝色细小颗粒（图 2-7-13 和图 2-7-14）。细胞内铁呈细小蓝黑色的颗粒分布于胞质中，主要见于中、晚幼红细胞，根据每个有核红细胞含有颗粒的多少，可分成四型：

Ⅰ型：仅含 1 ~ 2 个铁颗粒。

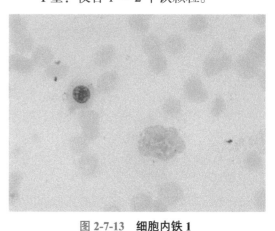

图 2-7-13　细胞内铁 1

中幼红细胞内可见 2 个铁颗粒

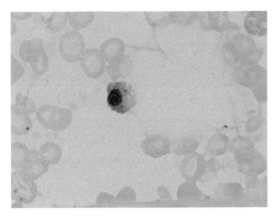

图 2-7-14 细胞内铁 2

中幼红细胞内可见多个铁颗粒，但环核排列 < 1/3

Ⅱ型：含 3 ~ 5 个铁颗粒。

Ⅲ型：含 6 ~ 10 个铁颗粒。

Ⅳ型：含 10 个以上铁颗粒。

铁粒幼细胞参考区间：25% ~ 90%，铁粒 ≤ 5 颗，不见Ⅲ型和Ⅳ型铁粒幼细胞。

（3）环形铁粒幼细胞：指含铁颗粒 ≥ 6 颗，围绕核周排列成 1/2 圈以上者（图 2-7-15 和图 2-7-16）。WHO 标准为沉积于胞质铁粒 ≥ 5 颗，环核周排列 ≥ 1/3 者；IWGM-MDS 标准为胞质铁粒 ≥ 5 颗，以任何形式比较规则地环绕胞核排列者。

在铁粒幼细胞性贫血时环形铁粒幼细胞 ≥ 15%（占红系）。

5. 临床意义 主要用于协助以下疾病的诊断和鉴别：

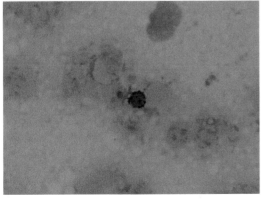

图 2-7-15 环形铁粒幼细胞 1

中幼红细胞内可见铁颗粒环核排列

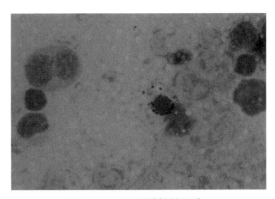

图 2-7-16 环形铁粒幼细胞 2

中幼红细胞内可见铁颗粒环核排列 ≥ 1/2

缺铁性贫血为外铁消失内铁减少；铁利用障碍性贫血（铁粒幼细胞贫血、再生障碍性贫血、巨幼细胞性贫血、骨髓增生异常综合征、红血病等）为外铁增加（部分正常），内铁增加（Ⅲ型和Ⅳ型增多，可见环形铁粒幼细胞）。铁代谢反常性慢性贫血为外铁增加（也可正常）而内铁减少。

此外，了解体内铁的储存和利用情况，细胞外铁减少或消失表示骨髓储存铁已将用完。若患者为小细胞性贫血，而细胞内外铁正常至增多，则提示铁利用障碍。

三、其他染色方法

（一）酸性磷酸酶染色

1. 原理 酸性磷酸酶（ACP）在 pH5 的环境下，能将 β- 甘油磷酸钠水解，产生 PO_4^{3-}，其与铅作用生成磷酸铅沉淀，附着于酶活性处，再与硫化铵作用，生成黑色硫化铅，呈颗粒或片状沉淀，定位于胞质（图 2-7-17）。

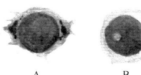

A B C

图 2-7-17 酸性磷酸酶染色

A. 毛细胞不受酒石酸抑制呈阳性反应；B. T 淋巴细胞白血病细胞受酒石酸抑制呈阴性反应；C. T 淋巴细胞白血病细胞呈阳性反应

2. 试剂配制

（1）作用液

5% 硝酸铅溶液	2ml
3.2% β- 甘油磷酸钠溶液	4ml
pH 4.7 的醋酸缓冲液	12ml
蒸馏水	74ml

（2）2% 硫化铵溶液。

（3）1% 醋酸溶液。

（4）甲醛。

3. 染色方法

（1）将标本涂片用甲醛蒸气熏 7 ~ 20 分钟。

（2）自来水冲洗 5 分钟，晾干。

（3）置 37℃ 作用液中 5 ~ 24 小时。

（4）蒸馏水洗数次，或用 1% 醋酸溶液洗 30 秒后，再用蒸馏水洗。

（5）放入 2% 硫化铵溶液中 5 分钟。

（6）自来水冲洗 5 分钟，晾干镜检。

对照标本放入作用液前，先用 90℃ 水煮 10 分钟，然后再按（3）~（6）步进行。

4. 结果判定　阳性反应物呈棕色或棕红色颗粒状或片状物，定位于胞质中。

5. 临床意义

（1）网状细胞、吞噬细胞及组织嗜碱细胞有很强的酶反应。病理情况下，多发性骨髓瘤细胞、巨网细胞及戈谢细胞为强阳性。

（2）各种白血病均有酶反应，以粒细胞系反应最强。在感染、真性红细胞增多症、类白血病反应、烧伤及白血病时，成熟中性粒细胞的酸性磷酸酶反应比正常时强。

（3）红细胞系中，有核红细胞亦有酸性磷酸酶反应，成熟红细胞为阴性。

（4）巨核细胞：成熟程度相同的巨核细胞中酶的活性不同。

（5）用于毛细胞白血病的诊断：毛细胞 ACP 阳性，且不被 L- 酒石酸抑制，其他慢性淋巴细胞白血病阳性，可被 L- 酒石酸抑制。如果在毛细胞中出现 2 个以上

"+++++"阳性细胞，即可诊断毛细胞白血病。

附：抗酒石酸酸性磷酸酶染色

1. 原理　磷酸萘酚 AS-BI（naphthol AS-BI phosphoric acid）被细胞内酸性磷酸酶水解，产生萘酚 AS-BI，再与稳定的重氮盐偶联，形成不溶性有色沉淀。当底物中存在酒石酸时，该反应只出现在毛细胞白血病的毛细胞中。

2. 试剂配制

（1）甲醇 – 丙酮缓冲液

柠檬酸	0.63g
蒸馏水	30 ml
甲醇	10 ml
丙酮	60 ml

用浓氢氧化钠溶液调整 pH 至 5.4，使用前过滤，4 ~ 10℃ 可保存 1 个月。

（2）储备液

磷酸萘酚 AS-BI	100mg
N，N- 二甲基甲酰胺	10ml

混合后置棕色瓶中 4 ~ 10℃ 可保存 2 ~ 3 个月。

（3）0.1mol/L 醋酸缓冲液

甲液：

醋酸钠（含 3 H $_2$ O）	13.6g
蒸馏水	1000ml

乙液：

冰醋酸	6.0ml
蒸馏水	1000ml

用乙液滴定甲液至 pH5.2，放于 4 ~ 10℃ 中可保存 3 个月。

（4）0.05 mol/L 醋酸 – 酒石酸缓冲液

L $^{(+)}$ 酒石酸	3.75g
0.1mol/L 醋酸缓冲液（pH5.2）	490ml

用浓氢氧化钠溶液调整 pH 至 5.2，再加蒸馏水至总量 500ml，放于 4 ~ 10℃ 可保存 3 个月。

（5）作用液

0.05mol/L 醋酸 – 酒石酸缓冲液	50ml

储备液 1.0ml

固酱紫 GBC 盐 25mg

溶解过滤，立即染色，一次用完。

3. 染色方法

（1）新鲜干燥涂片，用冷甲醇 – 丙酮缓冲液固定 30 秒，蒸馏水洗 5 ~ 6 次，晾干。

（2）入作用液 37℃ 保温 45 ~ 60 分钟后水洗。

（3）用 Mayer 苏木素染液复染 1 ~ 5 分钟水洗，晾干镜检。

阳性对照：作用液中除去醋酸 – 酒石酸缓冲液，加入等量 pH5.2 的 0.1mol/L 醋酸缓冲液，其他方法同上。

4. 结果判定 阳性反应为红色颗粒，定位于胞质。毛细胞白血病为强阳性反应。

（二）特异性与非特异性酯酶双染色法

1. 原理 血细胞含有多种酯酶，根据其反应原理，采用不同底物和偶氮染料，在不同 pH 条件下，可将一个细胞中两种酯酶同时显示出来（图 2-7-18）。

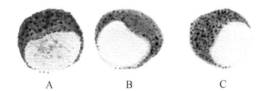

图 2-7-18 特异性与非特异性酯酶双染色

A. 粒细胞酯酶染色阳性反应呈蓝色细颗粒状；B. 单核细胞非特异性酯酶染色反应呈咖啡色颗粒状；C.AML-M4c 原幼粒单核细胞可见蓝色特异性酯酶阳性颗粒和咖啡色非特异性酯酶阳性颗粒

2. 试剂配制

（1）显示非特异性酯酶的作用液

0.067mol/L 磷酸缓冲液（pH7.6）8.9ml

六偶氮副品红溶液 0.6 ml

α- 醋酸萘酚 10mg/0.5ml 乙醇单甲醚用 1mol/L 氢氧化钠溶液调整 pH 至 6.1 ~ 6.5。

（2）显示特异性酯酶的作用液

0.067mol/L 磷酸缓冲液（pH7.6）

9.5 ml

氯乙酸萘酚 AS-D 10mg/0.5ml N，N- 二甲基甲酰胺

坚牢蓝 BBN 盐

3. 染色方法 先做非特异性酯酶染色，再做特异性酯酶染色。

（1）新鲜干燥涂片用甲醛 – 丙酮缓冲液（pH6.6）冷固定 1 分钟，蒸馏水洗 2 次，晾干 10 ~ 30 分钟。

（2）入非特异性酯酶作用液，室温作用 10 ~ 30 分钟。

（3）水洗，入特异性酯酶作用液，室温作用 10 ~ 30 分钟。

（4）水洗，10g/L 甲基绿复染 10 ~ 15 分钟。

（5）水洗，晾干后镜检。

4. 结果判定 非特异性酯酶产物为红褐色颗粒，特异性酯酶反应产物为蓝色颗粒，均定位于胞质。在粒 – 单核细胞白血病（M4c）时，一个细胞中可同时显示出两种酯酶。对粒 – 单核细胞白血病诊断具有重要意义。在造血干细胞体外半固体培养中，用此法可精确地辨别粒细胞集落、单核 – 巨噬细胞集落和混合集落，动态观察粒 – 单核细胞定向前体细胞集落生成规律。

（三）碱性磷酸酶抗碱性磷酸酶染色

用单抗（McAb）与细胞反应后，再加入第二抗体和碱性磷酸酶抗碱性磷酸酶（APAAP）复合物作用后，经过碱性磷酸酶底物显色，如在 McAb 对应的抗原部位产生紫红色沉淀即为阳性反应（图 2-7-19）。

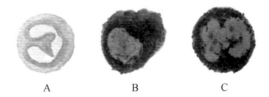

图 2-7-19 碱性磷酸酶抗碱性磷酸酶染色

A. 粒细胞呈阴性反应；B. 浆细胞白血病细胞胞质免疫球蛋白染色阳性；C.B 淋巴细胞白血病 CD19 染色阳性

此法可用于白血病免疫分型和免疫细胞亚群的检测。

（四）过氧化物酶抗过氧化物酶染色

用单抗（McAb）与细胞反应后，再加入第二抗体的过氧化物酶抗过氧化物酶（PAP）复合物作用后，经过氧化物酶底物显色，如在 McAb 对应的抗原部位产生棕黄色沉淀即为阳性反应（图 2-7-20）。此法可用于白血病免疫分型和免疫细胞亚群的检测。

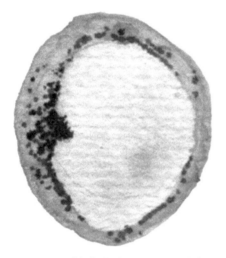

图 2-7-20　过氧化物酶抗过氧化物酶染色

第八节　血细胞的形态描述

血细胞形态特征描述，应力求简明扼要，列出细胞形态学检查中的异常所见，着重描述细胞质和量的异常。对于无明显意义的、无量和质的变化且又非要求重视的正常细胞，除非特殊需要，否则以少描述或不描述为好。

形态学诊断：通过细胞形态特征描述，并结合临床资料分析，应得出明确的细胞形态学诊断。遇几种疾病混淆时，可用比较排除法取符合性最多的一个病为首要诊断。描述诊断依据时，应按检查结果的意义和可靠性由大到小的顺序叙述。对于一般形态学不能确切诊断的疾病，应进行其他相关的检查，如细胞化学、细胞免疫学及细胞遗传学等检查，无确切的诊断根据便直接下结论欠妥。

一般书中所述的细胞形态都是典型的，然而实际工作中遇到的细胞形态则多是不典型的，这就是形态学上的不普遍性。除了应尽可能按实际细胞形态描述外，还应根据所见细胞的形态特征与典型的细胞及同类不同发育阶段的细胞对比判断细胞形态的群体性质。

绝大多数血细胞来源于骨髓，骨髓的病变多可在外周血中出现相应的改变。但有些血液病骨髓中细胞形态和数量的变化比外周血明显，因此多数血细胞形态检查和骨髓分析须同时进行。

（孙德华　何永建　胡淑芬　魏小平

邹茂贤　刘志伟）

第二篇　与红细胞相关的疾病

红细胞是最早被发现的血细胞，红细胞疾病包括红细胞质或量的异常，有时质与量的异常同时存在。红细胞疾病可原发于造血系统，也可继发于其他系统疾病。根据红细胞量的异常，将红细胞疾病分为两大类：红细胞减少（即贫血）、红细胞增多。贫血使血液的携氧能力减低而造成组织缺氧；红细胞增多可使血液黏度增大、血流缓慢，导致组织缺氧及血栓性疾病。

借助血涂片可观察红细胞的大小、形态、着色、分布，红细胞内含物及有无有核红细胞等情况，非常有助于红细胞疾病

的判断。但由于血细胞（尤其是红细胞）易受人为因素的影响，如玻片、推片、染液、染色步骤等，可出现面包圈样红细胞、皱缩红细胞、球形红细胞、口形红细胞、椭圆形红细胞等，人为造成的异常红细胞往往分布不均匀，呈现局部性。此外，观察红细胞形态不宜选择血膜边缘、尾部观察，因为此处红细胞易肿胀、变形，而应选择合适的部位，即血膜厚薄适中、细胞间互不挤压重叠的部位，并且红细胞有生理淡染区，同时应注意观察周围红细胞的形态特点，以排除各种假象。

第三章　贫　　血

贫血指单位容积内红细胞、血红蛋白量和（或）血细胞比容低于正常参考区间。贫血是症状而不是一种疾病，它发生于多种疾病。正常情况下红细胞生成、破坏维持在平衡状态，但当人体红细胞生成减少、破坏过多、丢失过多时会引起贫血。本章主要依照红细胞形态改变的思路，即按与低色素小红细胞、正色素正红细胞、嗜多色性红细胞、球形红细胞、椭圆形红细胞、口形红细胞、镰状红细胞、棘形红细胞、皱缩红细胞、裂片红细胞、泪滴红细胞相关的贫血介绍各种疾病。

第一节　小细胞低色素性贫血

小细胞低色素性贫血包括缺铁性贫血、珠蛋白生成障碍性贫血、慢性病贫血、铁粒幼细胞贫血，其红细胞形态等相似，应注意鉴别。

一、缺铁性贫血

缺铁性贫血（iron deficiency anemia，IDA）是由于机体铁缺乏导致血红蛋白合成减少的一种常见小细胞低色素性贫血。患者常有缺铁原因，如消化道溃疡、痔疮、吸收不良、不合理饮食、婴幼儿生长需求旺盛等，女性还常见于月经量过多、妊娠等。

主要表现为贫血，肝脏、脾脏、淋巴结无增大。

1. 实验室检查

（1）血象：血红蛋白量、红细胞数、平均红细胞体积（MCV）、平均血红蛋白量（MCH）、平均血红蛋白浓度（MCHC）下降，网织红细胞数、白细胞数、血小板数一般正常，有的患者血小板数增多；铁剂治疗有效者，嗜多色性红细胞、网织红细胞增多。血涂片中白细胞分类常无明显异常，红细胞呈小细胞低色素改变（即胞体较小、中央淡染区扩大），严重者可见环形红细胞（指淡染区明显扩大呈环形的红细胞），有的还可见椭圆形红细胞、靶形红细胞，偶可见晚幼红细胞。IDA 的血涂片特点见图 3-1-1 和图 3-1-2。

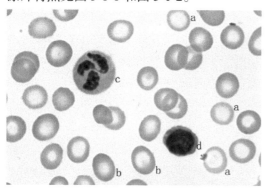

图 3-1-1　缺铁性贫血的血涂片特点 1（×1000）

主要特点：红细胞较小、中央淡染区扩大，有的为环形红细胞（a）、椭圆形红细胞（b）。图中有核细胞为中性分叶核粒细胞（c）、淋巴细胞（d）

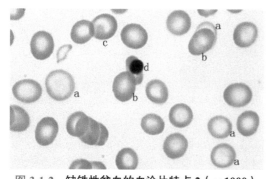

图 3-1-2　缺铁性贫血的血涂片特点 2（×1000）

主要特点：红细胞较小、中央淡染区扩大，有的为环形红细胞（a）、椭圆形红细胞（b）、靶形红细胞（c），并见晚幼红细胞（d）

（2）骨髓象：骨髓增生明显活跃，粒红比值下降或倒置。红系增生，以中、晚幼红细胞为主，呈缺铁改变，即表现为"核老质幼"，其胞体小、边缘不整齐，胞质少且偏蓝，胞核相对小而致密，红细胞形态特点同血涂片，粒系相对减少，其他无明显异常。IDA 的骨髓涂片特点见图 3-1-3～图 3-1-5。铁染色特点：细胞外铁阴性，细胞内铁阳性率明显下降或为零，IDA 的铁染色特点见图 3-1-6 和图 3-1-7。

由于中、晚幼红细胞缺铁样改变，也可见于铁粒幼细胞贫血、珠蛋白生成障碍性贫血、慢性病性贫血等，故应注意鉴别。

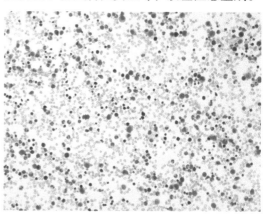

图 3-1-3　缺铁性贫血的骨髓涂片特点 1（×100）

骨髓增生明显活跃，红系增生

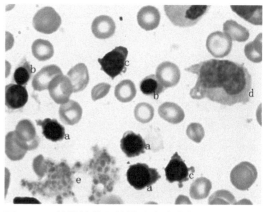

图 3-1-4　缺铁性贫血的骨髓涂片特点 2（×1000）

主要特点：红系增生且呈明显缺铁改变（a 为中幼红细胞，b 为晚幼红细胞），其胞体小，边缘不整齐，胞质少且偏蓝，红细胞较小，中央淡染区扩大；并见淋巴细胞（c）、中性晚幼粒细胞（d）、大堆血小板（e）

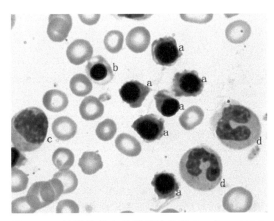

图 3-1-5　缺铁性贫血的骨髓涂片特点 3（×1000）

主要特点：红系增生且呈明显缺铁改变（a 为中幼红细胞，b 为晚幼红细胞），其胞体小，边缘不整齐，胞质少且偏蓝，红细胞较小，中央淡染区扩大；并见中性晚幼粒细胞（c）、中性杆状核粒细胞（d）

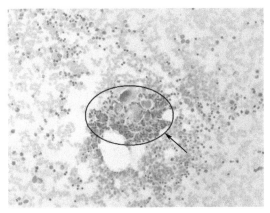

图 3-1-6　缺铁性贫血的铁染色特点 1（×100）

箭头所指为骨髓小粒，其中未见呈蓝色的铁，即细胞外铁呈阴性

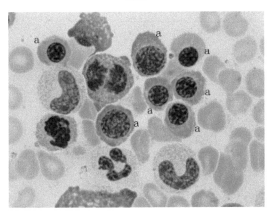

图 3-1-7　缺铁性贫血的铁染色特点 2（×1000）

中晚幼红细胞（a）的胞质中均未见呈蓝色的铁颗粒

（3）血清铁代谢检测：血清铁（SI）、转铁蛋白饱和度（TS）、血清铁蛋白、红细胞碱性铁蛋白（EF）下降，总铁结合力（TIBC）、红细胞游离原卟啉（FEP）、可溶性转铁蛋白受体（sTfR）增加。

2. 诊断要点

（1）临床表现：有明确的缺铁病因、临床表现，铁剂治疗有效。

（2）实验室检查：呈小细胞低色素性贫血，骨髓红系增生且呈缺铁改变，骨髓铁缺乏，血清铁、铁蛋白、转铁蛋白饱和度下降，总铁结合力、可溶性转铁蛋白受体（sTfR）增加。

二、珠蛋白生成障碍性贫血

珠蛋白生成障碍性贫血（thalassemia）曾称为地中海贫血（简称地贫），是由于血红蛋白的珠蛋白中有一种或几种肽链合成不足或缺如所引起的一组遗传性溶血性贫血。根据肽链生成障碍的不同分为多种，包括 α 珠蛋白生成障碍性贫血、β 珠蛋白生成障碍性贫血、δ 珠蛋白生成障碍性贫血、δ/β 珠蛋白生成障碍性贫血、ε/β/γ/δ 珠蛋白生成障碍性贫血、血红蛋白 Lepore 综合征及遗传性胎儿血红蛋白持续存在综合征。下面介绍临床上常见的 α、β 珠蛋白生成障碍性贫血。

α、β 地贫为常染色体不完全显性遗传，根据患者缺陷程度分为重型、中间型、轻型和静止型。①重型：重型 α 地贫即为 HbBart 胎儿水肿综合征，往往为死胎、流产或产后数小时死亡，患儿表现为皮肤苍白、黄疸、肝脾明显增大等；重型 β 地贫患儿出生后数月发病，因存在慢性血管外溶血（表现为贫血、黄疸、脾脏增大）而呈慢性进行性贫血，并表现为特殊的地贫面容，其特征为头颅增大，额部、顶部、枕部隆起，上颌及牙齿前突，颧骨增高，鼻梁塌陷，眼距增宽。②中间型: 中间型α地贫又称为HbH病;中间型地贫多在出生1~2周岁后发病,表现为慢性血管外溶血,有的具有地贫面容。③轻型: 无或仅有轻度贫血,肝脾一般无增大。④静止型: 无临床表现。

1. 实验室检查

(1) 血象: 重型、中间型的血红蛋白量及红细胞数均减少,轻型正常或轻度减少,静止型正常;MCV、MCH下降,MCHC下降或正常;贫血明显者网织红细胞数也增加,白细胞数、血小板数正常或因脾功能亢进而减少。血涂片中红细胞大小不一,呈小细胞低色素改变,常可见靶形红细胞。靶形红细胞的特点:红细胞中心部位染色较深,其外围为苍白区域,而细胞边缘又深染,形如射击之靶;有的中心深染区从红细胞边缘延伸呈半岛状或柄状,形成不典型的靶形红细胞。贫血明显者嗜多色性红细胞增多,有的还可见其他异形红细胞、有核红细胞等。地贫的血涂片特点见图3-1-8和图3-1-9。靶形红细胞增多还见于肝脏疾病、严重的缺铁性贫血、脾脏切除术后、人为因素所致等。

(2) 骨髓象: 骨髓常呈增生明显活跃,粒红比下降或倒置,红系增生,以中、晚

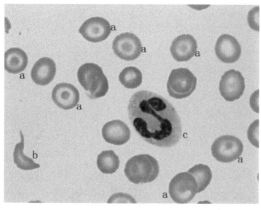

图 3-1-8　珠蛋白生成障碍性贫血的血涂片特点 1

(×1000)

主要特点: 红细胞较小、中央淡染区扩大,易见靶形红细胞(a),并见裂片红细胞(b)、中性粒细胞(c)

幼红细胞为主且呈缺铁样改变,红细胞改变基本同血涂片,而粒系、巨系常无明显异常。地贫的骨髓涂片特点见图3-1-10。铁染色显示细胞外铁、细胞内铁增加或正常,其铁染色特点见图3-1-11。

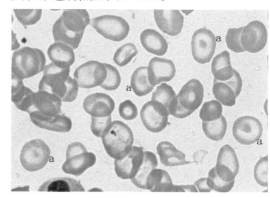

图 3-1-9　珠蛋白生成障碍性贫血的血涂片特点 2

(×1000)

红细胞较小,中央淡染区明显扩大,呈环形,并见靶形红细胞(a)

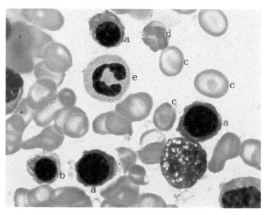

图 3-1-10　珠蛋白生成障碍性贫血的骨髓涂片特点

(×1000)

主要特点: 红系增生(a为中幼红细胞,b为晚幼红细胞)且呈缺铁样改变,红细胞中央淡染区扩大,靶形红细胞(c)较易见,并见嗜多色性红细胞(d)、中性杆状核粒细胞(e)

(3) 溶血常规检查: 血清总胆红素、间接胆红素、血尿胆原、尿中尿胆素增加,严重者血清游离血红蛋白增加、血清结合珠蛋白下降。

(4) 血红蛋白电泳: 是诊断珠蛋白生成障碍性贫血的主要依据。β地贫患者

HbA₂、HbF 增加（轻型及静止型可正常）；重型 α 地贫患者 HbBart 明显增加，HbH 病患者 HbH 增加，轻型及静止型患者血红蛋白电泳正常。

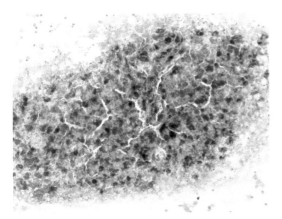

图 3-1-11 珠蛋白生成障碍性贫血的铁染色特点
（×100）

细胞外铁呈"++++"，其骨髓小粒中可见大量块状的铁（呈蓝色）

（5）基因分析：是一种确诊试验（包括亚型）。目前已经发现 200 余种 β 珠蛋白基因突变，我国最主要的有 6 种，分别是 CD41-42（-TCTT）、IVS-Ⅱ-654（C→T）、CD17（A→T）、CD71-72（+A）、-28（A→G）、HbE（β26Glu→Lys）。我国常见的 α 珠蛋白基因缺失包括 -α3.7、-α4.2、--SEA，常见的基因突变包括 *HbCS*（TAA→CAA）、*HbQS*（T→C）、*HbWS*（G→A）等。

2. 诊断要点

（1）临床表现：多数有贫血、脾脏增大，有家族史。

（2）实验室检查：红细胞呈小细胞低色素并常可见靶形红细胞，骨髓红系增生伴缺铁样改变，骨髓铁增多或正常，血清总胆红素、间接胆红素增加，血红蛋白电泳可有异常，地贫基因分析呈阳性。

三、慢性病性贫血

慢性病性贫血（anemia of chronic disease, ACD）是指继发于慢性感染、慢性炎症、恶性肿瘤等的一组常见的慢性贫血。多见于老年人，除原发病的一些临床表现外，主要表现为贫血。

1. 实验室检查

（1）血象：血红蛋白量及红细胞数均减少，减少程度往往与原发病严重程度有关，一般为轻中度贫血，呈小细胞低色素性或正细胞正色素性贫血，但与缺铁性贫血比较，其小细胞低色素改变并不明显，MCV 很少 < 72fl。白细胞数、血小板数正常或减少，晚期恶性肿瘤患者白细胞数可增加。网织红细胞数正常或减少。血涂片中红细胞形态可无明显异常，或红细胞较小且淡染区扩大，或红细胞较大，慢性感染者可见粒细胞毒性改变，其他白细胞形态无明显异常。ACD 的血涂片特点见图 3-1-12。

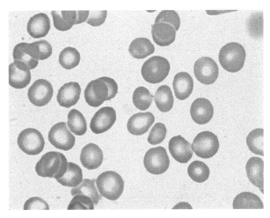

图 3-1-12 慢性病性贫血的血涂片特点（×1000）

红细胞较小，中央淡染区扩大

（2）骨髓象：缺乏特异性，其骨髓增生活跃、增生明显活跃或增生减低（减低多见于疾病晚期），粒红比不定，粒、红、巨系增生或减少（减少多见于疾病晚期），血细胞形态常无明显异常，或红系呈缺铁样改变，或少数呈巨幼样变，血小板数正常或减少。ACD 的骨髓涂片特点见图 3-1-13。铁染色的特点：细胞外铁增加，细胞内铁阳性率明显降低或为零，故铁染色是鉴别慢性病贫血、缺铁性贫血的一项重要实验室检查手段，ACD 的铁染色特点见图 3-1-14 和图 3-1-15。

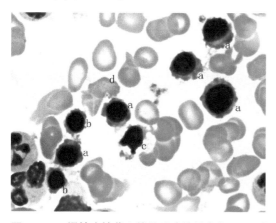

图 3-1-13   慢性病性贫血的骨髓涂片特点（×1000）

红系增生（a 为中幼红细胞，b 为晚幼红细胞）且呈缺铁样改变，与淋巴细胞（c）相似，红细胞较小、中央淡染区扩大，并见嗜多色性红细胞（d）

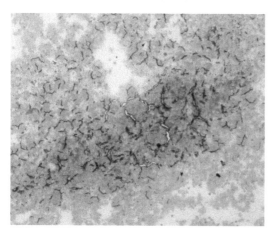

图 3-1-14   慢性病性贫血的铁染色特点 1（×100）

细胞外铁"++"，其骨髓小粒中可见较多铁颗粒及铁小珠（呈蓝色）

（3）铁代谢等检测：血清铁、总铁结合力、转铁蛋白饱和度、铁蛋白等检测为诊断慢性病贫血提供了重要信息。其特点为：血清铁、总铁结合力常下降，转铁蛋白饱和度正常或稍低，血清铁蛋白水平增加，红细胞游离原卟啉增加。血清红细胞生成素水平相对贫血程度是下降的。

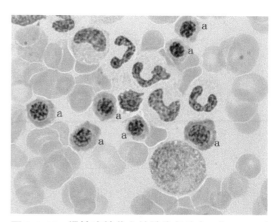

图 3-1-15   慢性病性贫血的铁染色特点 2（×1000）

中、晚幼红细胞（a）胞质中未见呈蓝色的铁颗粒

2. 诊断要点

（1）临床表现：贫血多为轻度至中度，常伴有慢性感染、炎症或肿瘤。

（2）实验室检查：①多为正细胞正色素性贫血，也可呈小细胞低色素性贫血，但 MCV 很少< 72fl；②网织红细胞数正常或减少；③红细胞游离原卟啉增加；④血清铁、总铁结合力下降，转铁蛋白饱和度正常或稍低，血清铁蛋白水平增加；⑤血清红细胞生成素水平与贫血时应有的水平相对降低；⑥骨髓铁染色显示细胞外铁增加，细胞内铁减少。

四、铁粒幼细胞贫血

铁粒幼细胞贫血（sideroblastic anemia，SA）是由于原发性、继发性、遗传性因素导致血红素合成障碍、铁利用障碍而引起的血红蛋白合成不足、无效造血的一组疾病。原发性 SA 已归入骨髓增生异常综合征；遗传性 SA 多为 X 性联遗传，少数为常染色体遗传，致病途径有多种，临床上很少见，多数在儿童、青少年期起病，轻度贫血；继发性常继发于使用某些药物、维生素 B₆缺乏、铜缺乏、铅中毒、锌中毒、慢性酒精中毒及其他疾病（如再生障碍性贫血、巨幼细胞性贫血、珠蛋白生成障碍性贫血、自身免疫性疾病、真性红细胞增多症、慢性感染、甲亢、尿毒症、卟啉病、白血病、淋巴瘤、骨髓瘤等),临床主要表现为贫血、乏力,少数可有肝脾增大、糖尿病、皮肤色素沉着等。

1. 实验室检查

(1)血象:血红蛋白量及红细胞数减少,呈小细胞低色素性贫血或双相性贫血;MCV大多降低,少数正常,个别增高;网织红细胞数、白细胞数、血小板数一般正常。血涂片中红细胞大小不一,多呈小细胞、低色素性改变,并见靶形红细胞、椭圆形红细胞、嗜碱性点彩红细胞,偶见有核红细胞;由于SA患者的细胞内铁及外铁增加,常导致红细胞内有较多含铁血黄素颗粒,故在瑞-吉染色下也能显示呈蓝黑色颗粒,即帕彭海姆小体(Pappenheimer body),其颗粒直径<1μm,量往往较少。帕彭海姆小体应注意与嗜碱性点彩鉴别,后者本质为聚集变性的核糖体,瑞-吉染色下呈蓝色、灰蓝色颗粒,其大小不一、多少不等、分布较均匀,但往往比帕彭海姆小体小、多。SA的血涂片特点见图3-1-16和图3-1-17,嗜碱性点彩红细胞见图3-1-18。

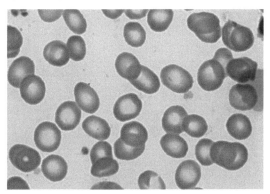

图 3-1-16 铁粒幼细胞贫血的血涂片特点 1
(×1000)

红细胞较小,中央淡染区扩大

(2)骨髓象:骨髓增生活跃或明显活跃,粒红比下降或倒置,红系增生,以中、晚幼红细胞为主,胞质较少,呈空虚状,且常可见嗜碱性点彩,有的呈巨幼样变(如慢性酒精中毒者),有的早期有核红细胞可见空泡。粒系相对减少,粒系、巨系形态无明显异常,SA的骨髓涂片特点见图3-1-19。铁染色显示细胞外铁、内铁增加,环形铁粒幼细胞≥15%(占有核红细胞),并常可见铁粒幼细胞,其铁染色特点见图3-1-20。

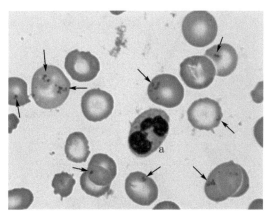

图 3-1-17 铁粒幼细胞贫血的血涂片特点 2
(×1000)

红细胞大小不一,多数红细胞较小,中央淡染区扩大,有的含帕彭海姆小体(箭头所指),并见中性分叶核粒细胞(a)

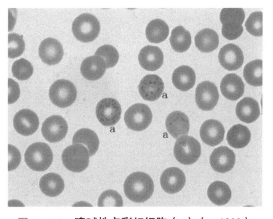

图 3-1-18 嗜碱性点彩红细胞(a)(×1000)

(3)铁代谢检测:血清铁、铁蛋白、转铁蛋白饱和度增加,总铁结合力下降,红细胞内游离原卟啉增加,血清胆红素增加。

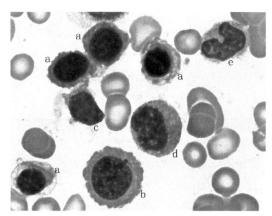

图 3-1-19　铁粒幼细胞贫血的骨髓涂片特点
（×1000）

主要特点：红系增生且呈缺铁样改变（a 为中幼红细胞），个别巨幼样变（b 为巨幼样变中幼红细胞），有的红细胞较小，中央淡染区扩大；并见淋巴细胞（c）、中性中幼粒细胞（d）及退变的中性晚幼粒细胞（e）

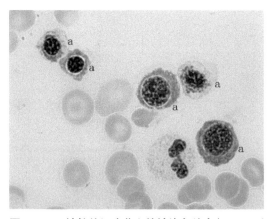

图 3-1-20　铁粒幼细胞贫血的铁染色特点（×1000）
细胞内铁增加，易见环形铁粒幼细胞（a）

（4）遗传学检测：继发性 SA 染色体正常，无 *SF3B1* 突变。遗传性 SA 呈现相应不同的遗传学异常。

2. 诊断要点

（1）临床表现：主要表现为贫血，有遗传史或存在继发性病因。

（2）实验室检查：呈小细胞低色素性贫血或双相性贫血，血清铁、铁蛋白增加，骨髓红系增生，血细胞无病态造血，骨髓铁增加且环形铁粒幼细胞 ≥ 15%（占有核红细胞比例）。

第二节　正红细胞正色素性贫血

正红细胞正色素性贫血包括再生障碍性贫血、纯红细胞再生障碍性贫血、急性造血功能停滞、先天性红细胞生成异常性贫血等，下面分别予以介绍。

一、再生障碍性贫血

再生障碍性贫血（aplastic anemia，AA）是一组因化学、物理、生物因素及不明原因所致造血功能衰竭综合征，简称再障。由于造血干细胞和（或）造血微环境等异常，引起红髓造血组织被脂肪组织代替，导致造血功能障碍、全血细胞减少，临床表现为贫血、出血、感染，肝脏、脾脏、淋巴结一般不增大。

根据 AA 病程及临床表现将其分为两型：①急性再障（AAA），又称重型再障Ⅰ型（SAA-Ⅰ型），其起病急，进展迅速，病程短，临床症状较重，严重者可发生败血症；②慢性再障（CAA），又称非重型再障（NSAA），其起病缓慢，病程进展慢，病程较长，临床症状较轻，如病情恶化转为重型 AA，则称为 SAA-Ⅱ型。

1. 实验室检查

（1）血象：血红蛋白量及红细胞数减少，白细胞数和（或）血小板数也常减少，故常表现为三系减少，但在疾病早期可一系或二系减少。网织红细胞数减少，MCV、MCH、MCHC 及 RDW 一般正常。SAA 患者血红蛋白量重度减少，网织红细胞 $< 15 \times 10^9/L$，中性粒细胞 $< 0.5 \times 10^9/L$，血小板 $< 20 \times 10^9/L$；NSAA 各指标改变达不到 SAA 程度。血涂片中白细胞及中性粒细胞减少，淋巴细胞相对增多，有的可见粒细胞毒性改变，通常无幼稚粒细胞、有核红细胞。AA 的血涂片特点见图 3-2-1。

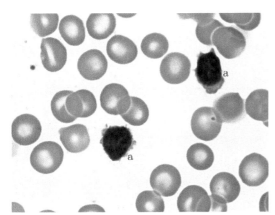

图 3-2-1 再生障碍性贫血的血涂片特点（×1000）

白细胞数减少，以淋巴细胞（a）为主，红细胞形态正常

（2）骨髓象：虽然 SAA、NSAA 的骨髓象特点有时表现不同，但仅根据骨髓检查通常无法做出 AA 亚型的诊断意见。SAA 的骨髓增生极度减低或增生减低，红系、粒系、巨系明显减少，淋巴细胞、浆细胞、网状细胞、肥大细胞、脂肪细胞、破骨细胞、成骨细胞等非造血细胞增多，淋巴细胞增加（可高达 80% ~ 90%）；骨髓小粒常呈空网状，表现为有核细胞明显减少、油滴增多、造血细胞很少或无，而以淋巴细胞、浆细胞、网状细胞为主，并常见肥大细胞、脂肪细胞等；涂片上油滴易见，除有的粒细胞可见毒性改变外，其他血细胞常无明显形态异常。NSAA 的骨髓增生减低或增生活跃，增生减低者骨髓象特点基本同 SAA；增生

活跃者粒系、红系增生可正常但巨核细胞减少，非造血细胞及油滴可增多，骨髓小粒不一定呈空网状，表现为骨髓小粒中有核细胞减少且非造血细胞增多。AA 的骨髓涂片特点见图 3-2-2 ~ 图 3-2-12。

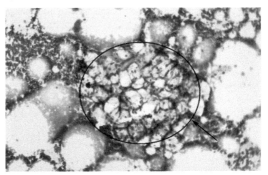

图 3-2-3 再生障碍性贫血的骨髓涂片特点 2（×100）

骨髓小粒（箭头所指）呈空网状，油滴易见

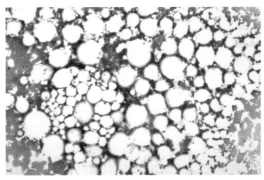

图 3-2-4 再生障碍性贫血的骨髓涂片特点 3（×100）

油滴极易见

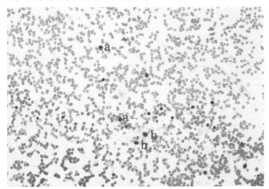

图 3-2-2 再生障碍性贫血的骨髓涂片特点 1（×100）

骨髓增生减低，以淋巴细胞为主，并见浆细胞（a）、网状细胞（b）

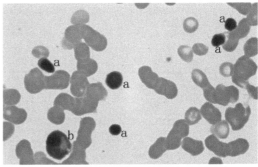

图 3-2-5 再生障碍性贫血的骨髓涂片特点 4（×400）

骨髓增生减低，淋巴细胞（a）比例增加，浆细胞（b）也较易见

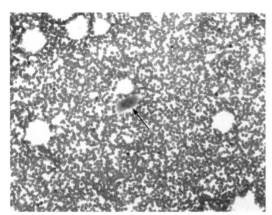

图 3-2-6　再生障碍性贫血的骨髓涂片特点 5

（×100）

骨髓增生减低，并见破骨细胞（箭头所指）

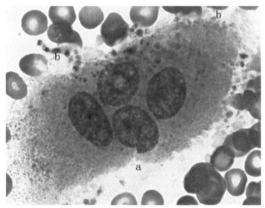

图 3-2-7　再生障碍性贫血的骨髓涂片特点 6

（×1000）

图 3-2-6 箭头所指细胞为破骨细胞（a），其胞体巨大，有 4 个胞核，呈椭圆形，染色质较细并见核仁，胞质丰富，可见丰富的紫红色颗粒。胞体周围及胞质中可见血小板（b）

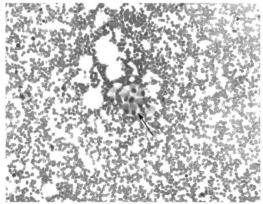

图 3-2-8　再生障碍性贫血的骨髓涂片特点 7

（×100）

骨髓增生减低，并见成骨细胞（箭头所指）

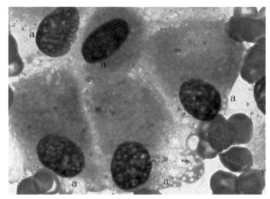

图 3-2-9　再生障碍性贫血的骨髓涂片特点 8

（×1000）

图 3-2-8 中箭头所指的成骨细胞（a），其胞体较大，胞核呈椭圆形、偏位，染色质较疏松，有的可见核仁，胞质丰富，呈深蓝，有的胞核远处可见淡染区

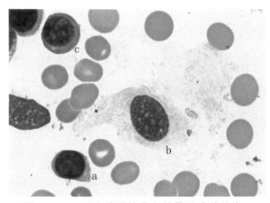

图 3-2-10　再生障碍性贫血的骨髓涂片特点 9

（×1000）

淋巴细胞（a）、网状细胞（b）等非造血细胞增多，并见中幼红细胞（c）

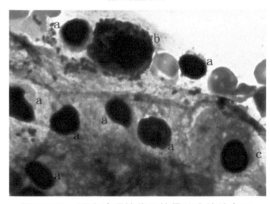

图 3-2-11　再生障碍性贫血的骨髓涂片特点 10

（×1000）

骨髓小粒的局部视野，均为非造血细胞，其中以淋巴细胞（a）为主，并见肥大细胞（b）、浆细胞（c）

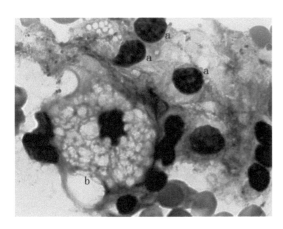

图 3-2-12　再生障碍性贫血的骨髓涂片特点 11
（×1000）

骨髓小粒的局部视野，以淋巴细胞（a）为主，并见脂肪细胞（b）

（3）骨髓活检：对 AA 的诊断具有非常重要的价值，尤其对于骨髓增生活跃、取材不佳、不典型 AA 的诊断，通过骨髓活检还可与部分稀释标本进行鉴别。其特点为：骨髓增生减低或增生极度减低，造血组织与脂肪组织容积比下降，造血细胞（特别是巨核细胞）减少，有的可检出孤立性幼稚红细胞灶（簇），非造血细胞比例增加，并可见间质水肿、出血甚至液性脂肪坏死。

（4）其他检查：血清红细胞生成素（EPO）、血小板生成素（TPO）、粒细胞集落刺激因子（G-CSF）水平增加；血细胞染色体检查、溶血试验及 CD55/CD59 检测均正常；流式细胞术检测可出现骨髓 CD34$^+$细胞数量下降等。

2. 诊断要点

（1）临床表现：贫血，有的伴感染、出血，肝脏、脾脏及淋巴结不增大。

（2）实验室检查：全血细胞减少，网织红细胞减少，淋巴细胞比例增加；多部位（不同平面）骨髓增生减低或重度减低，骨髓小粒空虚，非造血细胞（淋巴细胞、网状细胞、浆细胞、肥大细胞等）比例增加，巨核细胞明显减少或缺如；红系、粒系常减少；骨髓活检（髂骨）呈增生减低，

造血组织减少而脂肪组织和（或）非造血细胞增多。

（3）必须除外先天性和其他获得性、继发性骨髓衰竭性疾病。

二、纯红细胞再生障碍性贫血

纯红细胞再生障碍性贫血（pure red cell aplasia，PRCA）简称纯红再障，指多种原因导致骨髓红系显著减少、缺如的一种贫血。PRCA 分为先天性和获得性两大类。先天性患者发病时多小于 1 岁，病因及机制不明；获得性多发生于成年人，常与胸腺瘤、自身免疫性疾病、病毒感染、血液系统肿瘤、药物等有关。临床主要表现为贫血，一般呈慢性进展过程，多无出血、发热、肝脏及脾脏增大，患者常伴有继发性病因的临床表现。

1. 实验室检查

（1）血象：血红蛋白量及红细胞数减少，网织红细胞绝对值 $< 10 \times 10^9/L$ 或比例 $< 1\%$；白细胞数、血小板数一般正常。血涂片白细胞分类及血细胞形态基本正常。

（2）骨髓象：骨髓增生活跃，少数增生减低，粒红比值明显增加，红系明显减少（常 $< 5\%$）或缺如，无巨大原始红细胞，粒系相对增加，巨系一般正常（个别巨核细胞增加），各种血细胞形态基本正常。PRCA 的骨髓涂片特点见图 3-2-13 ~ 图 3-2-15。

（3）其他检查：酸溶血试验、抗人球蛋白试验阴性，血清铁、铁蛋白及总铁结合力可增加，红细胞生成素增加，有些患者血 IgG 增加，罕有染色体异常。

2. 诊断要点　其诊断要点为患者主要表现为贫血，且常伴有继发性病因的临床表现；血常规检查显示血红蛋白量减少，网织红细胞减少，白细胞及血小板数一般正常；骨髓中红系明显减少（常 $< 5\%$）或缺如，无巨大原始红细胞，各种血细胞形态无明显异常。

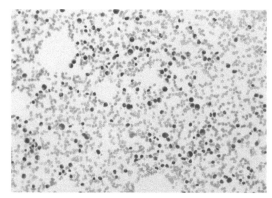

图 3-2-13 纯红细胞再生障碍性贫血的骨髓涂片特点 1（×100）

骨髓增生明显活跃，红系明显减少

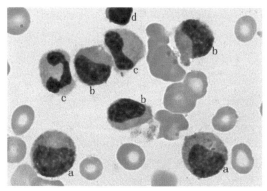

图 3-2-14 纯红细胞再生障碍性贫血的骨髓涂片特点 2（×1000）

主要特点：以各阶段中性粒细胞为主（a 为中性中幼粒细胞，b 为中性晚幼粒细胞，c 为中性杆状核粒细胞），未见有核红细胞；并见淋巴细胞（d）

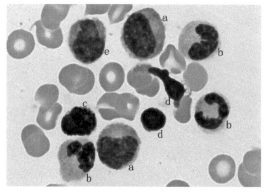

图 3-2-15 纯红细胞再生障碍性贫血的骨髓涂片特点 3（×1000）

主要特点：以各阶段中性粒细胞为主（a 为中性中幼粒细胞，b 为中性粒细胞），未见有核红细胞；并见嗜碱性粒细胞（c）、淋巴细胞（d）及单核细胞（e）

三、急性造血停滞

急性造血停滞（acute arrest of hemopoiesis，AAH）又称再障危象。AAH 是在原有疾病的基础上，在病毒感染（以 B19 微小病毒多见）、药物等诱因作用下，出现造血功能急剧紊乱，使血细胞暂时性减少或缺如。临床除原发疾病症状外，主要表现为突然出现贫血或贫血突然加重；当有粒系造血停滞、血小板数减少时，可伴有高热、出血倾向等。

1. 实验室检查

（1）血象：血红蛋白量及红细胞数减少或明显减少（可低至 20 ~ 30g/L），网织红细胞绝对值、比例明显下降；白细胞数、血小板数正常或减少。血涂片中淋巴细胞比例可增加，粒细胞可见中毒颗粒。

（2）骨髓象：骨髓增生活跃，粒红比常明显增加；红系明显减少（常＜5%），并见巨大原始红细胞，粒系、巨系常正常。巨大原始红细胞的形态特点如下：胞体巨大，直径 30 ~ 50μm，胞体呈圆形或椭圆形；胞质丰富，呈深蓝色，无颗粒；胞核呈圆形、较大，染色质呈细颗粒状，核仁 1 ~ 2 个。如累及粒系、巨系者，其表现可与再障相似（骨髓增生减低，三系血细胞均减少），但易见巨大原始红细胞、巨大早幼粒细胞，伴严重感染时，粒细胞可见中毒性改变。AAH 的骨髓涂片特点见图 3-2-16 ~ 图 3-2-19。

（3）其他检查：如血清铁、红细胞生成素增加，B19 微小病毒抗体（IgM）可阳性等。

2. 诊断要点 患者贫血，且常伴继发性病因的临床表现；血常规检查显示血红蛋白量减少，网织红细胞减少，白细胞及血小板数正常或减少；骨髓中红系明显减少（常＜5%）或缺如，并见巨大原始红细

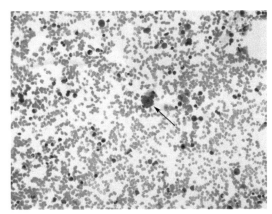

图 3-2-16 急性造血停滞的骨髓涂片特点 1

（×100）

骨髓增生活跃，有核红细胞少见，可见巨大原始红细胞（箭头所指）

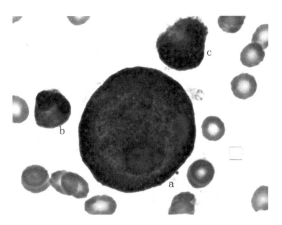

图 3-2-18 急性造血停滞的骨髓涂片特点 3

（×1000）

主要特点：见巨大原始红细胞（a），其胞体巨大，胞体及胞核呈圆形，染色质细致并见清晰核仁，胞质多，呈深蓝色；并见中性杆状核粒细胞（b）、中性幼稚粒细胞（c）

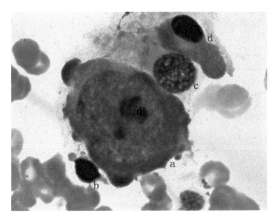

图 3-2-17 急性造血停滞的骨髓涂片特点 2

（×1000）

主要特点：见巨大原始红细胞（a 即为图 3-2-16 箭头所指的细胞），其胞体巨大，可见瘤状突起，胞核呈圆形，染色质细致并见清晰核仁，胞质多，呈深蓝色；并见淋巴细胞（b）、退变细胞（c）、浆细胞（d）

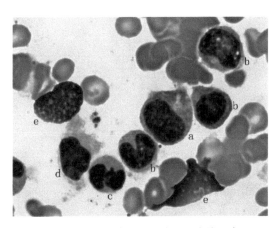

图 3-2-19 急性造血停滞的骨髓涂片特点 4

（×1000）

主要特点：以各期粒细胞为主（a 为中性中幼粒细胞，b 为中性晚幼粒细胞，c 为中性杆状核粒细胞），有核红细胞未见；并见淋巴细胞（d）、退变细胞（e）

胞，粒系、巨系正常或减少。

四、先天性红细胞生成异常性贫血

先天性红细胞生成异常性贫血（congenital dyserythropoietic anemia，CDA）是一组罕见的以骨髓原位溶血、红系成熟异常、红系核异常及独特的电镜表现为主要特征的遗传性红细胞疾病。分为 I ～ Ⅳ型，I、

Ⅱ型多为常染色体隐性遗传，Ⅲ、Ⅳ型多为常染色体显性遗传，临床以 Ⅱ型最常见，又称为遗传性多核幼红细胞增多症伴酸溶血试验阳性（HEMPAS）。CDA 首诊年龄从新生儿至老年人不等，多数为婴幼儿期发病，主要表现为溶血性贫血（即贫血、黄疸、脾大），预后常良好，有的并发胆石症及血色病。

1. 实验室检查

（1）血象：Ⅰ型呈轻度至重度贫血，其他型一般为轻中度贫血，为正色素正细胞性或正色素大细胞性贫血，网织红细胞数常下降或正常；白细胞数、血小板数一般正常。血涂片白细胞分类常无明显异常，红细胞大小不一，易见异形红细胞，并可见嗜碱性点彩、豪-焦小体及有核红细胞（包括双核晚幼红细胞）等。CDA的血涂片特点见图3-2-20。

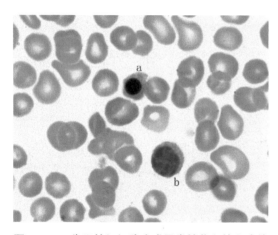

图 3-2-20　先天性红细胞生成异常性贫血的血涂片特点（×1000）

主要特点为可见晚幼红细胞（a），还可见淋巴细胞（b）

（2）骨髓象：骨髓增生明显活跃，粒红比常倒置，红系明显增生并易见胞核异常，多见于晚幼红细胞，如核间桥、双核、多核等。Ⅰ型表现为幼稚红细胞巨样变伴胞核不完全分裂（即核间桥），并可有少量双核幼稚红细胞及卡波环；Ⅱ、Ⅳ型表现为易见双核、多核幼稚红细胞，双核幼稚红细胞常＞10%（占红系）；Ⅲ型表现为幼稚红细胞巨样变伴多核、核碎裂。粒系、巨系无明显异常，有的可见戈谢样吞噬细胞等。CDA的骨髓涂片特点见图3-2-21～图3-2-23。铁染色显示细胞外铁、内铁常增加。

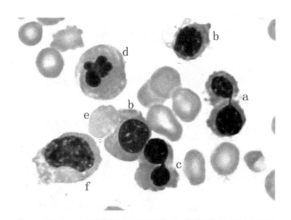

图 3-2-21　Ⅰ型先天性红细胞生成异常性贫血的骨髓涂片特点（×1000）

主要特点：红系增生，以中幼红细胞（a、b）、晚幼红细胞（c、d，d呈巨幼样变及核碎裂）为主，易见核间桥幼稚红细胞（a、c），并见嗜多色性红细胞（e）、中性晚幼粒细胞（f）

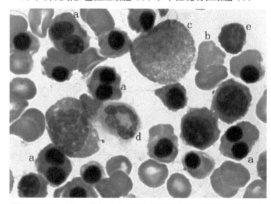

图 3-2-22　Ⅱ、Ⅳ型先天性红细胞生成异常性贫血的骨髓涂片特点（×1000）

主要特点：红系明显增生，以晚幼红细胞为主，易见双核有核红细胞（a），并见嗜多色性红细胞（b）。图中还可见早幼粒细胞（c）、中性粒细胞（d）、淋巴细胞（e）

（3）其他检查：血清总胆红素、间接胆红素、铁蛋白常增加，血浆结合珠蛋白减少等。电镜检查结果具有特征性，其Ⅰ型幼稚红细胞胞核呈特征性的海绵样或瑞士奶酪样改变，Ⅱ型电镜下可见幼稚红细胞，红细胞呈特征性的双层膜样结构，而Ⅳ型无双层膜样结构。Ⅱ型酸溶血试验阳性，但蔗糖溶血试验阴性，其他型均阴性。有的CDA红细胞渗透脆性试验、红细胞包涵体试验呈阳性。染色体核型虽正常，但各型可见相应的基因突变，分别位于 15 号染色体的 *CDAN1* 基因、20 号染色体的 *SEC23B* 基因、15 号染色体的 *KIF23* 基因、19 号染色体的 *KLF1* 基因。

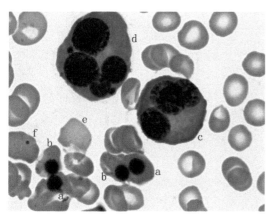

图 3-2-23　Ⅲ型先天性红细胞生成异常性贫血的骨髓涂片特点（×1000）

主要特点：红系增生，以晚幼红细胞为主（a、b，b 还见嗜碱性点彩），易见多核有核红细胞（c、d，d 还可见豪 – 焦小体），并见嗜多色性红细胞（e、f，f 还可见豪 – 焦小体）

2. 诊断要点　患者临床表现为溶血性贫血（表现为贫血、黄疸、脾大），骨髓主要特征为红系明显增生且有胞核的异常（如双核、多核、核间桥），进一步确诊需进行基因检测。

第三节　大红细胞性贫血

大红细胞性贫血主要包括巨幼细胞性贫血、范科尼贫血、骨髓增生异常综合征等。骨髓增生异常综合征的红系往往呈巨幼样变，而导致患者血常规检查中的 MCV 增加。本节介绍巨幼细胞性贫血、范科尼贫血，其他疾病见相应章节内容。

一、巨幼细胞性贫血

巨幼细胞性贫血（megaloblastic anemia，MA）是由于维生素 B_{12}、叶酸等缺乏导致 DNA 合成障碍，使细胞核（主要为造血细胞、胃肠道上皮细胞）发育障碍所致的一类大细胞性贫血。临床主要表现为贫血症状，并常有胃肠道症状，维生素 B_{12} 缺乏者还可有神经系统症状。

1. 实验室检查

（1）血象：血红蛋白量及红细胞数减少，白细胞数、血小板数也常减少，故常表现为三系、二系减少。其 MCV、MCH 及红细胞分布宽度（RDW）增加，MCHC 正常。血涂片中可见粒细胞分叶过多，偶见巨晚幼粒细胞、巨杆状核粒细胞；红细胞明显大小不一，大红细胞、椭圆形红细胞较易见，并见豪 – 焦小体、嗜多色性红细胞、嗜碱性点彩红细胞及有核红细胞，有的可见卡波环。豪 – 焦小体又称为染色质小体，是核碎裂或核溶解后所剩的残余物，它位于红细胞或中、晚幼红细胞内，还见于脾功能减低、脾脏切术后、溶血性贫血患者等。卡波环是指出现在红细胞中的紫红色细线圈状结构，呈环形或"8"字形，是胞质中脂蛋白变性所致，卡波环多存在于多色性红细胞、点彩红细胞中。MA 的血涂片特点见图 3-3-1 ~ 图 3-3-3。

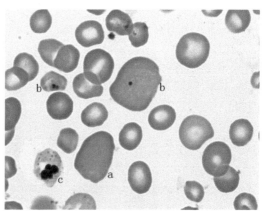

图 3-3-1　巨幼细胞性贫血的血涂片特点 1（×1000）

红细胞大小不一，并见嗜多色性红细胞（a、b）、豪–焦小体（b）及核碎裂且含嗜碱性点彩的晚幼红细胞（c）

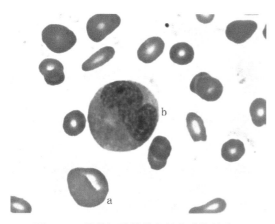

图 3-3-2　巨幼细胞性贫血的血涂片特点 2

（×1000）

红细胞大小不一，可见大红细胞（a）、巨中性杆状核
粒细胞（b）

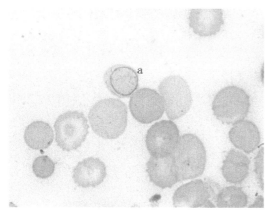

图 3-3-3　巨幼细胞性贫血的血涂片特点 3

（×1000）

红细胞大小不一，并见红细胞内的卡波环（a）

（2）骨髓象：其主要特征为红系、粒系呈巨幼变（即呈"核幼质老"改变）。其形态特点：胞体及胞核变大，染色质疏松，胞质丰富。其骨髓增生明显活跃，粒红比下降，红系增生，以巨中、巨晚幼红细胞多见，常可见嗜多色性红细胞、豪－焦小体、嗜碱性点彩及核碎裂，红细胞形态同血涂片；粒系增生或相对下降，巨晚幼粒、巨杆状核粒细胞易见，并可见粒细胞分叶过度、环形核粒细胞；巨系增生或减少，巨核细胞可见分叶过度，血小板常减少等。

MA 的骨髓涂片特点见图 3-3-4 ～图 3-3-6。

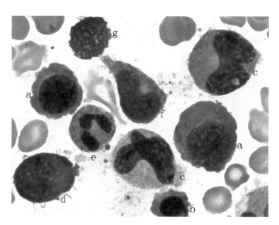

图 3-3-4　巨幼细胞性贫血的骨髓涂片特点 1

（×1000）

主要特点：红系巨幼变（a 为巨中幼红细胞，b 为巨晚幼红细胞），粒系巨幼变（c 为巨中性杆状核粒细胞）；并见早幼红细胞（d）、中性分叶核粒细胞（e）、单核细胞（f）及退变细胞（g）

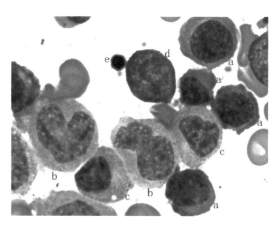

图 3-3-5　巨幼细胞性贫血的骨髓涂片特点 2

（×1000）

主要特点：红系巨幼变（a 为巨中幼红细胞）、粒系巨幼变（b 为巨中性晚幼粒细胞）；并见中性晚幼红细胞（c）、退变细胞（d）及碳核（e 为从晚幼红细胞脱出的胞核）

（3）血清叶酸、维生素 B_{12} 测定：叶酸缺乏患者其血清、红细胞内叶酸下降，维生素 B_{12} 缺乏患者血清维生素 B_{12}、红细胞内叶酸下降，临床通常只检测血清中叶酸、维生素 B_{12}。

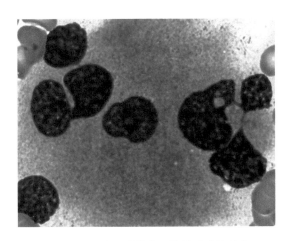

图 3-3-6 巨幼细胞性贫血的骨髓涂片特点 3

（×1000）

为分叶过度的颗粒型巨核细胞，其胞核分叶，有的以核丝相连

2. 诊断要点

（1）临床表现：贫血症状，常伴消化道症状，维生素 B_{12} 缺乏者还伴神经系统症状。

（2）实验室检查：大细胞性贫血，白细胞、血小板数常减少，中性粒细胞分叶过多；骨髓增生明显活跃，红系、粒系呈巨幼变，巨核细胞分叶过多；血清叶酸或和维生素 B_{12} 下降。

二、范科尼贫血

范科尼贫血（Fanconi anemia）曾称先天性再障性贫血，是一种罕见的常染色体隐性遗传性疾病，有的父母为近亲结婚。多见于 4 ~ 10 儿童，临床除再障表现外，还伴有多发先天畸形，如皮肤色素沉着、骨骼畸形、性发育不全等。

1. 实验室检查

（1）血象：血红蛋白量及红细胞数减少，MCV 常增大，其他特点同再障。

（2）骨髓象：骨髓增生减低，与再障骨髓象类似。不过早期可有红系增生、巨幼样变。

（3）细胞遗传学检查：可见染色体断裂、缺失、单体互换、核内再复制、环形染色体等不稳定表现。

（4）其他检查：约半数患者可出现氨基酸尿（多为脯氨酸尿）、HbF 增加、红细胞抗原持续存在等，还有再障的其他实验室检查特点。

2. 诊断要点 患者为儿童，除再障临床表现外还常伴多发先天畸形，可有家族史，血象及骨髓象类似再障（不过常为大细胞性贫血），染色体检查可见断裂等异常，可诊断为范科尼贫血。

第四节 与嗜多色性红细胞相关的贫血

与嗜多色性红细胞相关的贫血主要为溶血性贫血，嗜多色性红细胞增多还见于慢性出血、巨幼细胞性贫血、缺铁性贫血治疗后、化疗后恢复期、红血病等。溶血性贫血有很多种，其病因各不相同，本节主要介绍溶血性贫血的一些共性特点，例如，骨髓红系明显增生，骨髓及外周血嗜多色性红细胞增多，血清胆红素增加等。

溶血性贫血（hemolytic anemia，HA）是指由于某种原因使红细胞过早发生破坏，超过了骨髓代偿能力所引起的一类贫血。根据临床病程分为急性、慢性溶血性贫血；根据红细胞破坏的部位分为血管内、血管外溶血；根据病因及发病机制分为红细胞内部、外部异常，红细胞内部异常包括膜、酶、血红蛋白异常，红细胞外部异常包括免疫因素、机械损伤、化学因素、生物因素（如疟原虫、巴贝虫、杜氏利什曼原虫、锥虫）等。溶血性贫血的临床表现与起病的急缓有关，急性溶血者常为血管内溶血，表现为腰背四肢疼痛、腹痛、头痛、呕吐、发热、寒战、黄疸等；慢性溶血者常为血管外溶血，表现为贫血、黄疸、脾大。

1. 实验室检查

（1）血象：血红蛋白量及红细胞数减

少，白细胞数和血小板数一般正常，有的也可增加。网织红细胞增加（成人往往＞5%，图3-4-1），MCV常增加（多由网织红细胞增多所致）。血涂片中嗜多色性红细胞增多，嗜多色性红细胞又称为多染性红细胞，是刚脱核、尚未完全成熟的红细胞，其胞体偏大，直径8～10μm，无中央淡染区，由于胞质中含嗜碱性物质而被染成灰红色；有的血涂片中还可见少许幼稚粒细胞、有核红细胞、裂片红细胞、豪-焦小体等。

HA的血涂片特点见图3-4-2和图3-4-3。某些遗传性溶血性贫血在血涂片中还可见一定数量的特殊形态红细胞（如球形红细胞、椭圆形红细胞、靶形红细胞等），所以血涂片观察红细胞形态对诊断某些遗传性溶血性贫血具有重要的价值，详见本章相关内容。疟疾、巴贝虫病、黑热病、锥虫病所致的血涂片特点分别见图3-4-4～图3-4-7。

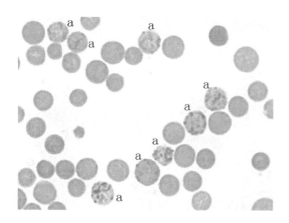

图3-4-1　网织红细胞的煌焦油蓝染色（×1000）

网织红细胞（a）为未成熟的红细胞，经煌焦油蓝或新亚甲蓝活体染色后，胞质中可见蓝色条状、点状、网状物质

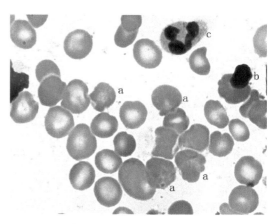

图3-4-3　溶血性贫血的血涂片特点2（×1000）

主要特点为易见嗜多色性红细胞（a），并见晚幼红细胞（b，且正在脱核）、中性粒细胞（c）

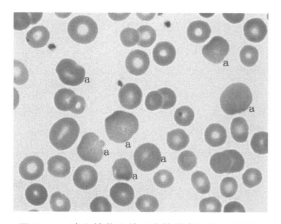

图3-4-2　溶血性贫血的血涂片特点1（×1000）

主要特点为易见嗜多色性红细胞（a）

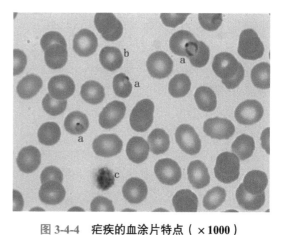

图3-4-4　疟疾的血涂片特点（×1000）

主要特点为红细胞内见疟原虫环状体（a），其胞质呈淡蓝色环状，胞核通常为一个，呈红色，位于环之一侧，中间为空泡；并见嗜碱性点彩（b）、大血小板（c）

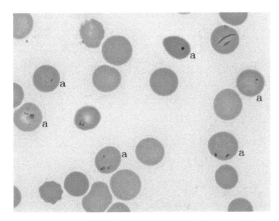

图 3-4-5　巴贝虫病的血涂片特点（×1000）

红细胞内易见巴贝虫（a），其寄生在红细胞内，形态酷似疟原虫环状体，但虫体形态更多样，如呈圆形、梨形、杆形、环形、椭圆形、逗点形和阿米巴形等

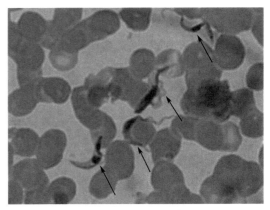

图 3-4-7　锥虫病的血涂片特点（×1000）

箭头所指为锥虫鞭毛体。锥虫虫体呈卷曲的柳叶状，后端钝、前端尖，后有动基体（呈深红色点状），前有一根红色游离鞭毛（鞭毛起自动基体，与虫体表膜相连），胞质、波动膜呈淡蓝色，胞核 1 个，呈紫红色且居中（引自：余森海，许隆祺 .1992. 人体寄生虫学彩色图谱）

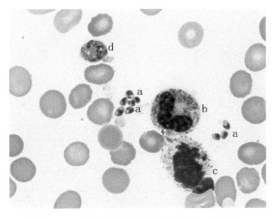

图 3-4-6　黑热病的血涂片特点（×1000）

主要特点：可见导致黑热病的病原体，即杜氏利什曼原虫，简称利杜体（a），存在于细胞外或巨噬细胞内等，其胞体呈卵圆形，大小与正常血小板相似；胞质呈淡蓝色，有的胞质内含有空泡；胞核呈紫红色，1 个、较大，呈卵圆形；动基体呈细小紫红色杆状，位于核旁。图中还可见含中毒颗粒的中性粒细胞（b）、退变中性粒细胞（c）及胞质碎片（d）

（2）骨髓象：缺乏特异性。其骨髓常增生明显活跃，粒红比下降或倒置，红系常明显增生，以中、晚幼红细胞为主，有核形态无明显异常，嗜多色性红细胞增多，有的可见一定数量的异常形态红细胞，而粒系、巨系常无明显异常。HA 的骨髓涂片特点见图 3-4-8 和图 3-4-9。

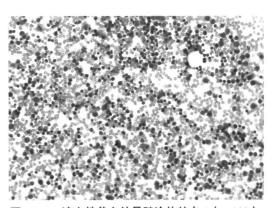

图 3-4-8　溶血性贫血的骨髓涂片特点 1（×100）

骨髓增生明显活跃

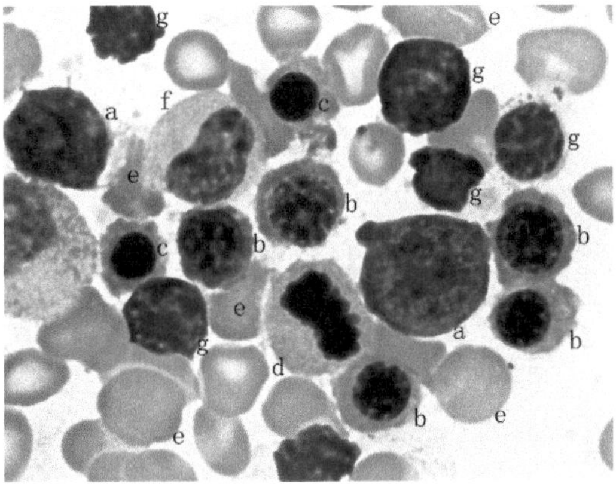

图 3-4-9　溶血性贫血的骨髓涂片特点 2（×1000）

主要特点：红系明显增生（a 为早幼红细胞，b 为中幼红细胞，c 为晚幼红细胞，d 为红系分裂象细胞），易见嗜多色性红细胞（e）；并见中性晚幼粒细胞（f）、退变细胞（g）

（3）溶血检查：具有溶血性贫血的实验室检查特点，如血清总胆红素、间接胆红素、尿胆原、尿中尿胆素增加，急性血管内溶血者还可导致血清结合珠蛋白下降、游离血红蛋白增加、乳酸脱氢酶增加等。不同溶血性贫血还可有相应的病因检查异常。

2. 诊断要点

（1）临床表现：急性血管内溶血或慢性血管外溶血，有的有家族史。

（2）实验室检查：血红蛋白量及红细胞数减少，网织红细胞增加，血涂片嗜多色性红细胞增加，骨髓中红系明显增生且嗜多色性红细胞增多，血清总胆红素、间接胆红素、尿胆原、尿中尿胆素增加，有的还有血清结合珠蛋白下降、游离血红蛋白增加、乳酸脱氢酶增加，不同病因导致的溶血性贫血还可有相应的溶血病因检查异常。

第五节　与球形红细胞相关的贫血

与球形红细胞相关的贫血包括遗传性球形红细胞增多症、自身免疫性溶血性贫血、梭形产气荚膜杆菌败血症、烧伤等，本节介绍前两者。

一、遗传性球形红细胞增多症

遗传性球形红细胞增多症（hereditary spherocytosis，HS）是红细胞膜先天性缺陷的一种溶血性贫血，大多数为常染色体显性遗传。临床表现特点为慢性血管外溶血，有三大表现：贫血、黄疸、脾大。感染、劳累等可引起急性溶血，甚至发生再障危象。HS 的症状常于幼年即出现，部分患者直至中年因症状加重而被发现。

1. 实验室检查

（1）血象：血红蛋白量及红细胞数常减少，MCHC 增加，网织红细胞数也常增

加，白细胞数、血小板数一般正常。血涂片可见球形红细胞增多，球形红细胞指直径 < 6μm、厚度增加而似球形的红细胞，其形态特点为胞体小、着色深、中央淡染区消失。多数患者球形红细胞 > 10%（不典型者可 < 5%），所以观察血涂片中球形红细胞对诊断 HS 具有较大的价值。HS 的血涂片特点见图 3-5-1。需注意的是由于人为或其他原因导致的明显皱缩红细胞，有时酷似球形红细胞，应注意鉴别，不过仔细观察可见"球形"红细胞周边有毛刺状突起，见图 3-5-2。

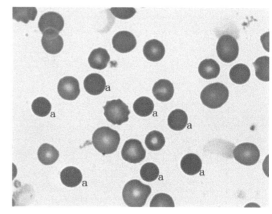

图 3-5-1　遗传性球形红细胞增多症的血涂片特点（×1000）

多数红细胞较小，并易见球形红细胞（a）

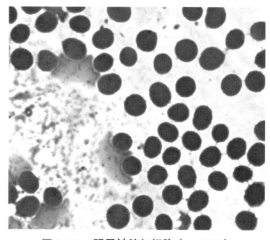

图 3-5-2　明显皱缩红细胞（×1000）

红细胞均已明显皱缩，酷似球形红细胞，仔细观察可见红细胞周边有毛刺状突起

（2）骨髓象：缺乏特异性。其骨髓常增生明显活跃，粒红比下降或倒置，红系常明显增生，以中、晚幼红细胞为主，且有核红细胞形态无明显异常，嗜多色性红细胞较易见，并可见球形红细胞，而粒系、巨系常无明显异常。HS 的骨髓涂片特点见图 3-5-3。

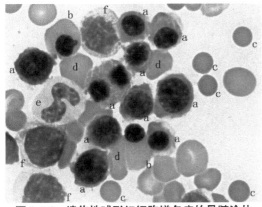

图 3-5-3　遗传性球形红细胞增多症的骨髓涂片特点（×1000）

主要特点：红系明显增生（a 为中幼红细胞，b 为晚幼红细胞）、形态尚可，易见球形红细胞（c）及嗜多色性红细胞（d）；并可见中性杆状核粒细胞（e）、退变细胞（f）

（3）溶血检查：血清总胆红素、间接胆红素、尿胆原、尿中尿胆素增加，严重者血清游离血红蛋白增加、血清结合珠蛋白下降。红细胞渗透脆性增加，自身溶血试验阳性且加葡萄糖、ATP 可纠正，这两项均为筛选 HS 的溶血试验。

（4）确诊试验：包括红细胞膜蛋白电泳、流式细胞仪检查及遗传学检查。①红细胞膜蛋白电泳：应用聚丙烯酰胺凝胶电泳（SDS-PAGE），可发现 HS 主要的分子病变涉及膜收缩蛋白、锚蛋白、带 3 蛋白和带 4.2 蛋白等异常。②流式细胞仪检查：带 3 蛋白、收缩蛋白、锚蛋白、红细胞膜过氧化脂质等可借助流式细胞仪进行检测，如伊红 - 马来酰亚胺结合试验（EMA）可检测带 3 蛋白等膜蛋白。③遗传学检查：HS 患者可有 1、8、14、15 及 17 号染色体

的异常，其中膜收缩蛋白的 α、β 亚基的编码基因分别位于 1、14 号染色体；锚蛋白的编码基因位于 8 号染色体；带 3 蛋白的编码基因位于 17 号染色体；带 4.2 蛋白的编码基因位于 15 号染色体。大多数突变位于 CpG 二核苷酸，造成该部位小的缺失或插入，故用分子生物学方法可测定膜蛋白基因的突变位点。

2. 诊断要点

（1）若外周血有较多球形红细胞（＞10%），红细胞渗透脆性增加，有阳性家族史，无论有无症状均可诊断 HS。

（2）若外周血有较多球形红细胞，红细胞渗透脆性增加，但家族史阴性，需除外免疫性溶血性贫血、不稳定血红蛋白病等方可确诊。

（3）若有阳性家族史，外周血球形红细胞不够多（＜10%），需做红细胞渗透脆性试验、酸化甘油溶血试验、流式细胞仪伊红 - 马来酰亚胺结合试验等加以证实。

（4）若外周血球形红细胞不够多，也无阳性家族史，则需借助较多试验（包括红细胞膜蛋白组分分析、基因分析等）并需除外先天性非球形红细胞溶血性贫血等方可确诊。

二、温抗体型自身免疫性溶血性贫血

温抗体型自身免疫性溶血性贫血（warm autoimmune hemolytic anemia，WAIHA）是一种最常见的获得性溶血性贫血。其抗体于 37℃时作用最强，主要为 IgG，其不能凝集红细胞，但可吸附于红细胞表面使红细胞致敏而导致溶血。按病因分为原发性、继发性，后者见于慢性淋巴增殖性疾病、自身免疫性疾病、免疫缺陷病、恶性肿瘤及病毒感染等，多表现为慢性血管外溶血，也可表现为急性血管内溶血。其临床表现多样、轻重不一，常以贫血为主要表现，

有时以黄疸为最主要的症状。

1. 实验室检查

（1）血象：血红蛋白量及红细胞数减少，网织红细胞数增多，MCV 常因嗜多色性红细胞增多而增加，白细胞数、血小板数正常或减少。血涂片中球形红细胞可增多（但一般少于 HS），嗜多色性红细胞较易见，有的还可见其他异形红细胞、有核红细胞、中性幼稚粒细胞等。AIHA 的血涂片特点见图 3-5-4。

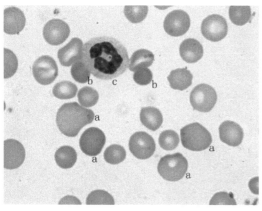

图 3-5-4　温抗体型自身免疫性溶血性贫血的血涂片特点（×1000）

主要特点：红细胞大小不一，易见嗜多色性红细胞（a）及少许球形红细胞（b）；并可见中性杆状核粒细胞（c）

（2）骨髓象：缺乏特异性。其骨髓常增生明显活跃，粒红比下降或倒置，红系常明显增生，以中、晚幼红细胞为主，有核红细胞形态无明显异常，嗜多色性红细胞较易见，并可见少许球形红细胞，而粒系、巨系常无明显异常。AIHA 的骨髓涂片特点见图 3-5-5。

（3）溶血检查：①具有溶血性贫血的实验室检查特点，如血清总胆红素、间接胆红素、尿胆原、尿中尿胆素增加，红细胞渗透脆性试验可阳性，急性血管内溶血者还可导致血清游离血红蛋白增加、结合珠蛋白下降等。②Coombs 试验：直接 Coombs 试验是自身免疫性溶血性贫血的诊断依据，

主要为 IgG 型、C3 型；间接 Coombs 试验呈阳性或阴性，阳性也是 AIHA 的诊断依据，但阴性不能排除 WAIHA 的可能性。③自身抗体的血型抗原特异性测定：约 85% 的温抗体是针对 Rh 血型系统的抗原而产生的自身抗体，该试验阳性也是诊断 AIHA 的依据之一。

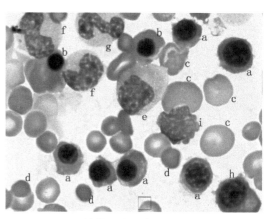

图 3-5-5　温抗体型自身免疫性溶血性贫血的骨髓涂片特点（×1000）

主要特点：红系明显增生（a 为中幼红细胞，b 为晚幼红细胞），有核红细胞形态无明显异常，易见嗜多色性红细胞（c）、球形红细胞（d）；并可见中性中幼粒细胞（e）、中性晚幼粒细胞（f）、中性杆状核粒细胞（g）、浆细胞（h）、退变细胞（i）

2. 诊断要点　如直接 Coombs 试验阳性，且近 4 个月内无输血或特殊药物服用史，结合临床溶血性贫血的表现、实验室检查可确诊。如 Coombs 试验阴性，但临床较符合，肾上腺皮质激素或切脾术有效，除外其他溶血性贫血（特别是 HS）可诊断为 Coombs 试验阴性的 AIHA。

第六节　与椭圆形红细胞相关的贫血

与椭圆形红细胞相关的贫血主要为遗传性椭圆形红细胞增多症，不过缺铁性贫血、巨幼细胞性贫血等也可见椭圆形红细胞增多，本节介绍遗传性椭圆形红细胞增

多症。

遗传性椭圆形红细胞增多症（hereditary elliptocytosis，HE）是一组红细胞膜骨架蛋白异常所致的遗传性溶血性贫血，其主要特点为外周血中存在大量椭圆形红细胞。根据临床表现分为隐匿型（无溶血及贫血）、溶血代偿型（有溶血但无贫血）、溶血性贫血型，后者呈慢性血管外溶血表现（贫血、黄疸、脾大），有的伴急性溶血性贫血发作。大多数 HE 患者临床没有或仅有极轻微溶血，不需要治疗，明显溶血性贫血者需切除脾脏。

根据 HE 不同的临床表现和分子病变，又可分为四类：①普通型 HE，最为常见，一般无贫血及脾大；②遗传性热变性异形红细胞增多症（HPP），溶血轻重不一，其红细胞对热敏感，遇热后容易形成碎片；③球形细胞型 HE，常同时具有 HS、HE 双重特征，可有轻中度贫血；④口形细胞型 HE（SAO），纯合子不能生存，杂合子仅有轻度溶血而无贫血。除 HPP 为常染色体隐性遗传外，其他均为常染色体显性遗传。

1. 实验室检查

（1）血象：血红蛋白及红细胞数减少或正常，网织红细胞正常或增加，白细胞数、血小板数一般正常。血涂片中椭圆形红细胞＞25%（多数＞50%），椭圆形红细胞的轴率（即短径/长径）均＜0.78，呈椭圆、卵圆形及雪茄形。球形细胞型 HE 中的椭圆形红细胞较圆，并有少许球形红细胞；HPP 中可见明显的裂片红细胞、畸形红细胞；SAO 中有些红细胞有一棒状将中央浅染区横切为二。HE 的血涂片特点见图 3-6-1。

（2）溶血检查：如血清总胆红素、间接胆红素、尿胆原、尿中尿胆素增加。少数红细胞渗透脆性增加。

（3）其他检查：如通过红细胞膜蛋白分析可发现相应的膜蛋白异常，通过分子生物学方法可直接检出发生突变的膜蛋白。

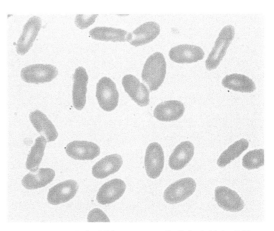

图 3-6-1　**遗传性椭圆形红细胞增多症的血涂片特点（×1000）**

红细胞均为椭圆形

2. 诊断要点　根据临床表现、阳性家族史，外周血中椭圆形红细胞＞25% 即可确诊；如无阳性家族史，椭圆形红细胞＞50% 亦可诊断。椭圆形红细胞增多也可见于其他血液系统疾病，如珠蛋白生成障碍性贫血、缺铁性贫血、巨幼细胞性贫血、骨髓纤维化、骨髓增生异常综合征、丙酮酸激酶缺乏症等，这些疾病的椭圆形红细胞增多不及 HE，区别这些疾病最可靠的依据是家族调查。

第七节　与口形红细胞相关的贫血

与口形红细胞相关的贫血主要为遗传性口形红细胞增多症、酒精性肝脏疾病等，本节介绍前者。

遗传性口形细胞增多症（hereditary stomatocytosis，HST）是一种罕见的遗传性溶血疾病，多呈常染色体显性遗传。根据其对钠离子通透性的异常情况，分为三型：干细胞型、水肿细胞型及其他型，其中以干细胞型最常见、最典型。临床主要表现似遗传性球形红细胞增多症，呈慢性血管外溶血，即贫血、黄疸、脾大，可并发胆石症等，继发感染等可引起溶血危象、再障危象。

1. 实验室检查

（1）血象：多数表现为轻重不等的贫血，绝大多数为轻度贫血，多数网织红细胞、MCV 增高而 MCHC 减少；白细胞数、血小板数一般正常。血涂片中口形红细胞增多（＞5% 即有临床意义），口形红细胞特点：红细胞中央苍白区呈狭窄的裂缝，颇似微张的嘴巴；在湿片中，红细胞呈单面凹陷，宛如碗状。HST 的血涂片特点见图 3-7-1。

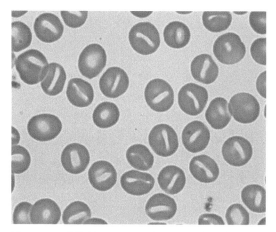

图 3-7-1　遗传性口形红细胞增多症的血涂片特点
（×1000）
绝大多数红细胞为口形红细胞

（2）其他检查：除血管外溶血的一些指标异常外，还可有红细胞渗透脆性试验明显增加，自身溶血试验阳性但可被葡萄糖、ATP 部分纠正。有的患者铁增加，表现为铁蛋白、转铁蛋白饱和度、血清铁增加。

2. 诊断要点　根据临床表现、外周血口形红细胞增多（＞5%）、阳性家族史，多数即可明确诊断。本病还需与继发性口形红细胞增多症鉴别，后者主要见于珠蛋白生成障碍性贫血、肝病、急性酒精中毒、恶性肿瘤、结缔组织病和一些药物（长春新碱、氯丙嗪等）治疗后，继发性除可见口形红细胞外，一般无溶血，有原发疾病

表现，无家族史。

第八节　与镰状红细胞相关的贫血

与镰状红细胞相关的贫血为镰状细胞病（sickle cell disease，SCD），是指红细胞含有血红蛋白 S（HbS）的一种常染色体显性遗传的溶血性疾病，本病主要见于非洲黑种人、儿童。SCD 分三种类型：①纯合子，称为镰状细胞贫血；②杂合子，称为镰状细胞特征，杂合子患者不易感染疟疾；③HbS 与地中海贫血或其他异常 Hb 基因组合成的双重杂合子，称为混合型镰状细胞综合征。镰状细胞病是由于 β 珠蛋白肽链基因突变，导致第六位氨基酸从缬氨酸变成谷氨酸，形成了 HbS，其携氧能力下降，易多聚化而形成镰状红细胞，并易在脾脏中等破坏而发生溶血性贫血。临床表现为慢性血管外溶血，即贫血、黄疸及脾大。镰状红细胞还可阻塞血管，导致患者出现发作性疼痛、多器官损伤。此外，感染、代谢性酸中毒、缺氧可诱发病情突然加重而出现危象。

1. 实验室检查

（1）血象：血红蛋白量及红细胞数减少或正常，网织红细胞数可增加，白细胞数及血小板数一般正常。涂片中可见有核红细胞、豪-焦小体、靶形红细胞、嗜多色性红细胞、红细胞大小不一等，有时可见镰状红细胞（红细胞因形如镰刀状、两端尖锐狭长而得名），若发现镰状红细胞则有助于镰状细胞贫血的诊断。镰状细胞病的血涂片特点见图 3-8-1。人为因素也可出现镰状红细胞，应注意鉴别，后者往往呈区域性分布。

（2）血清生化指标检测：血清间接胆红素增加、乳酸脱氢酶增加，血浆结合珠蛋白下降。血清铁、铁蛋白、转铁蛋白饱

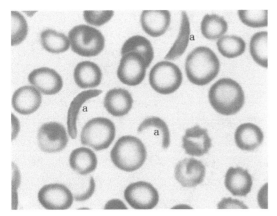

图 3-8-1 镰状细胞病的血涂片特点（×1000）

可见少许镰状红细胞（a）

和度百分比可增加，总铁结合力、未饱和铁结合力可下降。

（3）病因检查：红细胞渗透脆性显著降低。红细胞镰变试验可阳性，即在洁净的载玻片上滴加新鲜配制的 1% 偏重亚硫酸钠 1 滴，再加新鲜血 1 滴，混匀后用盖玻片覆盖并密封，5 分钟后显微镜下观察，如可见镰状红细胞，表明存在 HbS。患者血红蛋白电泳分析主要成分为 HbS 而无 HbA，这是诊断镰状细胞贫血的主要依据之一，而基因分析是确诊试验。

2. 诊断要点 根据临床表现及实验室检查（血涂片中可见镰状红细胞、存在 HbS），再结合患者父母有镰状细胞病特征，可诊断本病。

第九节 与棘形红细胞相关的贫血

与棘形红细胞相关的贫血主要为神经棘形红细胞增多症，棘形红细胞增多还可见于肝脏疾病、维生素 E 缺乏、脾脏切除术后等，本章介绍神经棘形红细胞增多症。

神经棘形红细胞增多症（neuroacan-thocytosis，NA）为一种罕见的遗传性神经系统疾病。典型表现为运动障碍或共济失调、性格改变、进行性智力减退、神经系统病变、外周血棘形红细胞增多。发病年龄不一，大多 30 ~ 40 岁起病，有的头颅磁共振检查有双侧尾状核、豆状核萎缩及不同程度的侧脑室增宽。

NA 通常分为三型：①以基底节病变为主的核心型 NA，包括常染色体隐性遗传的舞蹈病 - 棘形红细胞增多症（ChAc）、X 性联遗传 Mc Leod 综合征（MLS），临床表现为不由自主的舞蹈样运动、舌咬伤等各种运动障碍，有的存在溶血表现，外周血棘形红细胞增多，血清 β- 脂蛋白水平正常；②伴血清脂蛋白减少的综合征，包括先天性无 β- 脂蛋白血症（又称为 Bassen-Kornzweig 综合征）、低 β- 脂蛋白血症，前者为常染色体隐性遗传，后者多为常染色体显性遗传，本病的 5 个基本特征是 β- 脂蛋白缺乏或减少、肠道脂肪吸收不良、血中棘形红细胞增多、共济失调、视网膜色素变性；③偶见棘形红细胞增多性疾病，包括泛酸盐激酶相关神经变性疾病（PKAN）及 2 型类亨廷顿病（HDL2），表现为各种运动障碍，棘形红细胞出现的概率低，Kell 基因、血清 β- 脂蛋白水平等正常。

1. 实验室检查

（1）血象：儿童可有严重贫血，成人轻度贫血或无贫血，白细胞数、血小板数一般正常。部分患者血涂片中可见棘形红细胞增多，其缺少中央淡染区，细胞表面具有多个不规则突起，通常 3 ~ 12 个，突起的尾端略圆，突起的宽度、长度不等。相当部分患者需要行生理盐水加强实验（即加生理盐水稀释后涂片），或戊二醛处理后电镜扫描才能更可靠地检出棘形红细胞增多，故常规血涂片中如未找到棘形红细胞不能排除 NA 的可能性。NA 的血涂片特点见图 3-9-1。

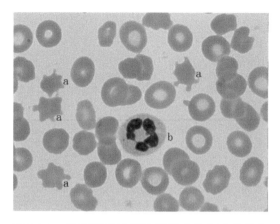

图 3-9-1　神经棘形红细胞增多症的血涂片特点（×1000）

棘形红细胞（a）易见，并见中性分叶核粒细胞（b）

（2）血脂等生化指标检查：伴血清脂蛋白减少的综合征患者血清低密度脂蛋白、极低密度脂蛋白、三酰甘油几乎测不出，血清胆固醇下降。有的血清肌酸激酶、间接胆红素增加等。

（3）分子生物学检查：ChAc 由 9q21 上的 *VPS13A* 突变所致，MLS 由 X 染色体上的 *Kell* 基因突变所致，多数伴血清脂蛋白减少的综合征患者存在微粒体三酰甘油转运蛋白（MTP）基因突变等。但由于遗传学基础复杂，突变基因大，突变位点多样，目前尚未建立有效的基因诊断方法。

（4）其他检查：血清维生素 E、K 下降，血清转氨酶增加。周围神经活检可有脱髓鞘改变。凝血酶原时间可延长。

2. 诊断要点　根据患者运动障碍或共济失调，血涂片中棘形红细胞增多，有的血脂下降，一般临床可诊断神经棘形红细胞增多症，进一步确诊需要做分子生物学等检查。

第十节　与皱缩红细胞相关的贫血

与皱缩红细胞相关的贫血主要为丙酮酸激酶缺乏症，但临床导致皱缩红细胞增多的常见原因是标本储存时间过长、肝脏疾病、肾脏疾病等。

丙酮酸激酶缺乏症（pyruvate kinase dificiency，PKD）是发生率仅次于葡萄糖 -6- 磷酸脱氢酶缺乏症的一种红细胞酶病，由于丙酮酸激酶（PK）缺乏导致 ATP 缺乏而引起溶血。为常染色体隐性遗传病，PK 基因异常主要为点突变。患者病情轻重不一，多在婴儿、儿童期发病，少数直到成年、老年时才发现贫血，主要表现为慢性血管外溶血：贫血、黄疸和脾大，易并发胆石症，感冒、感染、过劳、妊娠等可导致病情加重。

1. 实验室检查

（1）血象：多数患者存在不同程度的贫血，网织红细胞可增加，白细胞数、血小板数一般正常。血涂片中部分患者可见皱缩红细胞，切除脾脏后皱缩红细胞明显增多，有的还可见有核红细胞。皱缩红细胞又称为钝锯齿形红细胞，其红细胞表面呈皱缩状，有多条排列紧密、大小相似、分布较均匀的短突起，突起常为 10 ~ 30 条，其外端较尖；严重皱缩可导致红细胞类似球形改变，故应注意与球形红细胞鉴别；此外，皱缩红细胞还应注意与棘形红细胞区别。PKD 的血涂片特点见图 3-10-1。

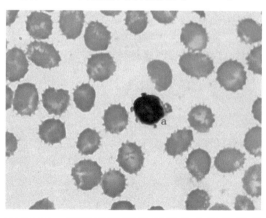

图 3-10-1　丙酮酸激酶缺乏症的血涂片特点（×1000）

红细胞均为皱缩红细胞，并见淋巴细胞（a）

（2）溶血检查：具有溶血性贫血的实验室检查特点，如血清总胆红素、间接胆红素、尿胆原、尿中尿胆素增加等。

（3）确诊检查：PK荧光斑点试验是一种筛查试验，呈阳性；PK活性定量测定是诊断本病的主要手段，纯合子多低于正常参考值的50%，杂合子多在正常参考值的50%~75%。此外，还可通过分子生物学检查PK基因是否存在异常。

2. 诊断要点

（1）临床表现：符合慢性血管外溶血特征，不明原因的重度新生儿高胆红素血症或新生儿黄疸史，并除外免疫性溶血性贫血及其他遗传性溶血性贫血。

（2）实验室检查：部分患者血涂片可见皱缩红细胞，PK荧光斑点试验呈阳性，丙酮酸激酶活性定量测定下降。

第十一节　与裂片红细胞相关的贫血

与裂片红细胞相关的贫血包括血栓性血小板减少性紫癜、溶血性尿毒症综合征、弥散性血管内凝血、溶血性贫血等，裂片红细胞增多还可见于肾脏疾病、恶性肿瘤、烧伤、心脏瓣膜病、巨大血管瘤、心脏和血管内装置置入后等，本节介绍前三者。

一、血栓性血小板减少性紫癜

血栓性血小板减少性紫癜（thrombotic thrombocytopenic purpura，TTP）是指血管性血友病因子裂解酶（ADAMTS13）活性缺乏导致的一类血栓性微血管病，以微血管病性溶血性贫血、血小板减少为基本特征。按病因分为先天性、获得性，后者又分为继发性、原发性，先天性系*ADAMTS13*基因突变所致，继发性常见于结缔组织病、感染、妊娠、药物等，原发性指无继发因素前提下体内产生了针对ADAMTS13的抑制物。

典型TTP表现为三联征（即血小板减少性出血、微血管病性溶血性贫血、神经精神症状）或五联征（即在三联征基础上同时出现肾脏损害、发热），无腹泻，非典型患者以五联症的某一症状为主要临床表现而极易被误诊。TTP为一种临床危急重症，如不及时治疗易导致死亡。

1. 实验室检查

（1）血象：血小板数常明显减少（多数 $< 30 \times 10^9/L$），且血小板数与病情变化相一致，故可作为TTP疗效判断、复发监测的重要指标；血红蛋白量及红细胞数减少；白细胞数正常或增加。血涂片检出裂片红细胞 $> 1\%$ 对TTP的诊断具有重要提示价值；裂片红细胞又称为破碎红细胞，为红细胞碎片或不完整红细胞，其大小和形态不一，如盔形、三角形、扭转形及不规则形等。裂片红细胞与棘形红细胞相似，应注意鉴别，前者较小，后者与正常红细胞大小相似。此外，涂片中嗜多色性红细胞也增多，有的可见有核红细胞、幼稚粒细胞。TTP的血涂片特点见图3-11-1和图3-11-2。

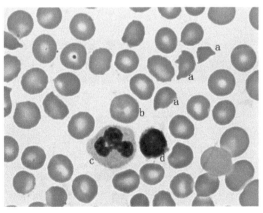

图 3-11-1　血栓性血小板减少性紫癜的血涂片特点 1（×1000）

主要特点为易见裂片红细胞（a），并可见嗜多色性红细胞（b）、中性粒细胞（c）、淋巴细胞（d）

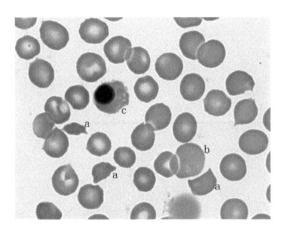

图 3-11-2　血栓性血小板减少性紫癜的血涂片
特点 2（×1000）

主要特点为易见裂片红细胞（a），并可见嗜多色性红细胞（b）、
晚幼红细胞（c）

（2）骨髓象：骨髓常增生明显活跃，粒红比下降或倒置，红系增生，裂片红细胞、嗜多色性红细胞较易见，其他常无明显异常。TTP 的骨髓涂片特点见图 3-11-3 和图 3-11-4。

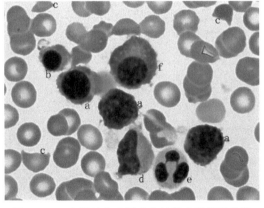

图 3-11-3　血栓性血小板减少性紫癜的骨髓涂片
特点 1（×1000）

主要特点为红系增生（a 为中幼红细胞，b 晚幼红细胞），易见裂片红细胞（c）；并可见中性晚幼粒细胞（d）、中性分叶核粒细胞（e）、浆细胞（f）

（3）血浆 ADAMTS13 活性检测：是诊断 TTP 的重要手段，其活性显著下降（＜10%），获得性 TTP 患者还可检出 ADAMTS13 抑制物。

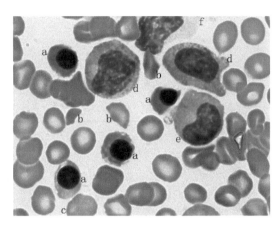

图 3-11-4　血栓性血小板减少性紫癜的骨髓涂片
特点 2（×1000）

主要特点为红系增生（a 为晚幼红细胞），易见裂片红细胞（b）；并可见嗜多色性红细胞（c）、中性中幼粒细胞（d）、中性晚幼粒细胞（e）、退变细胞（f）

（4）其他检查：血清结合珠蛋白下降，血清胆红素、间接胆红素、游离血红蛋白及乳酸脱氢酶增加，由于乳酸脱氢酶水平与病情变化相一致，可作为 TTP 疗效判断和复发监测的重要指标。凝血指标检测正常，有的患者还有蛋白尿、血尿及管型尿等。

2. 诊断要点　患者表现为 TTP 三联征或五联征，无腹泻，血涂片裂片红细胞＞1%，可初步诊断为 TTP；如血浆 ADAMTS13 活性显著下降（＜10%）或同时检出 ADAMTS13 抑制物即可确诊。

二、溶血性尿毒症综合征

溶血性尿毒症综合征（haemolytic uraemic syndrome，HUS）是一种伴有红细胞形态异常、临床表现以三联征（即溶血性贫血、血小板减少、急性肾功能衰竭）为特征的综合征。因为 HUS 与 TTP 的发病机制（血管内皮损伤、血小板血栓形成）、临床表现及实验室检查结构有相似之处，故以前认为是同一种血栓性微血管病的两种不同临床表现方式，现多数认为是两种不同疾病。

按流行病学将 HUS 分为典型和非典型（aHUS）。典型 HUS 约占 90%，多发生于儿童，呈流行性暴发，大多与产志贺毒素或类志贺毒素的大肠埃希菌感染有关，患者常有前驱症状，即在出现症状之前有数天和农场动物接触、进食未熟透的肉类、饮用受污染水史，并出现恶心、呕吐、腹痛、腹泻、血便。aHUS 分为原发性和继发性，前者大多因补体旁路途径蛋白基因突变所致，后者与肿瘤、化疗、移植、妊娠及自身免疫性疾病等相关；aHUS 发生于儿童、成人，呈散在性或家族性聚集趋势，通常无腹泻，多以肾脏损害为突出表现。

1. 实验室检查

（1）血象：血红蛋白量及红细胞数减少，网织红细胞增多，血小板数常明显减少，白细胞数增加或正常。HUS 的血涂片特点与 TTP 相似，可见红细胞形态异常，主要表现为裂片红细胞增多，嗜多色性红细胞也增多，有的可见有核红细胞、幼稚粒细胞。

（2）骨髓象：特点与 TTP 相似。其骨髓常增生明显活跃，粒红比下降或倒置，红系增生，裂片红细胞、嗜多色性红细胞较易见，其他常无明显异常。

（3）病因检查：多数典型患者大便中可检出产志贺毒素或类志贺毒素的大肠埃希菌，原发性所致的 aHUS 可检测到相应的基因异常，血浆 ADAMTS13 活性正常，肾活检可见肾脏存在血栓形成性微血管病变。

（4）其他检查：血清结合珠蛋白下降，血清胆红素、间接胆红素、游离血红蛋白及乳酸脱氢酶增加，蛋白尿、血尿及管型尿，凝血酶原时间、活化部分凝血活酶时间正常或轻度延长，纤维蛋白原正常或轻度增加，纤维蛋白（原）降解产物可增加等。

2. 诊断要点 患者表现为 HUS 三联征，多见于儿童，典型者常有腹泻，血涂片中可见裂片红细胞，多数可检出产志贺毒素或类志贺毒素的大肠埃希菌，血浆 ADAMTS13 活性正常，基本可诊断为 HUS。

三、弥散性血管内凝血

弥散性血管内凝血（disseminated intravascular coagulation，DIC）是在多种疾病基础上，致病因素损伤微血管、活化凝血系统，导致全身微血管血栓形成、凝血因子大量消耗并继发纤溶亢进，引起以出血、休克、微血管栓塞、微血管病性溶血性贫血为特征的一种严重的临床综合征。导致 DIC 的基础疾病以各种感染、病理产科、手术及创伤、恶性肿瘤为多见。

1. 实验室检查

（1）血象：血小板数 $< 100 \times 10^9/L$ 或进行性减少，故需动态测定血小板数量的变化，是 DIC 诊断的重要指标。血红蛋白量及红细胞数常减少，白细胞数正常或增加。血涂片中常易见裂片红细胞，其是基层医院辅助判断 DIC 的实验诊断标准之一。DIC 的血涂片特点见图 3-11-5。

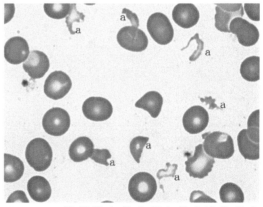

图 3-11-5　弥散性血管内凝血的血涂片特点（×1000）

易见裂片红细胞（a）

（2）凝血指标检测：APTT、PT 延长，血浆纤维蛋白原明显下降（常 $< 1g/L$），血浆 D- 二聚体、FDP 增加。

2. 诊断要点　患者存在基础疾病，临床表现为不能解释的出血、休克、微血管栓塞、微血管病性溶血性贫血，实验室检查出现血小板数减少、APTT 及 PT 延长、血浆纤维蛋白原明显下降、血浆 D- 二聚体增加等，可诊断为 DIC。

第十二节　与泪滴形红细胞相关的贫血

与泪滴形红细胞相关的贫血主要为骨髓纤维化（myelofibrosis，MF），根据病因不同分为原发性、继发性，后者多见于骨髓增殖性肿瘤、骨髓增生异常综合征、急性白血病等。原发性、继发性骨髓纤维化的临床表现及实验室检查相似，本节介绍前者。

原发性骨髓纤维化（primary myelofibrosis，PMF）是一种病因不明的慢性骨髓增殖性肿瘤，属于克隆性干细胞疾病。多见于 50 岁以上，其特征为贫血、脾大，外周血中幼稚粒细胞、有核红细胞、泪滴形红细胞较易见。

1. 实验室检查

（1）血象：白细胞数增加或正常，晚期常减少；血小板数早期常增加，晚期常减少；血红蛋白量及红细胞数常减少，一般为正细胞正色素性的中度贫血。血涂片中幼稚粒细胞、有核红细胞及泪滴形红细胞（红细胞呈泪滴形、梨形）较易见，这是骨髓纤维化的主要特点，通常有核红细胞比幼稚粒细胞更多些，而泪滴形红细胞可出现在每个油镜视野，因此骨髓纤维化又称幼红幼粒细胞性贫血。有的患者可见嗜酸性粒细胞、嗜碱性粒细胞增加，偶见原始细胞、巨核细胞。PMF 的血涂片特点见图 3-12-1 ~ 图 3-12-3。

（2）骨髓象：由于纤维组织增生，骨髓穿刺易干抽或标本被血液稀释，很少能

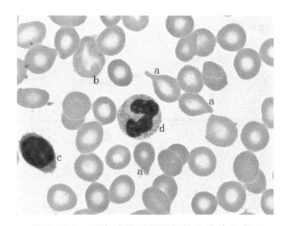

图 3-12-1　原发性骨髓纤维化的血涂片特点 1
（ ×1000 ）

主要特点为易见泪滴红细胞（a），并可见嗜多色性红细胞（b）、淋巴细胞（c）、中性杆状核粒细胞（d）

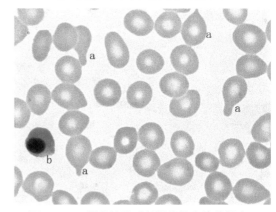

图 3-12-2　原发性骨髓纤维化的血涂片特点 2
（ ×1000 ）

主要特点为易见泪滴红细胞（a），并可见晚幼红细胞（b）

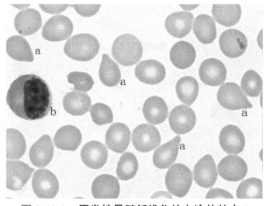

图 3-12-3　原发性骨髓纤维化的血涂片特点 3
（ ×1000 ）

主要特点为易见泪滴红细胞（a），并可见中性中幼粒细胞（b）

获得取材满意的骨髓涂片，少数患者骨质坚硬而无法进针。在取材满意的骨髓涂片中，疾病早期骨髓增生活跃或明显活跃，造血细胞增生（特别是巨核细胞）；疾病晚期骨髓增生减低，但有时仍可能有灶性增生部位。骨髓涂片中泪滴形红细胞较易见，而有核细胞形态常无明显异常。PMF的骨髓涂片特点见图 3-12-4 和图 3-12-5。

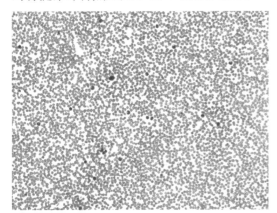

图 3-12-4　原发性骨髓纤维化的骨髓涂片特点 1
（×100）
骨髓增生减低

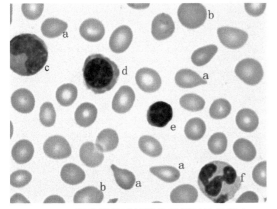

图 3-12-5　原发性骨髓纤维化的骨髓涂片特点 2
（×1000）
主要特点为易见泪滴形红细胞（a），并可见嗜多色性红细胞（b）、中性晚幼粒细胞（c）、中幼红细胞（d）、淋巴细胞（e）、中性粒细胞（f）

（3）骨髓活检：是确诊原发性骨髓纤维化最重要的实验室诊断依据。根据骨髓中保留的造血组织、纤维组织增生的程度不同分为三期：造血细胞增生期、混合期、骨髓纤维化期。骨髓纤维化的主要变化为骨髓内纤维组织增生，肝脏、脾脏、淋巴结髓样化生；当骨髓纤维化非常严重时，骨髓造血细胞明显减少，但巨核细胞有可能异常增生且形态、分布异常。

（4）遗传学检查：约 50% 的患者染色体核型异常，常见的是 del（13q）、del（20q）等，约 50% 存在 JAK2 V617F 突变，少数有 MPL、CALR 突变。费城染色体、BCR-ABL1 基因呈阴性。

（5）其他检查：X 线检查有骨质硬化征象，NAP 染色的积分常增加，血清乳酸脱氢酶、尿酸、维生素 B$_{12}$ 等可增加。

2. 诊断要点　患者贫血、脾大，血象常为幼红幼粒细胞性贫血（表现为血涂片幼稚粒细胞、有核红细胞及泪滴形红细胞较易见），骨髓活检显示纤维化特征且具有克隆性标志，排除了慢性粒细胞白血病、真性红细胞增多症、骨髓增生异常综合征、其他髓系肿瘤、反应性骨髓纤维化即可确诊。

第十三节　与嗜碱性点彩红细胞相关的贫血

与嗜碱性点彩红细胞相关的贫血包括铅中毒、血红蛋白病，嗜碱性点彩红细胞增多还见于其他重金属中毒、有机化合物中毒等。本节介绍临床上相对较常见的铅中毒。

铅中毒（lead poisoning）是指环境中的铅及其化合物主要经消化道、呼吸道过多地进入体内导致的中毒，主要抑制细胞内含巯基的酶类，引起消化、神经、血液、泌尿、生殖系统等损害。临床主要表现为腹痛（多在脐周）、便秘、头昏、头痛、乏力、贫血（铅与铁等拮抗，干扰血红蛋白合成），严重者可出现中毒性肾病、中毒性脑病等，儿童铅中毒还会影响机体发育。根据病因分为职业性铅中毒、生活性铅中毒，多为慢性中毒。职业性铅中毒主要通过呼吸道吸收，主要发生于炼铅、蓄电池制造、浇板、焊接、喷涂、油彩等行业，生活性铅中毒主要通过消化道吸收，主要见于长期摄入含铅的中药（如黑锡丹、红丹、樟丹），含铅的食物（如爆米花类、松花蛋类食品），应用含铅的餐具（如锡器器盘、铅壶、彩釉陶器）及生活用品等（如爽身粉、劣质玩具）。

1.实验室检查

（1）血象：血红蛋白量及红细胞数减少，多为正细胞正色素性贫血，白细胞数及血小板数一般正常。血涂片中易见嗜碱性点彩红细胞，有的还可见含嗜碱性点彩晚幼红细胞及嗜多色性红细胞增加，其他无明显异常。铅中毒的血涂片特点见图 3-13-1。

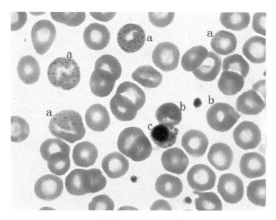

图 3-13-1　铅中毒的血涂片特点（×1000）

易见嗜碱性点彩红细胞（a）及嗜多色性红细胞（b），并可见含嗜碱性点彩晚幼红细胞（c）

（2）骨髓象：骨髓增生明显活跃，粒红比下降，红系增生，易见含嗜碱性点彩的晚幼红细胞、嗜碱性点彩红细胞、嗜多色性红细胞，其他无明显异常。铅中毒的骨髓涂片特点见图 3-13-2。

（3）血铅、尿铅检测：含量增加。

（4）其他检查：尿常规、肝功能、肾功能等可有异常。

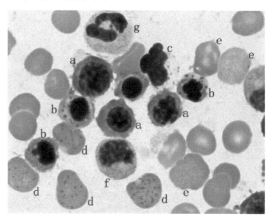

图 3-13-2　铅中毒的骨髓涂片特点（×1000）

主要特点：红系增生（a为中幼红细胞，b为含嗜碱性点彩晚幼红细胞，c为退变有核红细胞且含有嗜碱性点彩），易见嗜碱性点彩红细胞（d）、嗜多色性红细胞（e）；并可见中性晚幼粒细胞（f）、中性分叶核粒细胞（g）

2.诊断要点　有铅或铅化合物接触史，临床表现为腹痛、便秘、头痛、乏力及贫血，血涂片中嗜碱性点彩红细胞增多，应怀疑铅中毒可能，询问病史有铅接触史，检测血铅、尿铅浓度如有增加即可明确诊断。

（王霄霞　胡王强　吴莲凤）

第四章　红细胞增多症

红细胞增多症（erythrocytosis）是指单位体积的外周血中红细胞数、血红蛋白量与血细胞比容高于正常的一组症状。任何原因可以使红细胞增多的均属此症。它和贫血一样，并不是一个诊断性疾病名称。

红细胞增多症可分为相对性和绝对性两大类。

相对性红细胞增多症：是由于血浆容量减少，使红细胞容量相对增高，造成单位体积红细胞数增多，而全身红细胞总容量无改变。

绝对性红细胞增多症：是由于红细胞生成增多，红细胞容量增多，总血容量也增多。又可分为继发性和原发性两种，前者病因是缺氧、肿瘤及遗传等，后者为真性红细胞增多症。

（一）相对性红细胞增多症

相对性红细胞增多症包括血液浓缩（腹泻、呕吐、出汗过多、休克、烧伤、服用利尿剂等）和应激性红细胞增多症两类。

（二）绝对性红细胞增多症

1. 继发性病因

（1）组织缺氧：如新生儿红细胞增多症，高原性红细胞增多症，慢性心肺疾病[肺气肿、支气管扩张、慢性支气管炎、支气管哮喘、肺源性心脏病、肺换气不良综合征（Pick-Wickian 综合征）、Ayerza 综合征、心血管疾病（紫绀型先天性心脏病等、动静脉瘘）]，血红蛋白病。

（2）肾脏疾病：如肾盂积水、多囊肾、肾动脉狭窄、肾移植等。

（3）肿瘤：如肾癌、Wilms 瘤、小脑性血管细胞瘤、子宫肌瘤、嗜铬细胞瘤等。

（4）家族性红细胞增多症。

2. 实验室检查

（1）血象：红细胞数、Hb 量、血细胞比容均增高，其中以血细胞比容和 Hb 量测定较准确。

白细胞：真性红细胞增多症大多高于正常，而在应激性及继发性者多在 $10 \times 10^9/L$ 以下。

血小板：真性红细胞增多症半数以上高于 $400 \times 10^9/L$，而其他原因的红细胞增多症多在正常范围。

（2）骨髓象：真性红细胞增多症粒红比例大致正常，粒、红、巨三系均增生。继发性红细胞增多症只有红系明显增生，粒系及巨核系无异常，故粒红比例减少。

（3）血容量：红细胞容量男性 > 36ml/kg 体重，女性 > 32ml/kg 体重，即可诊断红细胞增多症；相对性红细胞增多症的血细胞比容高于正常，而红细胞容量正常，血浆容量常减少，有助于诊断。

（4）其他检查：红细胞增多症红细胞沉降率常为 1 ~ 2mm/h，血液黏度常增高。血液相对黏度与水之比为（8 ~ 10）：1[正常人为（3.5 ~ 5.4）：1]。全血相对密度增加，在 1.061 ~ 1.083（正常男性为 1.055 ~ 1.065，女性为 1.048 ~ 1.059）。

（5）动脉血氧饱和度：真性红细胞增多症及继发性红细胞增多症，非生理性红细胞生成素增加者均正常，而继发于生理性红细胞生成素增加者动脉血氧饱和度低于正常（< 88%）。

（6）血液氧分离曲线：此曲线表示血氧饱和度与氧分压的关系，正常时此曲线呈"S"形。在标准状态时，正常红细胞 Hb 的氧半饱和分压（P_{50}）是 3.54kPa，如此值减低，P_{50} 左移，表示 Hb 对氧的亲和力增加；反之，$P_{50} > 3.54$kPa 则为右移，表示 Hb 对氧的亲和力减低。P_{50} 增加可能提示是异常 Hb 或红细胞 2, 3- 二磷酸甘油酸含量减低。

（7）红细胞生成素测定：真性红细胞增多症时常为减低或正常（正常值为 6 ~ 32U/L），继发性红细胞增多症时为增加或正常。

（8）红细胞集落生成单位培养：真性红细胞增多症患者红细胞集落生成单位（CFU-E）体外培养不依赖于红细胞生成素，称这种自发性红系集落生成为内源性红细胞系集落（EEC）；而继发性红细胞增多症患者并无这种 EEC 特性，红系集落生成必须在培养基中加一定量的红细胞生成素。

第一节　相对性红细胞增多症

一、暂时性红细胞增多症

任何原因引起脱水，同时摄入水量不足，可引起血浆容量减少，红细胞相对增多。

实验室检查：血浆容量减少，血细胞比容增加，红细胞数相对增多。

二、应激性红细胞增多症

本病男性较多，多有吸烟史，体重大多超过正常。

1. 实验室检查　Hb 量、红细胞数、血细胞比容高于正常，白细胞、血小板数正常，骨髓象正常。胆固醇增高，部分病例三酰甘油增高。

2. 诊断　结合本病特点，诊断不难，主要与真性红细胞增多症鉴别。本病发病年龄较轻，白细胞、血小板数正常，脾不大，血压高，红细胞容量正常，血浆容量减少。

第二节　继发性红细胞增多症

一、新生儿红细胞增多症

本病多见于低体重儿或早产儿，临床症状在出生后 48 小时内出现。因出生后数小时血浆容量生理性减少，血细胞比容增高。

1. 实验室检查　红细胞数、Hb 量显著升高，血细胞比容可 > 65%，血小板可减少，低血糖、低血钙。

2. 诊断　出生后 48 小时内有上述症状，皮肤黏膜红紫色，Hb > 220g/L，血细胞比容 > 65%，即可诊断本病。

二、高原性红细胞增多症

本病是以红细胞数增多为特征的慢性高山病（chronic mountain sickness），又称 Monge 病。

1. 实验室检查　红细胞数、Hb 量、血细胞比容均高于正常，血小板数正常，网织红细胞增多。骨髓增生活跃或明显活跃，以红系为主，粒红比例 < 3 : 1。2, 3- 二磷酸甘油酸增高，血清红细胞生成素增多。

2. 诊断　在海拔 3000m 以上发病，有头晕、头痛、乏力等症状，皮肤黏膜红紫色，Hb ≥ 200g/L，红细胞数 ≥ 6.5 × 10^{12}/L，血细胞比容 ≥ 65% 等改变。排除真性红细胞增多症及其他心肺疾病等所致继发性红细胞增多症，诊断即可成立。患者如移居低海拔处，症状即全部消失，血象下降。

三、慢性肺脏疾病

由于循环血液通过肺脏时氧化不充分，常继发红细胞增多症。

实验室检查：约一半患者有红细胞增

多，红细胞平均体积（MCV）增加，平均血红蛋白浓度（MCHC）减低，平均血红蛋白量（MCH）正常。

四、心血管疾病

先天性心脏病患者常继发红细胞增多症。主要是由于血液循环发生短路，使动脉血氧饱和度降低，氧张力降低，红细胞生成素增加，从而刺激红细胞生成。

获得性心脏病（二尖瓣疾病、慢性肺源性心脏病）常伴发红细胞增多症，但红细胞增多程度较轻。

五、遗传性血红蛋白异常

异常血红蛋白伴红细胞增多症者，大多有家族遗传史，为常染色体显性遗传，但也有单独发生的个别病例。

六、肿　　瘤

伴红细胞增多症的常见肿瘤有肾上腺样瘤、肝癌、肾癌、肾囊肿、小脑成血管细胞瘤、子宫肌瘤等，其他还有嗜铬细胞瘤、胃癌、肺癌、Wilms 瘤、前列腺癌、卵巢癌、乳腺癌伴红细胞增多症的报道。

七、家族性红细胞增多症

没有继发病因，一个家族中有两个以上的红细胞增多症患者称为家族性红细胞增多症。

八、甲状旁腺功能亢进伴红细胞增多症

多认为甲状旁腺激素可通过对造血祖细胞的直接刺激，影响造血功能，患者除有红细胞数增加外，常有高钙血症、尿钙排泄多、血磷减少，血中甲状旁腺激素水平增高，血浆红细胞生成素增多，尿中红

细胞生成素排泄量亦增多。

第三节　真性红细胞增多症

真性红细胞增多症（polycythemia vera，PV）是一种造血干细胞的克隆性慢性骨髓增殖性肿瘤（MPN），其特征为红细胞的产生增加，不受红细胞生成的正常调节。临床以红细胞增多为其突出表现，多数患者基础病因不明。

1. 临床表现　PV 常隐匿起病，部分患者是在查体或因其他病行血常规检查时偶然发现。主要症状与红细胞容量增大引起的高血压和血管异常有关。主诉为头痛、眩晕、盗汗、视觉障碍及感觉异常等。将近 40% 的 PV 患者会出现皮肤瘙痒，这是 PV 患者常见的就诊症状。静脉或动脉血栓形成是 PV 患者常见的并发症，与血液黏稠度增加和血小板数和（或）活性增高有关。70% 的患者可触及脾大，40% 的患者有肝大。

2. 实验室检查

（1）血象：红细胞 $\geqslant 6 \times 10^{12}/L$，血红蛋白男性 $\geqslant 185g/L$、女性 $\geqslant 165g/L$，血细胞比容（HCT）$\geqslant 50\%$，网织红细胞多无明显增高。白细胞及血小板计数常增高，分类中性粒细胞稍多，偶尔可见到幼稚粒细胞，但一般看不到原始细胞，嗜酸性粒细胞及嗜碱性粒细胞可稍多。因成熟红细胞增多，外周血涂片成熟红细胞常呈堆积分布（图 4-3-1）。在晚期合并骨髓纤维化和髓外造血时，外周血可见泪滴形红细胞。

（2）骨髓象：增生活跃或明显活跃，粒系、红系、巨核系均增生，即全髓增殖，但常以红系及巨核系增生更为显著。骨髓细胞形态无明显发育异常，原始细胞比例不高，巨核细胞数量常增多，特别是血小板过多的病例。成熟红细胞呈堆积分布（图 4-3-2 ~ 图 4-3-4）。铁染色可见细胞内外铁减少，甚至消失。晚期合并骨髓纤维化时，

骨髓穿刺可发生"干抽"。需要强调的是，骨髓活检是诊断 PV 的重要检测手段。

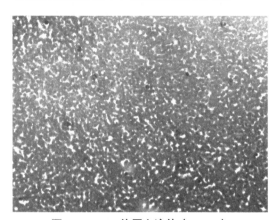

图 4-3-1 PV 外周血涂片（×100）

因成熟红细胞增多，低倍镜下外周血涂片成熟红细胞常呈堆积分布

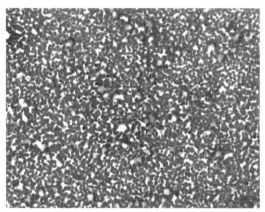

图 4-3-2 PV 骨髓涂片 1（×100）

有核细胞增生活跃，成熟红细胞呈堆积分布

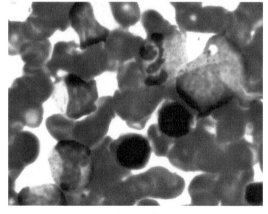

图 4-3-3 PV 骨髓涂片 2（×1000）

因成熟红细胞增多，常致有核细胞受挤压变形，但无发育异常

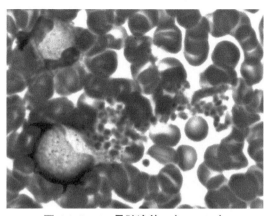

图 4-3-4 PV 骨髓涂片 3（×1000）

PV 患者的骨髓及外周血涂片中，血小板也常增多，呈小堆或小片分布

（3）红细胞容量：用核素 ^{51}Cr 标记法直接测定红细胞容量，PV 患者均升高（男性＞36ml/kg 体重，女性＞32ml/kg 体重）。该方法是诊断 PV 的重要检测手段，重复性高。

（4）血清维生素 B_{12} 和红细胞生成素水平：PV 患者的血清维生素 B_{12} 水平可升高，但并非诊断 PV 的特异或敏感方法。PV 患者通常也具有低的血清红细胞生成素浓度。

（5）染色体核型：PV 患者常见的染色体改变包括 20q-、+8、+9 及 9p- 等。值得注意的是，*JAK2* 基因位于 9p 上。

（6）*JAK2* 突变检测：多项研究均显示，超过 95% 的 PV 患者都具有 *JAK2* 基因外显子 14 上的 V617F，而正常人及继发性红细胞增多症者则不具有此突变。因此，该突变的存在有助于 PV 和继发性红细胞增多症的区分。需要说明的是，*JAK2* V617F 突变并非特异于 PV，也常见于 ET 和 PMF 患者。

3. 诊断标准 PV 的国内诊断标准由中华医学会血液学分会白血病淋巴瘤学组于 2016 年提出，建议采用 WHO（2008）标准，具体如下：

主要标准：① 男性 Hb ≥ 185g/L、女性 Hb ≥ 165g/L，或其他红细胞容积增高的

证据 [HbB 或血细胞比容（HCT）大于按年龄、性别和居住地海拔高度测定方法特异参考范围百分数的第 99 位，或如果血红蛋白比在无缺铁情况下的基础值肯定且持续增高至少 20g/L 的前提下男性 Hb > 170g/L、女性 > 150g/L]；② 有 *JAK2* V617F 突变或其他功能相似的突变（如 *JAK2* 第 12 外显子突变）。

次要标准：① 骨髓活检按患者年龄来说为高度增生，以红系、粒系和巨核细胞增生为主；② 血清红细胞生成素水平低于正常参考值水平；③ 骨髓细胞体外培养有内源性红细胞集落形成。

符合 2 条主要标准和 1 条次要标准或第 1 条主要标准和 2 条次要标准则可诊断为 PV。

此外，WHO 在 2016 年最新发布了真性红细胞增多症诊断标准。主要标准：① 男性 Hb > 165g/L、女性 Hb > 160g/L，或男性 HCT > 49%、女性 > 48%，或红细胞容积增高；② 骨髓活检提示与年龄不符的细胞过多伴三系增生（全骨髓增生），包括红系、粒系、巨核系显著增生并伴有多形性成熟巨核细胞（细胞大小不等）；③ 有 *JAK2* V617F 或 *JAK2* 第 12 号外显子基因突变。次要标准：血清红细胞生成素水平降低。PV 诊断需符合 3 条主要标准或第 1、2 条主要标准加次要标准。

4.鉴别诊断 PV 必须与相对性和继发性红细胞增多症相鉴别。相对性红细胞增多症是由于血浆容量减少所引起，因此并非真正意义上的红细胞增多。部分患者为暂时性，外周血红细胞呈一过性增多，随原发病控制而逐渐恢复正常。

继发性红细胞增多症是由于长期慢性缺氧等原因导致红细胞生成素升高，刺激骨髓红系过度反应所致。常见于慢性阻塞性肺疾病、心血管疾病、异常血红蛋白病等。此外，肾肿瘤、肾囊肿、肾积水等因压迫肾组织使局部血流减少而刺激红细胞生成素生成过多，也可导致红细胞生成增多。

（肖继刚 蔡文宇）

第三篇　与白细胞相关的疾病

第五章　粒细胞良性疾病

人体外周血中常见的粒细胞有中性粒细胞（杆状核、分叶核）、嗜酸性粒细胞（分叶核）、嗜碱性粒细胞（分叶核）等。有些血液系统疾病、与遗传相关的粒细胞疾病及其他系统疾病的某些重症患者，粒细胞成分及粒细胞数量、质量可出现不同程度的改变。主要表现为幼稚阶段细胞的出现、细胞形态的变化和细胞退变等。据此可对某些疾病做出明确诊断和排除诊断。对已明确诊断的患者，可协助制定治疗方案和估计预后。

粒细胞良性疾病可分为粒细胞量的异常、粒细胞质的异常和粒细胞功能的异常。

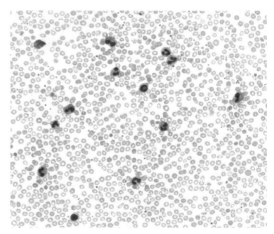

图 5-1-1　中性粒细胞增多
图中中性粒细胞明显增多

第一节　粒细胞量的异常

一、粒细胞量增多

（一）中性粒细胞增多

外周血中性粒细胞绝对值 $> 7.5 \times 10^9/L$，称中性粒细胞增多（neutrophilia，图 5-1-1）。

外周血中性粒细胞增多的机制：

（1）当边缘池中的中性粒细胞动员到血循环时，中性粒细胞数可成倍增加，称假性中性粒细胞综合征。如剧烈的体力劳动和运动、剧痛、癫痫、心动过速等时，血中中性粒细胞数增高，但体内中性粒细胞总数不变。而且这种现象是暂时的，也

不会出现幼稚粒细胞。

（2）外周血中性粒细胞进入组织的速度减慢时，可致外周血中性粒细胞增高，如乙醇、保泰松、糖皮质激素等可阻止粒细胞从血液进入组织，使血中中性粒细胞增多。这种增多也不会出现幼稚粒细胞。

（3）骨髓生成粒细胞及释放入血的速度加快，使粒细胞增多。骨髓中性粒细胞储存部分为血中循环粒细胞的 $10 \sim 15$ 倍，其成熟和释放加快可使血中粒细胞数明显增高。如骨髓窦壁完整性遭到破坏，幼稚细胞也可释放入血。感染、炎症、细菌内毒素等可促使单核 – 吞噬细胞系统产生粒细胞集落刺激因子等细胞因子，刺激骨髓

粒细胞增生，释放加快，使血中中性粒细胞大量增加。白血病细胞、转移癌细胞骨髓浸润及骨髓纤维化时，可损坏窦壁，使幼稚细胞进入血液。

中性粒细胞增多常引起白细胞总数增多。在生理情况下，外周血白细胞及中性粒细胞一天内存在波动，下午较早晨高。妊娠后期及分娩时、剧烈运动或劳动后、饱餐或淋浴后、高温或严寒等均可使其暂时升高。病理性增高常见于：

（1）急性感染：特别是化脓性球菌感染，局部或全身由细菌、真菌、螺旋体、病毒及寄生虫引起的感染。

（2）炎症和组织损伤：风湿性疾病如幼年型类风湿关节炎、支气管炎、肾炎、肾盂肾炎、胰腺炎、结肠炎、严重外伤、大手术、大面积烧伤、心肌梗死、肺梗死等。

（3）血细胞破坏：严重血管内溶血后 12～16 小时，白细胞总数和中性粒细胞可增多。

（4）急性大出血：在急性大出血后 1～2 小时，白细胞总数和中性粒细胞可明显增多。特别是内出血时，如消化道大出血、脾破裂、宫外孕破裂等。

（5）恶性肿瘤：非造血系统恶性肿瘤，尤其是消化道恶性肿瘤（如肝癌、胃癌）和肺癌等。

（6）急性中毒：代谢紊乱所致的代谢性中毒，如糖尿病酮症酸中毒、尿毒症和妊娠中毒；急性化学物质中毒，如急性铅、汞中毒及安眠药中毒等；生物毒素中毒如昆虫毒、蛇毒等。

（7）白血病、骨髓增殖性肿瘤：造血干细胞克隆性疾病，为造血组织中粒细胞大量异常增生并释放到外周血所致。

（8）其他：内分泌紊乱（如甲状腺危象）、痛风、癫痫、肾上腺皮质功能亢进等；手术后（尤其是脾切除术后）。

（二）嗜酸性粒细胞增多

外周血嗜酸性粒细胞绝对值计数 > 0.5×10^9 /L 或分类计数 > 5% 称为嗜酸性粒细胞增多（图 5-1-2）。常见于：

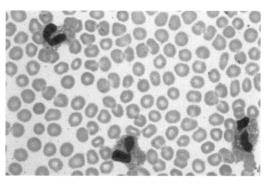

图 5-1-2 嗜酸性粒细胞增多
图中嗜酸性粒细胞明显增多

（1）过敏性疾病：支气管哮喘、药物过敏、荨麻疹、食物过敏、血管神经性水肿等均可引起嗜酸性粒细胞轻至中度增多。

（2）寄生虫病：原虫感染，如疟原虫、弓形体等感染；蠕虫感染，如蛔虫、钩虫、蛲虫、丝虫、旋毛虫、肝毛细线虫等感染；吸虫感染，如血吸虫、肺吸虫、华支睾吸虫等感染。此外，绦虫、疥虫、穿皮潜蚤的感染，均可引起嗜酸性粒细胞增高。一般而言，肠道寄生的成虫并不引起嗜酸性粒细胞明显增多，但当幼虫移行时侵入脏器，寄生在肠道外的成虫及肠道成虫破坏肠黏膜时，可引起嗜酸性粒细胞明显增多，因此，寄生虫引起嗜酸性粒细胞增多时，不一定能在大便中查到虫卵。

（3）药物：有些药物如青霉素、链霉素、头孢菌素、磺胺、苯妥英钠、氯丙嗪、对氨基水杨酸、碘剂、金剂、肝浸膏、粒-巨噬细胞集落刺激因子等都能引起嗜酸性粒细胞的中至重度增高而无药物过敏的其他症状。

（4）皮肤病：湿疹、剥脱性皮炎、疱疹样皮炎、天疱疮、银屑病、鱼鳞癣、红糠疹等可引起嗜酸性粒细胞中度增多。

（5）感染：某些感染如淋巴结干酪样结核、猫抓病、猩红热、艾滋病、念珠菌感染、传染性单核细胞增多症，多形性红斑急性期，嗜酸性粒细胞都可增多。有的在感染期减少，而在恢复期暂时增多，称感染后反跳性嗜酸性粒细胞增多。

（6）血液病：嗜酸性粒细胞白血病、慢性粒细胞白血病、真性红细胞增多症、霍奇金淋巴瘤、非霍奇金淋巴瘤、血管免疫母细胞淋巴结病、系统性肥大细胞增多症、多发性骨髓瘤、γ- 重链病、急性白血病等可伴嗜酸性粒细胞增多，嗜酸性粒细胞白血病时嗜酸性粒细胞可重度增多，并伴有胞体大小不一，颗粒粗大、分布不均，夹杂有嗜碱性颗粒，胞质空泡，核分叶过多或过少，有Dëhle 小体等形态改变。有的急性白血病细胞胞质呈金黄色、颗粒大，类似嗜酸性粒细胞，称为假性嗜酸性粒细胞（图 5-1-3）。

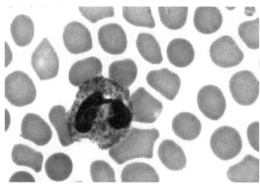

图 5-1-3　假性嗜酸性粒细胞

图中粒细胞胞质呈金黄色、颗粒大，但不是大小均一的嗜酸性颗粒

（7）肿瘤：各种恶性肿瘤患者中，约0.5% 伴嗜酸性粒细胞增多，尤其是骨骼及浆膜腔转移者，分泌黏液的上皮细胞来源者及有中心坏死灶的肿瘤。类癌亦可引起嗜酸性粒细胞增多。

（8）嗜酸性粒细胞增多综合征：单纯性嗜酸性粒细胞浸润症（Löffler 综合征）、变应性肉芽肿性血管炎（Churg-Strauss 综合征）、嗜酸性粒细胞性心内膜炎、特发

性嗜酸性粒细胞增多症等。

（9）风湿性疾病：类风湿关节炎、系统性红斑狼疮、皮肌炎、嗜酸性筋膜炎、血管炎、结节性多动脉炎、舍格伦综合征等嗜酸性粒细胞增多，常反映疾病的活动度。类风湿关节炎伴嗜酸性粒细胞增多者除有严重关节畸形外，易发生关节外病变，如血管炎、胸膜炎、皮下结节，血中补体减低，类风湿因子滴度显著增高。

（10）内分泌疾病：单一性腺垂体功能不全、肾上腺皮质功能减退症可见嗜酸性粒细胞增多。

（11）免疫缺陷综合征：如 Wiskott-Aldrich综合征、胸腺发育异常综合征（Nezelof综合征）、高 IgE 血症等。

（12）其他：如照射、家族性嗜酸性淋巴肉芽肿、炎症性肠病、慢性活动性肝炎、注射异体蛋白等。

（三）嗜碱性粒细胞增多

外周血嗜碱性粒细胞绝对值计数 > $0.1 \times 10^9/L$ 称为嗜碱性粒细胞增多。由于嗜碱性粒细胞富含组胺，其增多可致高组胺血症，引起高组胺综合征，表现有发热、全身潮红、心动过速、哮喘、血压降低，甚至休克、溃疡病及出血等。嗜碱性粒细胞增多常见于：

（1）过敏性疾病：如过敏性肠炎、药物、食物、吸入物超敏反应、红斑及类风湿关节炎等。

（2）血液病：如嗜碱性粒细胞白血病、骨髓增殖性肿瘤如慢性粒细胞白血病（图5-1-4）、骨髓纤维化、真性红细胞增多症、原发性血小板增多症等。

（3）恶性肿瘤：特别是转移癌。

（4）代谢及内分泌疾病：如糖尿病、甲状腺功能减退，也可见于雄激素治疗的疾病。

（5）感染：传染病如水痘、流感、天花、

结核，钩虫感染等。

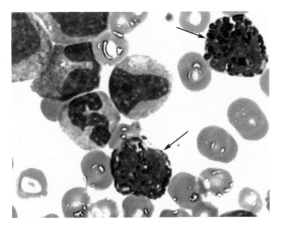

图 5-1-4　嗜碱性粒细胞增多
图中可见两个嗜碱性粒细胞，此为慢性粒细胞白血病患者血片

（6）其他：如重金属（铅、汞、铬等）中毒、系统性肥大细胞增多症、放射线照射、脾切除术后、溃疡性结肠炎、肾病、幼年型类风湿关节炎等。

二、粒细胞量减少

（一）白细胞和（或）中性粒细胞减少

外周血白细胞计数 < $4.0 \times 10^9/L$，称为白细胞减少（leukopenia）；中性粒细胞绝对值 < $1.5 \times 10^9/L$，称为中性粒细胞减少（neutropenia）；中性粒细胞绝对值 < $0.5 \times 10^9/L$，称为粒细胞缺乏（agranulocytosis）。常见于：

（1）感染

1）细菌感染如伤寒、副伤寒、波浪热、兔咬热等。

2）病毒感染如流感、水痘、麻疹、风疹、病毒性肝炎等。

3）立克次体感染如斑疹伤寒、落基山斑点热、恙虫病等。

4）原虫感染如疟疾、黑热病、弓形体病。

5）支原体感染如支原体肺炎。

此外，还可见于重症感染如败血症、粟粒型结核。

（2）理化因子及药物：如电离辐射，苯，细胞毒药物（阿糖胞苷、环磷酰胺、柔红霉素等），抗甲状腺药（甲巯咪唑、硫氧嘧啶），抗风湿药（吲哚美辛、保泰松），解热止痛药（氨基比林），磺胺类，抗惊厥药（苯妥英钠），抗精神病药（氯丙嗪、硫利达嗪等），抗心律失常药（普萘洛尔、奎尼丁、普鲁卡因胺），抗糖尿病药（甲苯磺丁脲、氯磺丙脲），抗组胺药（曲吡那敏），抗生素类，抗结核药（异烟肼）等。

（3）造血系统疾病：如白血病、再生障碍性贫血、巨幼细胞性贫血、恶性组织细胞病、噬血细胞综合征、阵发性睡眠性血红蛋白尿症、骨髓增生异常综合征等。

（4）肿瘤：特别是发生骨髓转移及晚期有恶病质者。

（5）自身免疫性疾病：如特发性血小板减少性紫癜、系统性红斑狼疮、自身免疫性溶血性贫血、类风湿关节炎、新生儿同种免疫性粒细胞减少症等。

（6）遗传性疾病：如家族性良性中性粒细胞减少症。

（7）其他：如脾功能亢进、营养不良、异体蛋白反应、锌中毒、铜缺乏、血液透析等。

（二）嗜酸性粒细胞减少

外周血嗜酸性粒细胞绝对值 < $0.05 \times 10^9/L$，称为嗜酸性粒细胞减少。常见于伤寒、副伤寒初期，大手术，烧伤等应急状态，或长期使用肾上腺皮质激素后，意义不大。

（三）嗜碱性粒细胞减少

嗜碱性粒细胞数量很少，其减少与否难以发现，多无临床意义。可见于过敏性休克、促肾上腺皮质激素或糖皮质激素应用过量及应激反应等。

第二节　粒细胞质的异常

粒细胞质的异常主要表现为形态改变，常为家族性，亦可为获得性，可伴有细胞功能缺陷。

1. 遗传性中性粒细胞分叶过多症　为常染色体显性遗传的良性疾病。杂合子患者外周血中性粒细胞核分叶 5 叶以上者 > 10%，在纯合子患者中可 > 14%。细胞大小正常，有的可有核棘突或鼓槌状突出增多（图 5-2-1）。

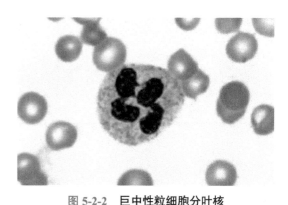

图 5-2-2　**巨中性粒细胞分叶核**
图中可见中性粒细胞分叶核，胞体巨大，胞质颗粒增粗

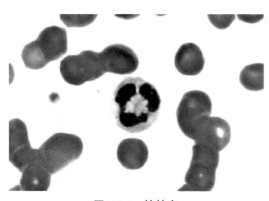

图 5-2-1　**核棘突**
图中在中性分叶核粒细胞核叶上可见多个尖刺样核棘突

骨髓：粒系早期细胞较早出现核凹陷。本病应与叶酸和维生素 B_{12} 缺乏、抗代谢药物应用后及骨髓增生异常综合征所致者鉴别。

2. 遗传性巨中性粒细胞症　为常染色体显性遗传的良性病。正常人外周血中性粒细胞直径约为 13μm ， > 17μm 者不到 0.2%。患者外周血中直径 > 17μm 的巨中性粒细胞可达 1% 以上。同时伴有核分叶过多（6 ~ 10 叶）。本病需与叶酸或维生素 B_{12} 缺乏及应用抗代谢药物所致者相鉴别（图 5-2-2）。

3. 中性粒细胞分叶不良　中性粒细胞分叶不良又称 Pelger-Huët 异常，为常染色体显性遗传性疾病。发病率 1/（10 000 ~ 100 000），与人种、地区无关。外周血粒细胞特别是中性粒细胞核不能分叶，多数为单个核、两叶核，呈杆状、哑铃形、花

生形、眼镜形、圆形或椭圆形。核染质呈粗块状，不仅见于粒细胞，也见于淋巴细胞和单核细胞。纯合子少见，其外周血几乎 100% 的中性粒细胞为单叶、圆形或卵圆形核，而易误为淋巴细胞，但胞质中可见中性颗粒，过氧化物酶染色阳性。杂合子患者外周血中 70% ~ 90% 的中性粒细胞为两叶核，常呈特征性哑铃形、夹鼻眼镜形。粒细胞功能正常，不易感染，无临床症状。骨髓粒细胞自原始粒细胞至中幼粒细胞均正常，巨核细胞也有分叶减少和核染色质结成粗块的现象。电镜观察可见单叶核，成熟粒细胞有核仁，胞核成熟迟缓。

这种异常也可为获得性，称假性 Pelger-Huët 异常，见于骨髓增生异常综合征、骨髓增生性疾病、白血病、化疗后、骨髓转移癌、范科尼贫血、黏液性水肿、传染性单核细胞增多症、疟疾、严重感染等。但家族中无同样的细胞畸形，以及原发病消除后粒细胞形态可恢复正常（图 5-2-3 ~ 图 5-2-8）。

4. 黏多糖性血细胞异常　本病为常染色体隐性遗传（或 X 伴性隐性遗传）的分解黏多糖的酶有缺陷的一组疾病。由于黏多糖不能被分解，储积于细胞溶酶体内，形成包涵体，可见于全身器官的细胞，白细胞出现异常颗粒为其表现。黏多糖病中 HuHer 综合征和 Hunter 综合征患者多有此异常。在中性、嗜酸性、嗜碱性粒细胞，

甚至淋巴细胞和单核细胞中有染色似嗜苯胺蓝或嗜碱性的粗大颗粒，为 Alder-Reilly 小体。甲苯胺蓝染色时呈异染性（红色），

有助于与中毒性颗粒区别。骨髓中白细胞前体细胞更易见此小体。这种形态异常的中性粒细胞功能正常（图5-2-9和图5-2-10）。

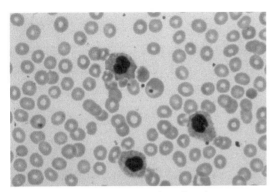

图 5-2-3　中性粒细胞分叶不良 1

图中粒细胞核不分叶，胞呈肾形，形似晚幼粒细胞，但一般胞体较小，核染色质较粗糙、致密

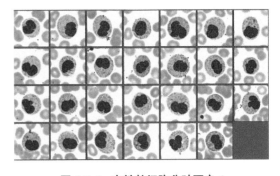

图 5-2-6　中性粒细胞分叶不良 4

图中中性粒细胞胞核不分叶（仪器阅片），各种形态都有，此患者为假性 Pelger-Huët 异常

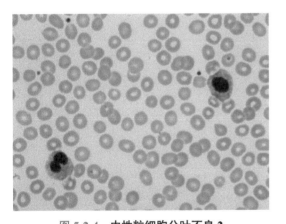

图 5-2-4　中性粒细胞分叶不良 2

图中中性粒细胞胞核不分叶，胞核呈花生形

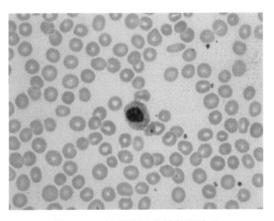

图 5-2-7　核不分叶中性粒细胞 1

图中成熟中性粒细胞胞核不分叶，胞核呈椭圆形，核染色质呈粗块状。此患者为假性 Pelger-Huët 异常

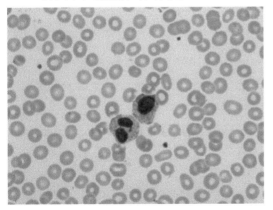

图 5-2-5　中性粒细胞分叶不良 3

图中中性粒细胞胞核不分叶，胞核呈眼镜形

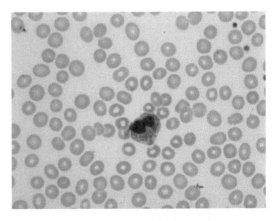

图 5-2-8　核不分叶中性粒细胞 2

图中中性粒细胞胞核不分叶，胞核呈粗杆状

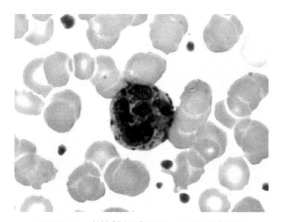

图 5-2-9　中性粒细胞 Alder-Reilly 畸形 1

图中中性分叶核粒细胞胞质中可见较多粗大的颗粒

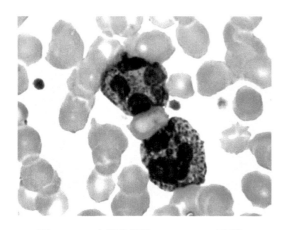

图 5-2-10　中性粒细胞 Alder-Reilly 畸形 2

5. 粒细胞异常蓝斑形成　粒细胞异常蓝斑形成（May-Hegglin 异常，图 5-2-11）为少见的常染色体显性遗传性疾病。在中性、嗜酸性、嗜碱性粒细胞和单核细胞甚至淋巴细胞胞质中出现直径 2 ~ 5μm 的不规则蓝色斑块状包涵体（瑞氏染色），因含糖原及 RNA，故派洛宁（pyronin）染色阳性。可同时有血小板减少和巨大而颗粒稀少的血小板，血小板生存期缩短，血块退缩时间延长，毛细血管脆性试验常为阳性，故常有出血倾向。白细胞无明显功能缺陷，但容易发生感染。

此畸形与 Döhle 小体相似，Döhle 小体为获得性，且仅见于中性粒细胞，形态较小，染色较浅，外形不清楚，多位于细胞边缘部，见于感染、创伤、灼伤、骨髓增生异常综合征、骨髓增生性疾病、溶血性贫血及应用细胞毒性药物后，不难与本病鉴别。

此畸形还需与 Fechtner 综合征和 Sebestein 综合征区别。Fechtner 综合征有血小板减少、巨大血小板、白细胞包涵体及 Alport 样表现，如神经性耳聋、肾炎和白内障等；Sebestein 综合征则无 Alport 样表现。

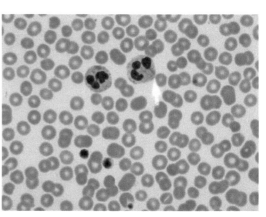

图 5-2-11　May-Hegglin 异常

图中在中性粒细胞胞质中可见大片的蓝色斑块

6. 家族性白细胞空泡症　家族性白细胞空泡症（Jordan 异常）一般无临床表现，有报告本病可伴有肌营养不良及鱼鳞癣。患者在中性、嗜酸性、嗜碱性粒细胞，单核细胞、淋巴细胞及浆细胞胞质中有数量和大小不等的空泡，每个细胞可有 3 ~ 10 个直径 2 ~ 5μm 的空泡。多数中性粒细胞和单核细胞空泡多且大，其他细胞小且少。骨髓中除原始细胞和巨核细胞无空泡外，其他幼稚细胞也有空泡。空泡中含脂质，可被嗜脂染料染色，如油红、苏丹黑 B 着色，一般染色法不被染色而呈空泡。白细胞无明显功能缺陷（图 5-2-12）。

本病与重度感染、中毒性肝炎、糖尿病酮症酸中毒、肿瘤、肝昏迷等中毒性退变形成的空泡和中毒颗粒不难鉴别。

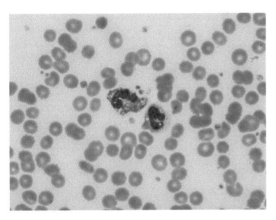

图 5-2-12　家族性白细胞空泡症

中性粒细胞胞质中可见大小不一的空泡

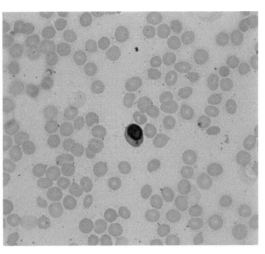

图 5-2-14　Chediak-Higashi 综合征的白细胞异常 2

淋巴细胞胞质中可见大嗜苯胺蓝颗粒（图片由湖南省中医药大学第一附属医院李海英提供）

7. 结构缺陷性血细胞异常　本病又称 Chediak-Higashi 综合征，是一种常染色体隐性遗传的膜结构缺陷病。男女均可发病，女性略多于男性。中性粒细胞、单核细胞、淋巴细胞中有大嗜苯胺蓝颗粒，有粒细胞缺陷，患者常反复出现化脓性感染，多夭折（图 5-2-13 和图 5-2-14 ）。

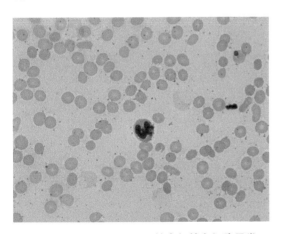

图 5-2-13　Chediak-Higashi 综合征的白细胞异常 1

中性粒细胞胞质中可见较多的大嗜苯胺蓝颗粒（图片由湖南省中医药大学第一附属医院李海英提供）

8. 细胞内包涵体　包涵体是细胞内具有膜结构的非结晶性蛋白质固体颗粒的聚集体，其中除了无活性的重组蛋白外，还含有一些 DNA 、RNA 及其他菌体蛋白，直径 0.1 ~ 0.3μm。白细胞内包涵体是由被吞噬的物质贴附到外周血或骨髓内粒细胞表面，然后细胞膜将其包围并卷入胞质内，形成具有包膜的包涵体。包涵体的形成可避免细胞中蛋白酶对蛋白质的降解，对于一些有毒的蛋白产物可起到保护宿主细胞作用，同时便于分离蛋白质。被吞噬的物质是异物，为细胞所不容，因而被细胞排斥或消灭。当患者存在免疫缺陷时，细胞内的各种酶类释放减少、功能减退。有时细胞尽管外观正常，但也因其缺乏某些酶类、溶酶体异常，致被吞噬的物质不被消化，被吞噬的微生物在细胞内繁殖，或出现活的微生物向周围扩散，导致病情恶化。

临床上一种少见的先天性免疫缺陷的遗传性疾病——Chediak-Higashi 综合征的粒细胞中常可见到较多的这种细胞内包涵体，故而被称为 Chediak 细胞（图 5-2-15 ~ 图 5-2-24 ）。

9. 嗜酸性粒细胞分叶过多　为常染色体隐性遗传性异常，无临床表现，现仅见于犹太人。嗜酸性粒细胞分叶过多，过氧化物酶和苏丹黑 B 染色阴性，但中性粒细胞和单核细胞仍阳性（图 5-2-25 ）。

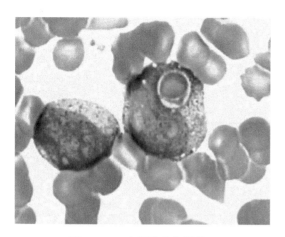

图 5-2-15 血细胞内包涵体 1

中性中幼粒细胞胞质中可见一大型粉红色包涵体，在包涵体边缘与胞质之间有一圈明显的空隙

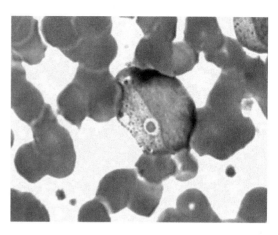

图 5-2-18 血细胞内包涵体 4

中性中幼粒细胞胞质中可见多个大小不一的粉红色包涵体

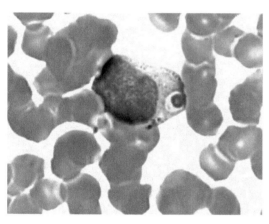

图 5-2-16 血细胞内包涵体 2

图中包涵体形态同图 5-2-15

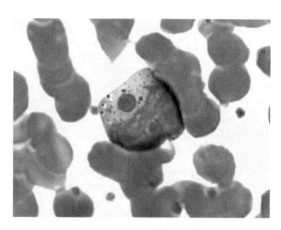

图 5-2-19 血细胞内包涵体 5

图中包涵体形态同图 5-2-18

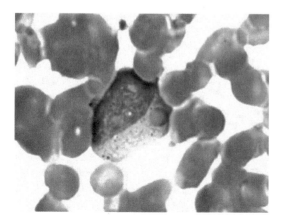

图 5-2-17 血细胞内包涵体 3

图中包涵体形态同图 5-2-15

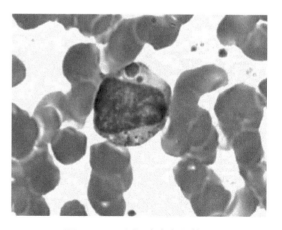

图 5-2-20 血细胞内包涵体 6

图中包涵体形态同图 5-2-18

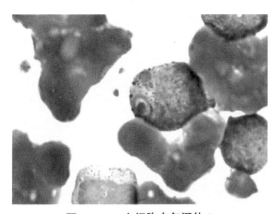

图 5-2-21 血细胞内包涵体 7

图中细胞内大包涵体呈圆形，分内外两层，外层呈浅粉白色，
内层呈深红色

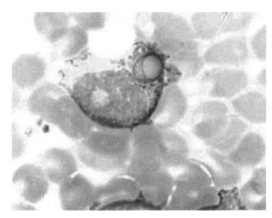

图 5-2-22 血细胞内包涵体 8

图中细胞内圆形大包涵体分内外两层，外层为较深的粉红色，
内层呈浅粉色

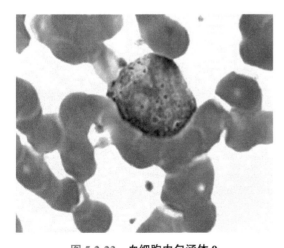

图 5-2-23 血细胞内包涵体 9

图中细胞的胞质和胞核中均可见较多大小不一的包涵体

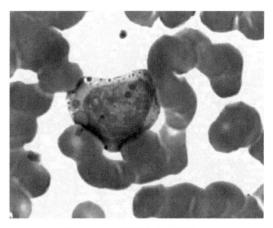

图 5-2-24 血细胞内包涵体 10

图中包涵体形态同图 5-2-23

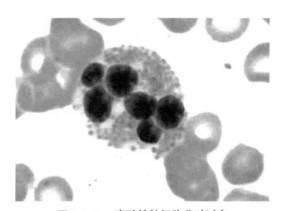

图 5-2-25 嗜酸性粒细胞分叶过多

图中嗜酸性分叶核粒细胞核分 6 叶，核叶呈圆球形

10. 惰性白细胞综合征 惰性白细胞综合征（lazy leukocyte syndrome）引起的中性粒细胞趋化性原发性障碍性疾病，是由于中性粒细胞对自身的趋化因子不敏感，或粒细胞膜缺陷、肌动蛋白微丝缺陷。因为细胞不能从储存池及边缘池释放至血循环，故形成假性粒细胞减少症。

惰性白细胞综合征患者血及骨髓中中性粒细胞运动速度仅是正常人或粒细胞减少症者的 1/9～1/6，且添加环磷腺苷并不能改善运动速度。患者中性粒细胞的游走变形功能明显减弱，而吞噬和杀菌功能正常。

11. Job 综合征 是慢性肉芽肿的变异。临床表现有反复发生呼吸道感染、葡萄球菌冷脓肿（炎症局部无红肿）。实验室检查：中性粒细胞无杀菌能力，嗜酸性粒细胞增多，血清 IgE 明显增高，且具有特征性的抗金黄色葡萄球菌的 IgE 抗体。粒细胞趋化功能明显减弱，但分离血清数小时后趋化功能即可恢复。异常功能与 T 淋巴细胞产生 γ- 干扰素缺陷有关。

12. 白细胞黏附功能缺陷　为遗传性的白细胞黏附糖蛋白 CD11 / CD15 缺陷，中性粒细胞黏附特性减弱，对歧化因子的反应存在障碍。表现为新生儿脐炎、脐带分离脱落迟缓和类白血病反应，白细胞计数可达 10×10^9/L。

13. 先天性特殊颗粒缺乏　可导致趋化功能缺陷，从而反复引起严重的细菌感染。中性粒细胞核分叶异常，常呈二叶核，碱性磷酸酶染色减弱。电镜下阿尼林蓝颗粒正常，而特异颗粒很少或缺乏，与颗粒相关的蛋白质缺如，杀菌能力受损。

14. 细胞内杀菌功能缺乏性疾病

（1）慢性肉芽肿病：是一组吞噬细胞不能表现出呼吸爆发的遗传性疾病，为罕见的儿童致死性遗传性细胞功能缺陷病。主要为性联隐性遗传，少数为常染色体隐性遗传，男女均可发病，但多见于男性。病原体多为低感染的微生物，如黏质沙雷菌属、大肠杆菌、葡萄球菌、白色念珠菌、曲霉菌等，主要临床表现为易患各种严重感染。细菌被中性粒细胞吞噬后，由于细胞缺乏杀灭细菌的能力，反而成为灭菌障碍，一般抗菌药物不能穿透胞膜进入细胞内，随着细胞的游移，随血行带到单核 - 吞噬细胞系统，但此细菌不能被吞噬而形成肉芽肿病灶。

（2）髓过氧化物酶缺乏症：系常染色体隐性遗传性疾病，为遗传性粒细胞功能障碍中最常见的良性疾病。其表现为粒细胞杀灭细菌时间延长，而无明显的临床症状，可通过过氧化物酶染色，血片中性粒

细胞和单核细胞呈阴性反应，而嗜酸性粒细胞染色正常来协助诊断。

（3）葡萄糖 -6- 磷酸脱氢酶（G-6-PD）缺乏症：NADPH 的生成依赖 G-6-PD，NADPH 降低则不能满足氧化酶的需求，导致中性粒细胞的呼吸爆发功能不全，其临床表现类似于慢性肉芽肿性疾病。当 G-6-PD 活力小于正常 1% 时，杀菌功能有明显障碍，且可伴有溶血性贫血。

（4）脂褐素组织细胞病（lipochrome histiocytosis）：患者可有反复感染（肺炎、关节炎）、肝脾增大、肺部浸润。组织活检可见脂褐素沉着。粒细胞硝基四氮唑蓝（NBT）还原性减弱，缺乏杀菌能力，淋巴细胞转化率降低。

（5）新型家族性粒细胞杀菌功能缺乏症：患者可有中性粒细胞杀菌功能缺乏，自幼有严重的反复感染（包括皮肤、牙龈、中耳、鼻旁窦、肺部、骨膜的炎症和结核）。

（6）体液因素异常所致的粒细胞功能缺陷：中性粒细胞具备两方面的功能，一是化学趋化性，二是细胞吞噬性，以抵抗微生物的侵袭，避免机体感染。血浆中的免疫球蛋白与补体形成一种调理素，包裹微生物以刺激产生化学趋化因子，促使细胞向目标物移动。如果缺乏这些体液因素或体液因素有异常，则会使中性粒细胞相应的功能受损。

补体 C3、C5 的分解产物有化学趋化因子的功能。C3 是调理素（包括免疫球蛋白、补体成分及非补体不耐热物质等）及化学趋化因子的核心。中性粒细胞表面能特异性地识别 IgG 抗体的 Fc 部分，并与之结合，完成其接触吞噬作用，形成吞噬体。C3 的完全缺乏会引起严重的化脓性感染。另一种是 C3b 抑制因子的缺乏，如果不予纠正，则会增强 C3 及裂解素 B 因子的分解。

（7）其他：有研究者认为急性粒细胞白血病血浆中存在一种由原始细胞释放的

蛋白质，其为能抑制粒细胞功能的因子，使粒细胞的杀菌功能明显下降。

系统性红斑狼疮、肝硬化等疾病时中性粒细胞的趋化性和对细菌的调理作用均减弱，致患者易受到感染，并且感染不易控制。

糖尿病患者的中性粒细胞趋化性异常，加上毛细血管基底膜增厚，妨碍粒细胞渗出，从而加重趋化性的缺陷。

类风湿关节炎时中性粒细胞吞噬类风湿免疫复合体，导致粒细胞趋化性障碍。

多发性骨髓瘤伴丙种球蛋白缺乏症及其他球蛋白缺乏症时，对细菌的调理作用不佳，中性粒细胞吞噬能力差。恶性肿瘤如霍奇金病患者血中趋化抑制因子浓度增加，骨髓增殖性肿瘤中中性粒细胞趋化性亦可减弱。

肾上腺皮质激素削弱中性粒细胞的吞噬功能，抑制中性粒细胞移动，稳定溶酶体膜，使之不易裂解，不致溶菌酶释出，干扰抗体生成，影响对细菌的调理作用。

第三节　粒细胞功能异常

成熟的中性粒细胞应具备吞噬、趋化和杀死微生物三个功能。前两个功能需体液因素的帮助，后一个功能由中性粒细胞本身完成。

一、体液因素的异常

当入侵的细菌裹以调理素后，即产生了趋化物质，以吸引成熟粒细胞吞噬细菌。趋化物质在体液中扩散形成一定的浓度梯度，中性粒细胞顺着浓度梯度至细菌周围，将细菌包围、吞噬、杀死。体液因素的异常包括免疫球蛋白及补体的异常。

（1）免疫球蛋白异常：在婴儿早期，基因性缺乏为获得性原因不明性，继发于淋巴系统疾病，可引起婴儿反复化脓性感染。

（2）补体异常：包括 C2、C4 缺乏，为基因性，容易发生感染，C3 缺乏可引起反复化脓性感染；缺乏 C3b 的灭活者，属基因性；C3 分解亢进，可引起反复化脓性感染；C5 缺乏，为基因性，可引起反复化脓性感染。

此外，缺乏多种因素、存在抑制物也可导致粒细胞功能异常，如系统性红斑狼疮、类风湿关节炎、肝硬化、严重感染及其他炎症、烧伤等，可引起反复感染。

二、细胞的异常

中性粒细胞可有多种细胞异常，主要分为：

1. 脱颗粒异常

（1）Chediak-Higashi 综合征

1）病因：病因不明，为一罕见的遗传性疾病，细胞膜的改变可能是主要的，粒细胞颗粒的融合始于粒细胞发育的早期。不仅有初级颗粒的融合，还有二级颗粒及细胞膜成分的融合，结果形成相对巨大的颗粒。由于许多病态的粒系细胞在骨髓中早期死亡，以致出现中度的成熟粒细胞减少。杀死细菌的作用相对缓慢，单核细胞也有相同的异常。

2）临床表现：婴儿期毛发呈白化病的改变，呼吸道、黏膜、皮肤反复感染，怕光，眼球震颤，神经病变。病程晚期出现加速期，肝、脾、骨髓中有淋巴细胞增生；可出现于任何年龄，表现为肝脾增大，高热而无脓毒血症，全血细胞减少，出现出血、感染。

3）实验室检查：贫血、白细胞减少，外周血及骨髓中的成熟中性粒细胞中有多个相对巨大的颗粒，在瑞氏染色的血片中，颗粒为淡紫红色，呈圆形、椭圆形、方形、梭形或不规则形，过氧化物酶染色阳性。这样的颗粒是诊断本综合征的重要依据，在幼稚粒细胞、淋巴细胞、单核细胞、嗜酸性粒细胞、嗜碱性粒细胞中都可以见到。

病程早期无血小板减少，但有质的改变，以致出血时间延长。病程进入加速期后，血红蛋白与中性粒细胞进一步减少，约 1/3 的病例有血小板减少。

（2）特异性颗粒缺乏症：可能为有关基因表达缺乏所致，临床表现为反复出现皮肤脓肿（图 5-3-1）。

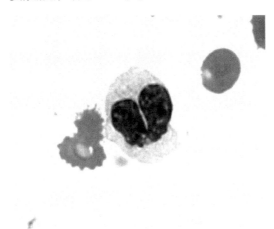

图 5-3-1 中性粒细胞颗粒缺失

先天性特异性颗粒缺乏的患者中性粒细胞常有核分叶异常，多分为两叶，胞质中不见嗜中性颗粒

2. 黏附异常

（1）先天性白细胞黏附蛋白缺乏症：属基因性疾病，患者的白细胞表现为黏附功能不良，创伤愈合迟缓，反复发生感染，且无脓液形成。

（2）实验室检查

1）血象：中性粒细胞绝对值增高，可达 15×10^9 /L ~ 60×10^9 /L 或以上。但感染组织中仅见少许中性粒细胞。

2）骨髓象：粒系明显增生。

3）中性粒细胞或单核细胞的黏附、聚集、趋化及 C3bi 介导的吞噬功能检查显示有关糖蛋白缺乏引起的显著异常。一些患者中发现淋巴细胞功能相关性抗原 -1（LFA-1）依赖的淋巴细胞功能（如淋巴细胞毒性反应等）缺陷。由于多数患者能够合成特异性抗体，因此水痘或呼吸道病毒感染患者通常可以恢复。

3. 杀菌异常

（1）慢性肉芽肿病：为一种基因性疾病，患者的中性粒细胞和单核细胞能够吞噬细菌，但不能正常杀死过氧化氢酶阳性的细菌，产生氧的代谢产物。本病可以分为四型：

1）性联遗传，细胞色素 b 阴性，占本病患者的大多数。

2）常染色体隐性遗传，细胞色素 b 阳性，占本病患者的少数。

3）常染色体隐性遗传，细胞色素 b 阴性，占本病的很少数。

4）罕见的性联遗传，而细胞色素 b 阳性。

中性粒细胞在吞噬细菌时，细胞表面的受体可将信号传到细胞内而发生呼吸爆发。在正常的呼吸爆发中，氧代谢需要很多步，其中任何一步出现基因突变均会发生杀菌功能的缺陷而导致本病。本病患者的中性粒细胞不能产生过氧化氢，当过氧化氢酶阳性的细菌如金黄色葡萄球菌、大多数的肠道杆菌及白色念珠菌等侵入机体后，会反复发生上述致病菌感染。感染后，这些细菌在中性粒细胞内繁殖，并受到保护，运送到远处再释放出来，造成新的感染灶，从而形成慢性肉芽肿（图 5-3-2 ~ 图 5-3-4）。

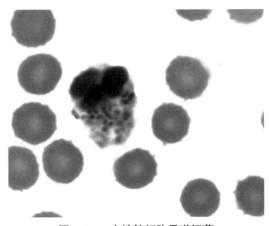

图 5-3-2 中性粒细胞吞噬细菌

中性分叶核粒细胞胞质中可见较多被吞噬的短小杆菌

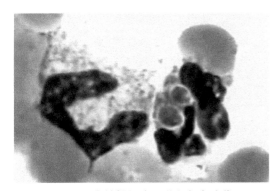

图 5-3-3　中性粒细胞吞噬白色念珠菌 1

图中右侧中性分叶核粒细胞胞质中可见两个被吞噬的
白色念珠菌

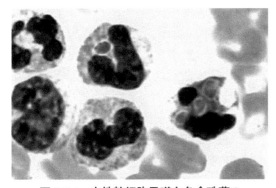

图 5-3-4　中性粒细胞吞噬白色念珠菌 2

图中有两个中性粒细胞中可见被吞噬的白色念珠菌

（2）实验室检查：贫血、血清免疫球蛋白含量增加、骨髓中浆细胞数量增加、感染灶分泌物可查到致病菌。

（3）诊断：有赖于对呼吸爆发的检测或氮蓝四唑试验检查中性粒细胞在吞噬此染料后是否可以产生紫色的结晶；正常中性粒细胞可产生紫色结晶，而本病的中性粒细胞不能产生或仅产生少量紫色结晶。必要时需做家系调查与细胞色素 b 谱的检查。

4. 其他细胞异常

（1）中性粒细胞功能异常：主要表现在趋化与黏附功能的异常，中性粒细胞缺乏特异性颗粒，其初级及次级颗粒在分泌蛋白上也有缺陷。

（2）特异性颗粒缺乏症：为常染色体隐性遗传病，中性粒细胞除缺乏特异性颗

粒外，胞核呈特殊的双叶形，患者有反复的肺部及皮肤感染。

（3）髓过氧化物酶缺乏症：为常染色体隐性遗传病。中性粒细胞及单核细胞的次级颗粒不含髓过氧化物酶，使吞噬体中过氧化氢杀菌作用得不到加强。但本病中性粒细胞会代偿性地积累较正常中性粒细胞更多的过氧化氢，因而加强了杀菌活性。患者并不特别容易发生化脓性感染。

（4）中性粒细胞肌动蛋白功能不良症：系由于细胞中的肌动蛋白单片不能聚合成纤丝，所以不能形成伪足，发生趋化与吞噬的反应。患者反复发生皮肤及胃肠道细菌感染，但不化脓。

第四节　粒细胞减少和粒细胞缺乏

一、中性粒细胞减少

外周血中性粒细胞绝对值低于 $1.5 \times 10^9/L$，称为中性粒细胞减少（neutropenia），低于 $0.5 \times 10^9/L$ 时称为粒细胞缺乏（agranulocytosis）。

（一）原因

1. 中性粒细胞生成缺陷

（1）生成减少

1）理化因素：细胞毒性药物、苯类化学毒物和辐射为导致粒细胞减少最常见的原因，作用机制是直接损伤干/祖细胞及分裂期的早期细胞或抑制这些细胞的分裂和增生，并可同时抑制红系及巨核系的早期细胞而致全血细胞减少。因血中的中性粒细胞半衰期短、更新快，所以骨髓受抑制时，首先出现粒细胞减少，红细胞寿命最长，故贫血最后发生。止痛剂、镇静剂、抗甲状腺药、磺胺类药物只在某些敏感患者引起粒细胞减少，可能是通过免疫介导

逐渐引起，造成抑制骨髓，使中性粒细胞生成减少。

2）免疫介导：各种自身免疫病和偶尔引起粒细胞减少的药物，由于产生的自身抗体和（或）T 淋巴细胞介导，可能对中性粒细胞分化的各阶段造成损伤，使其生成减少，也可使中性粒细胞在血液或脾脏内破坏。

3）急性及严重感染：细菌性感染如伤寒、副伤寒、布氏杆菌病、粟粒型结核、败血症等；病毒感染如各种感冒、麻疹、水痘、风疹、肝炎、登革热等；立克次体感染如斑疹伤寒；原虫感染如黑热病、疟疾。

4）骨髓浸润：白血病、骨髓瘤、转移癌细胞可浸润骨髓造血组织，影响正常造血干细胞增生，不但可致粒细胞减少，而且可致红细胞、血小板减少。

5）某些先天性遗传性粒细胞减少症：发病机制不明，其中周期性粒细胞减少症被认为是由于造血干细胞缺陷所致。

（2）成熟障碍：骨髓分裂池细胞可以正常或增多，而成熟池、储存池细胞则减少。维生素 B_{12} 或叶酸缺乏、骨髓增生异常综合征、急性粒细胞白血病、先天性遗传性粒细胞减少等疾病导致早期粒细胞成熟障碍。

2. 中性粒细胞在血液或组织中破坏或消耗过多

（1）免疫性因素：中性粒细胞被抗体或抗原 - 抗体复合物包裹，在血液或脾脏等组织中被破坏，可见于自身免疫病、某些非细胞毒性药物、某些感染（如慢性肝炎）及同种免疫性新生儿中性粒细胞减少。

（2）非免疫性因素：在严重细菌性感染时，中性粒细胞在炎症部位消耗过多，脾功能亢进时中性粒细胞在脾脏中破坏过多。

3. 中性粒细胞分布异常

（1）粒细胞转移至边缘池导致附着于该池的粒细胞增多，循环池的粒细胞则相对减少，但粒细胞总数不变，称为假性粒细胞减少，见于先天性或器质性假性粒细胞减少。获得性者如严重细菌感染、营养不良、疟疾等，常同时伴有粒细胞生成减少或破坏增多，故粒细胞数也可减少。

（2）粒细胞滞留于肺血管内，如血液透析开始后 2 ~ 15 分钟，粒细胞暂时性减少；滞留于脾脏，如脾功能亢进。

（二）实验室检查

（1）血常规：白细胞减少，中性粒细胞减少，淋巴细胞百分比相对增加，红细胞、血小板正常或减少，中性粒细胞出现核固缩，胞质中出现空泡，颗粒增粗或消失等退变，恢复期血液中可出现中、晚幼粒细胞。

（2）骨髓：不同病因及发病机制，其骨髓象亦不同，增生各异，同时可以观察有无白血病及肿瘤骨髓转移和浸润，有无巨幼细胞样变。

（3）血培养可找到病原菌。

（4）肾上腺素试验：应用肾上腺素可使微静脉收缩，促使边缘池中性粒细胞进入循环池，以了解粒细胞在边缘池与循环池的分布。方法是皮下注射 1：1000 肾上腺素 0.1ml，注射后 10、20、30 分钟分别取血测定白细胞总数及粒细胞绝对值。如增加到一倍以上，且患者无脾大，则说明边缘池粒细胞增多，考虑假性粒细胞减少。

（5）皮质激素试验：测定粒细胞的储备功能和释放效应。方法：静脉滴注氢化可的松 150mg，在 3 ~ 5 小时可使骨髓释放，5 小时达高峰。

（6）中性粒细胞特异性抗体测定：有免疫荧光粒细胞抗体测定法，^{125}I 葡萄球菌 A 蛋白结合法等。

（7）骨髓培养：通过 CFU-GM 集落刺激活性测定，鉴别干细胞缺陷和体液因素异常。

（三）诊断

主要依靠白细胞计数及分类计数来确定粒细胞减少症的诊断。另外，应结合病史、家族史、理化药物接触史及其他实验检查，协助诊断。

二、急性粒细胞缺乏症

本病常突然发病，病情凶险，粒细胞急剧地重度降低，伴发热、感染等症状，多与接触药物有关，尤以氨基比林多见，发病机制被认为是免疫介导所致的药物反应。

1. 实验室检查

（1）血常规：外周血白细胞数少于 $2.0 \times 10^9/L$，粒细胞绝对值少于 $1.0 \times 10^9/L$，淋巴细胞相对增多，单核细胞相对或绝对增多，粒细胞退变，红细胞、血小板一般正常。恢复期，外周血白细胞数增加，并可出现早、中、晚幼粒细胞。

（2）骨髓：骨髓增生低下或活跃，粒系中幼粒以下阶段显著减少，红系及巨核系正常，浆细胞、淋巴细胞和网状细胞可见增多。

2. 诊断 突然发病，白细胞及粒细胞数明显减少，有某种药物接触史及骨髓象特征，一般不难诊断。应与急性白血病及药物引起的急性再生障碍性贫血鉴别。

三、其他粒细胞减少或缺乏症

1. 药物性粒细胞减少

（1）引起粒细胞减少的药物

1）细胞毒性药物，如烷化剂（环磷酰胺、氮芥等），抗代谢药（巯嘌呤、阿糖胞苷等），生物碱（长春新碱等），蒽环类抗生素（柔红霉素）。

2）偶尔引起中性粒细胞减少的药物，如止痛药，消炎药（氨基比林、保泰松、阿司匹林、对乙酰氨基酚、吲哚美辛等），镇静药（氯丙嗪、氯氮平、巴比妥类、地西泮类等），抗生素（氯霉素、链霉素、青霉素类、头孢菌素类、磺胺类、利福平、异烟肼、万古霉素、喹诺酮类），抗高血压药（甲基多巴、卡托普利等），抗甲状腺药（甲巯咪唑、甲硫氧嘧啶、丙硫氧嘧啶等），抗心律失常药（普鲁卡因胺、普萘洛尔、奎尼丁），抗惊厥抗癫痫药（苯妥英钠、美芬妥因、三甲双酮等），抗组胺药（西咪替丁、曲吡那敏等），抗疟疾药（奎宁），其他（重组干扰素 α/γ、别嘌醇、青霉胺、汞制剂、左旋咪唑、金盐等）。

（2）实验室检查：白细胞及粒细胞绝对值减少，严重者全血细胞减少，骨髓增生低下或仅有少数原、早幼粒细胞。

（3）诊断：结合用药史不难诊断。

2. 感染性粒细胞减少

（1）细菌感染（伤寒、副伤寒、布氏杆菌病、败血症、播散性结核等），病毒感染（流感、麻疹、水痘、风疹、肝炎、登革热、艾滋病等），立克次体感染（斑疹伤寒），原虫感染（疟疾、黑热病等）。

（2）实验室检查：急性期中性粒细胞减少，恢复期可上升至正常。

3. 免疫性中性粒细胞减少 指主要通过免疫介导机制引起的一些疾病。

（1）同种免疫性新生儿中性粒细胞减少：是由于胎儿中性粒细胞特异性抗原与母体不合所致，母体妊娠时，胎儿的白细胞可通过胎盘至母体血液，使母体产生抗胎儿中性粒细胞的抗体。该抗体通过胎盘与胎儿中性粒细胞起免疫反应，致新生儿中性粒细胞减少。

实验室检查：

1）血象：白细胞数正常，中性粒细胞明显减少，嗜酸性粒细胞与单核细胞偶可增高，红细胞、血小板正常。

2）骨髓：增生活跃，中性粒细胞停滞

在杆状核以前（中、晚幼粒）阶段。

根据新生儿中性粒细胞减少，结合血象、骨髓象变化，测定母体血中存在抗患儿中性粒细胞特异性抗原的抗体，诊断即可成立。

（2）自身免疫性中性粒细胞减少：由于患者血液中存在中性粒细胞自身免疫抗体或免疫复合物，引起中性粒细胞的破坏及在骨髓中生成障碍。可为原发性或继发于其他疾病。原发性者女性较多，半数患者有轻至中度脾大。粒细胞轻度减少者可无症状。粒细胞重度减少者易致感染。继发性者表现为原发病（如系统性红斑狼疮、类风湿关节炎、舍格伦综合征、Felty综合征等）的症状，以及粒细胞缺乏所致的感染。

实验室检查：

1）血象：中性粒细胞可轻度减少，重度减少者少见。原发性者血小板、红细胞多正常，继发于系统性红斑狼疮等结缔组织病者则常伴血小板、红细胞减少。

2）骨髓象：骨髓增生活跃，粒系停滞在中、晚幼粒阶段。

3）中性粒细胞特异性抗体：原发性者阳性。

4）继发性者应测定抗核抗体、类风湿因子等。

对原因不明的慢性中性粒细胞减少者，须查有无自身免疫性疾病、肝炎和淋巴瘤等。如单纯中性粒细胞减少，具有以上骨髓象特征，中性粒细胞特异性抗体阳性，能除外继发性疾病，即可诊断为原发性自身免疫性中性粒细胞减少症。

4. Felty 综合征　多为中年发病，其特征为活动性多关节炎伴关节变形，血清类风湿因子强阳性，脾脏轻至中度增大。中性粒细胞中至重度减少，偶尔完全缺乏。骨髓增生活跃或明显活跃，偶有增生减低

者，粒系早幼粒至晚幼粒阶段增多，杆状核及分叶核显著减少。淋巴细胞减少，抑制 T 淋巴细胞活性增高可致骨髓增生减低。中性粒细胞表面 IgG 和血液中及细胞内的免疫复合物含量均增高。吸附于边缘池的中性粒细胞增多。部分病例中性粒细胞半衰期缩短，粒系祖细胞集落及集落刺激因子活性均减低。此外，临床表现有皮肤色素沉着、淋巴结增大、皮下结节、血管炎、浆膜炎及皮肤溃疡等。根据以上特征可做出诊断。

5. 婴儿遗传性粒细胞缺乏症　为常染色体隐性遗传病，原因不明，粒细胞 $< 0.5 \times 10^9/L$，但白细胞总数正常或增多。淋巴细胞、单核细胞绝对值增高。骨髓：粒系细胞停滞在早、中幼粒阶段，并有质的改变（中毒颗粒、胞质空泡、核分叶过多），红系及巨核系多正常，患儿多于半岁内死亡。

6. 先天性无白细胞血症　本病极少见，外周血粒细胞及淋巴细胞完全缺乏，单核细胞正常。多见于孪生子，红系及巨核系正常。多于出生后几天内因重度感染死亡，尸解可见全身无淋巴结，扁桃体、派尔集合淋巴结缺如，脾脏无淋巴细胞、浆细胞及淋巴滤泡。

7. 胰腺功能不全的粒细胞减少症　可能为一种常染色体隐性遗传病，为儿童粒细胞减少症常见原因之一，1 ~ 10 岁发病，生长缓慢、脂肪泻、反复感染，有些表现为骨骺端发育不全、巨结肠、身材矮小、智力低下，有糖尿病、乳糖血症、肝损伤及免疫球蛋白异常。

8. 儿童慢性粒细胞减少症　为儿童非家族性粒细胞减少，预后较好。患者 2 ~ 3 岁时可反复发作慢性化脓性感染，可有肝、脾、淋巴结增大。白细胞数在正常范围，而粒细胞数在 $0.5 \times 10^9/L$ ~ $1.0 \times 10^9/L$，病因不明。

9. 周期性粒细胞减少症　又称复发性中性粒细胞减少症，部分病例为常染色体显性遗传，可自幼发病，迁延多年，病因不明，周期性发生感染，平均 21 天发作一次，以发热、口腔咽部感染、颈淋巴结增大为特点，严重者有泌尿、呼吸、消化系统感染。感染程度与粒细胞减少程度成正比。

10. 脾性粒细胞减少症　患者有脾功能亢进，通过体液途径作用于骨髓，使骨髓造血受抑制。中性粒细胞不同程度减少，以轻度减少者多见。骨髓粒系增生，切除脾脏后中性粒细胞恢复正常。如出现全血细胞减少，则应考虑原发性脾功能亢进，并与继发性脾功能亢进鉴别，后者是由于各种疾病引起的脾大。

11. 慢性特发性中性粒细胞减少症　指一类原因不明的慢性中性粒细胞减少症，任何年龄均可发病，以成年女性较多见，与药物关系不明确，无相关疾病及家族史。中性粒细胞多呈轻度减少，少数患者可有感染表现。部分病例骨髓中成熟中性粒细胞减少。

12. 粒细胞减少伴免疫球蛋白异常

（1）家族型：为一种性联隐性遗传性疾病。临床表现为口腔溃疡、咽炎、反复呼吸道感染、淋巴结及脾增大。

1）血象：中性粒细胞减少。

2）骨髓象：粒系成熟障碍，停滞于中幼粒细胞阶段，偶见晚幼粒细胞。此外，患者有低丙种球蛋白血症，多早年死于感染。

（2）非家族型：无家族史，患者有中性粒细胞减少，可伴有（或无）异常丙种球蛋白血症，外周血中性粒细胞减少，骨髓粒系成熟障碍。部分病例可呈暂时性或慢性中性粒细胞减少。球蛋白种类不同，增减不一。

第五节　嗜酸性粒细胞增多

外周血嗜酸性粒细胞绝对值计数 > 0.5×10^9/L 或分类计数 > 5% 称为嗜酸性粒细胞增多（图 5-5-1 和图 5-5-2）。

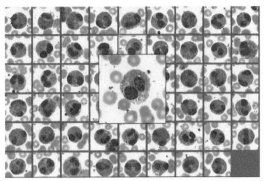

图 5-5-1　嗜酸性粒细胞增多 1
图中嗜酸性粒细胞显著增多

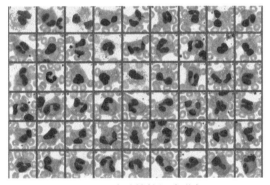

图 5-5-2　嗜酸性粒细胞增多 2
图中嗜酸性粒细胞显著增多

（一）嗜酸性粒细胞增多的分级

轻度：嗜酸性粒细胞 < 15%，直接计数在 1.5×10^9/L 以下。

中度：嗜酸性粒细胞占 15% ~ 49%，直接计数在 1.5×10^9/L ~ 5.0×10^9/L。

重度：嗜酸性粒细胞占 50% ~ 90%，直接计数在 5.0×10^9/L 以上。

（二）嗜酸性粒细胞增多的发病机制

已知促嗜酸性粒细胞增多的细胞因子

有 IL-3、IL-5 和粒细胞 – 巨噬细胞集落刺激因子（granulocyte-macrophage colony stimulating factor，GM-CSF）。IL-3 和 GM-CSF 除作用于嗜酸性粒细胞外，也可作用于其他骨髓细胞系，而 IL-5 只刺激嗜酸性粒细胞生成。当机体受到内、外因子刺激时，可激活 T 淋巴细胞，特别是辅助性 T 淋巴细胞，释放 IL-5 及少量 GM-CSF 刺激骨髓生成嗜酸性粒细胞。嗜酸性粒细胞本身有 IL-5 mRNA 转录，免疫组化能检出 IL-5 蛋白表达。此外，嗜酸性粒细胞亦能分泌 IL-3 和 GM-CSF，使嗜酸性粒细胞进一步增多。这也可解释有的嗜酸性粒细胞增多者中性粒细胞也增多。

嗜酸性粒细胞增多特别是特发性嗜酸性粒细胞增多综合征中有特异性器官损害。嗜酸性粒细胞特异性颗粒含 4 种阳离子：过氧化物酶、主要碱性蛋白（MBP）、嗜酸性粒细胞阳离子蛋白（ECP）及乙二醇二硝酸酯（EDN），均有细胞毒性。嗜酸性粒细胞代谢过程中生成氧化性产物，其单独或与过氧化物酶联合作用进一步引起氧介导损害，破坏细胞。嗜酸性粒细胞还能产生多种引起炎症及纤维化的因子，如转化生长因子 γ 和 β（TGF-γ、TGF-β）、肿瘤坏死因子 α（TNF-α）、巨噬细胞炎症蛋白 1α（macrophage inflammatory protein 1α，MIP-1α）、IL-1α、IL-6 和 IL-8 等。嗜酸性粒细胞增多综合征患者血中有一种被 IL-5 抗体中和的 IL-5 样物质，可延长嗜酸性粒细胞的生存。以上这些因子联合作用引起器官损害，最突出的受损器官为心脏，终致血栓形成及纤维化。嗜酸性粒细胞阳离子蛋白、嗜酸性粒细胞衍生的神经毒素可引起神经系统损害。

（三）嗜酸性粒细胞增多相关疾病

1. 嗜酸性粒细胞增生性淋巴肉芽肿 多发生于青壮年，男性较多。累及浅表淋巴结、皮肤、腮腺、乳腺、肌肉等形成肿块。发病缓慢，病程长。皮肤瘙痒、色素沉着，可有丘疹状角化增生。白细胞数正常或增多，白细胞分类，嗜酸性粒细胞可达 10%～77%。本病需与朗格汉斯细胞肉芽肿（Langerhans cell granulomatosis）相鉴别，后者一般易发生于小儿及青少年，多累及软组织及骨骼，病变局限，显示有泡沫样组织细胞增生，伴嗜酸性粒细胞浸润，而外周血中嗜酸性粒细胞一般不增多。前者无骨骼病变。

2. 家族性嗜酸性粒细胞增多 为常染色体显性遗传、良性，同一家族中出现多例。嗜酸性粒细胞增多，终身存在，但健康状况良好，无须治疗。

3. 免疫缺陷综合征 Wiskott-Aldrich 综合征、高 IgE 血症、IgA 缺乏症、Nezelof 综合征、Swiss 型及性联合免疫缺陷和移植物抗宿主病等嗜酸性粒细胞可增多。

4. 嗜酸性粒细胞综合征 为一组可急性或慢性发作，可为良性或恶性，累及一个或多个脏器，症状、体征有重叠的嗜酸性粒细胞增多的疾病的统称。目前，指特发性嗜酸性粒细胞增多综合征。

（1）肺嗜酸性粒细胞浸润（pulmonary infiltration with eosinophilia，PIE）综合征：为外周血嗜酸性粒细胞增多的疾病，可能与过敏有关，致病原可为寄生虫、真菌、花粉、食物或自身免疫，经过良性，临床上可分以下五型：

1）单纯性肺嗜酸性粒细胞浸润症：痰中嗜酸性粒细胞增多。

2）慢性持久性肺浸润性嗜酸性粒细胞增多：症状严重，肺部浸润可游走或固定，但无肺实质破坏及空洞。一般病程 2～6 个月，甚至可长达数年。

3）慢性哮喘性肺浸润性嗜酸性粒细胞增多：慢性哮喘肺浸润。病因为烟曲霉过敏。

4）热带性肺嗜酸性粒细胞浸润症：

见于热带、亚热带，白细胞增多，一般不超过 $30×10^9/L$，嗜酸性粒细胞百分比为 40% ~ 90%，均为成熟型。冷凝集素试验和梅毒血清反应可阳性。

5）流行性嗜酸性粒细胞增多症：亦称暴发性哮喘性嗜酸性粒细胞增多综合征、传染性嗜酸性粒细胞增多症、流行性过敏性呼吸道综合征。白细胞增多，嗜酸性粒细胞增多。病因可能与急性大量蛔虫感染、蛔蚴虫在体内移行，或与病毒、真菌孢子感染有关。

（2）Churg-Strauss 综合征：亦称变应性肉芽肿，表现为变应性血管炎伴肉芽肿或嗜酸性粒细胞肉芽肿血管炎、嗜酸性粒细胞增多、坏死性血管炎及血管外肉芽肿形成等四联征。白细胞数增多，嗜酸性粒细胞增多：分类可达 50% 左右，绝对值可高达 $5×10^9/L$ ~ $20×10^9/L$，疾病活动期可有贫血，肾脏受累时有蛋白尿、血尿。70% 以上的患者有特异性核周型抗中性粒细胞胞质抗体（perinuclear anti-neutrophil cytoplasmic antibody，PANCA），亦称抗髓过氧化物酶（myeloperoxidase，MPO）抗体。本病与结节性多动脉炎或巨细胞动脉炎或韦格纳肉芽肿同时存在时，称为多血管炎重叠综合征。

（3）嗜酸性粒细胞性胃肠炎：亦称变应性胃肠炎，可能与牛奶、燕麦粥、猪肉、米、大豆、葡萄酒、寄生虫、药物及花草有关。炎症累及胃和近端小肠，有广泛嗜酸性粒细胞浸润，为通过肠黏膜屏障的抗原所致的局部反应，亦可累及结肠、食管、胰腺甚至膀胱等，随病变部位不同临床表现也不同。血中嗜酸性粒细胞可达 65% ~ 88%，活检显示黏膜内有大量嗜酸性粒细胞浸润。

（4）嗜酸性粒细胞性心内膜炎：亦称吕弗勒纤维增生性心内膜炎（Löffler fibroplastic endocarditis）。平均发病年龄 34 岁，男女之比为 3：1。常有栓塞现象，有蛋白尿或血尿。白细胞增多，嗜酸性粒细胞占 7% ~ 80%，血沉快，病理变化为心内膜及心肌内有大量嗜酸性粒细胞浸润，心内膜增厚，心内膜及心肌纤维化，常有附壁血栓，瓣膜及腱索增厚并缩短。其他脏器如肺、脑、肾、肝、脾、淋巴结可显示嗜酸性粒细胞动脉炎及广泛嗜酸性粒细胞浸润。本病以心脏损害为主的原因是嗜酸性粒细胞颗粒含有主要碱性蛋白、组胺、水解酶及纤维蛋白溶解酶原等，当心脏收缩时，心肌内嗜酸性粒细胞受挤压而破裂，释出上述物质损伤心内膜，引起心内膜病变及纤维组织增生。

（5）特发性嗜酸性粒细胞增多综合征（idiopathic hypereosinophilic syndrome）：亦称弥散性嗜酸性粒细胞病、弥散性嗜酸性粒细胞胶原病。为原因不明的嗜酸性粒细胞持续增多（ > $1.5×10^9/L$）6 个月以上，并伴有脏器损害，多为男性，发病年龄在 20 ~ 50 岁。

心脏症状似扩张型心肌病。心内膜纤维化后则似限制型心肌病。男性、HLA-BW44 阳性、脾大、血小板减少、血清维生素 B_{12} 增高、嗜酸性粒细胞颗粒减少或有空泡及外周血有异常早期细胞者，易有心脏损害。而女性有血管性水肿、高丙球蛋白血症、IgE 增高及血循环免疫复合物增高者，常无心脏受累。

有神经系统损害表现，但嗜酸性粒细胞脑膜炎少见。皮肤表现常见为血管性水肿和荨麻疹，也可为瘙痒性红斑或结节。如单纯性血管性水肿伴嗜酸性粒细胞增多，而无其他器官受损，应诊断为发作性血管性水肿伴嗜酸性粒细胞增多。其他表现：关节受累者关节积液中嗜酸性粒细胞可增多，肌肉疼痛、雷诺现象，甚至指、趾坏死。1/3 以上的患者有血 IgE 增高，补体 C1q 结合血循环免疫复合物增高。抗核抗体阴性。

本病血及骨髓中嗜酸性粒细胞增多，组织中成熟嗜酸性粒细胞浸润，无幼稚型嗜酸性粒细胞，可与嗜酸性粒细胞白血病鉴别。本病有脾大、血清维生素 B_{12} 增高、白细胞碱性磷酸酶积分异常，甚至可伴红细胞增多症或转为慢性粒细胞白血病，进展为 T 细胞淋巴瘤或急性淋巴细胞白血病等骨髓增生性疾病而出现相应的表现。

（6）嗜酸性粒细胞白血病：少见，为白血病的特殊类型。本病除白血病常见表现外，易有心、肺、中枢神经损害（详见白血病部分）。

第六节　类白血病反应

类白血病反应（leukemoid reaction）指机体对某些刺激因素所产生的类似白血病表现的血象反应，为由各种不同病因引起的一种病理过程。外周血白细胞计数大多显著增多，并可有数量不等的幼稚细胞出现，可随病因去除而消失。引起类白血病的病因很多，以感染及恶性肿瘤最多见，其次还有急性中毒、外伤、休克、急性溶血或出血、大面积烧伤、过敏及电离辐射等。不同原因可引起不同细胞类型的类白血病反应。类白血病反应按外周血白细胞总数的多少可分为白细胞增多和白细胞不增多两型，以前者为多见；按增多的细胞类型分为以下几型：

1. 中性粒细胞型　此型最常见。可见于细菌性感染、恶性肿瘤骨髓转移、有机磷农药或一氧化碳中毒、急性溶血或出血、严重外伤和大面积烧伤等，其中以急性化脓菌感染最为常见。血象中白细胞总数可达 $50 \times 10^9/L \sim 100 \times 10^9/L$ 或更高，分类计数中性粒细胞明显增多，并伴有中性粒细胞核左移现象，除杆状核增多外，还可出现中性晚幼粒或中性中幼粒细胞，甚至可有早幼粒细胞和原始粒细胞出现，但一般

不会超过 10%。中性粒细胞常有中毒性改变及碱性磷酸酶（NAP）积分显著增高。血象中红细胞、血红蛋白、血小板一般多无明显变化。骨髓象除粒细胞系增生明显、中性粒细胞核左移及中毒性改变外，其他各细胞多无明显改变（图 5-6-1 和图 5-6-2）。

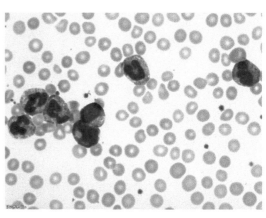

图 5-6-1　类白血病反应：中性粒细胞型 1

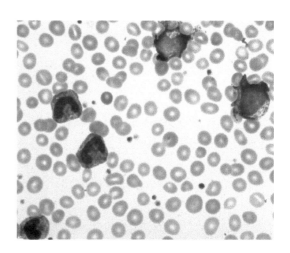

图 5-6-2　类白血病反应：中性粒细胞型 2

2. 嗜酸性粒细胞型　常见于寄生虫病、过敏性疾病，其他如风湿性疾病、霍奇金病、晚期癌肿等。白细胞总数达 $20 \times 10^9/L$ 以上，嗜酸性粒细胞显著增多，超过 20%，甚至达 90%，但多系成熟型嗜酸性粒细胞。骨髓中嗜酸性粒细胞增多，也以成熟型为主（图 5-6-3）。

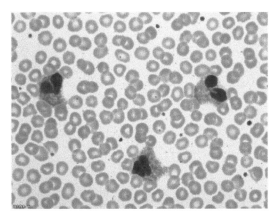

图 5-6-3 类白血病反应：嗜酸性粒细胞型

3. 淋巴细胞型 常见于某些病毒感染相关性疾病，如传染性单核细胞增多症、百日咳、水痘、风疹等，也可见于粟粒型结核、猩红热等。白细胞总数为 $20 \times 10^9/L$ ~ $30 \times 10^9/L$，也有超过 $50 \times 10^9/L$ 者。血片中多数为成熟淋巴细胞，可见幼稚淋巴细胞和反应性淋巴细胞，后两者细胞体积偏大，胞质略多，形态和成熟淋巴细胞相比显得不典型（图 5-6-4）。

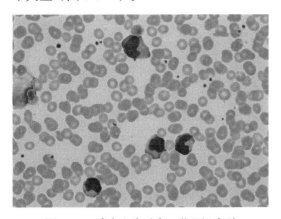

图 5-6-4 类白血病反应：淋巴细胞型

4. 单核细胞型 见于粟粒型结核、亚急性感染性心内膜炎、细菌性痢疾、斑疹伤寒、风湿病及血管内皮细胞增多症等。白细胞增多，但一般不超过 $50 \times 10^9/L$，分类计数单核细胞数常超过 30%。

在中性粒细胞型、淋巴细胞型、单核细胞型等类白血病反应病例中，有的白细胞总数不超过 $10 \times 10^9/L$，但外周血中出现较多该种类型的幼稚细胞，即为白细胞不增多型类白血病反应，曾有报道见于结核病、败血症、恶性肿瘤等。

诊断：

（1）有明确的病因，如严重的感染、中毒、恶性肿瘤、大出血、急性溶血、过敏性休克、服药史等。

（2）实验室检查

1）红细胞、血小板数正常。

2）中性粒细胞型：白细胞计数可 > $30 \times 10^9/L$，外周血出现幼稚粒细胞，成熟中性粒细胞可有程度不同的退变。骨髓象除了有增生、左移及中毒性改变外，没有白血病细胞的形态畸形及染色体异常。成熟中性粒细胞碱性磷酸酶积分明显增高。

3）淋巴细胞型：白细胞计数轻度或明显增多，分类中成熟淋巴细胞 > 40%，可有幼稚淋巴细胞出现。

4）单核细胞型：白细胞计数 > 30 $\times 10^9/L$，单核细胞 > 30%，并可有幼稚单核细胞出现。

5）嗜酸性粒细胞型：血象中嗜酸性粒细胞明显增加，以成熟型细胞为主，骨髓象原始细胞不增多，也无嗜酸性粒细胞形态异常及 Ph 染色体等。

6）白细胞不增多型：白细胞数不增多，但血象中出现幼稚血细胞。

（樊爱琳　李海英）

第六章　淋巴细胞良性疾病

第一节　传染性单核细胞增多症

传染性单核细胞增多症（ infectious mononucleosis，IM）是一种由 Epstein-Barr 病毒（ EBV ）引起的急性、亚急性淋巴细胞良性增生的感染性疾病，临床以发热、咽炎、淋巴结增大、外周血淋巴细胞增多伴异型淋巴细胞（反应性淋巴细胞）增多为典型表现（图 6-1-1 ~ 图 6-1-3 ）。

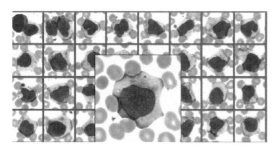

图 6-1-1　传染性单核细胞增多症 1

异型淋巴细胞（反应性淋巴细胞）增多

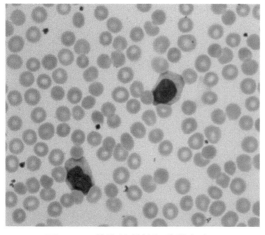

图 6-1-2　传染性单核细胞增多症 2

异型淋巴细胞（反应性淋巴细胞）增多

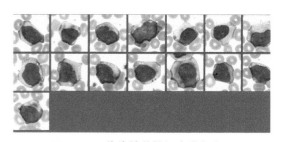

图 6-1-3　传染性单核细胞增多症 3

异型淋巴细胞（反应性淋巴细胞）增多

（一）实验室检查

1. 血象　白细胞正常或轻度增加，$< 20 \times 10^9$ /L，少数患者的白细胞数可减少。病程早期中性粒细胞增多，以后淋巴细胞增多可占 60% ~ 97%，伴有异型淋巴细胞，该种细胞于病程的第 4、5 天开始出现，第 7 ~ 10 天达高峰，大多超过 20%。在小儿中，年龄越小，异型淋巴细胞的阳性率越高。Downey 在 1923 年描述了异型淋巴细胞的形态，把其分为三型：Ⅰ 型，细胞大小不一，核偏位，呈椭圆形、肾形或分叶形，核染色质呈粗网状、块状。胞质少、深染、嗜碱性，并且含有空泡，呈泡沫状，可有少量细的嗜苯胺蓝颗粒，边缘不规则。Ⅱ 型，细胞较 Ⅰ 型大，大小较一致，核形不规则，核染色质不如 Ⅰ 型致密。胞质丰富，较不均匀，嗜碱性较弱，无空泡。有时胞质像正常单核细胞。Ⅲ 型，胞体较大，与 Ⅰ 型相似，须与原始淋巴细胞相鉴别，核染色质较细，可见 1 ~ 2 个核仁，胞质呈深蓝色。此外，血中还可见较多活化的淋巴细胞，偶见浆细胞。血象改变至少持续 2 周，常为 1 ~ 2 个月。

2. 骨髓 骨髓增生活跃或明显活跃，多数无特异性改变。淋巴细胞增多或正常，可有异型淋巴细胞出现，但不及外周血中所见者多，原始淋巴细胞不增多，组织细胞可增多。

3. 血清学检查

（1）嗜异性凝集试验（Paul-Bunnell 试验，简称 P-B 试验）：本病阳性，阳性时需做豚鼠肾和牛红细胞吸收试验，正常人血清中有 Forssaman 抗体，本病患者血清中有嗜异性凝集抗体，两种抗体均属嗜异性抗体，二者不同之处在本病的嗜异性凝集抗体可被牛红细胞吸收，而不被豚鼠肾吸收。正常人的 Forssaman 抗体可被豚鼠肾吸收，而不被牛红细胞吸收。被检血清若经豚鼠肾吸收后，凝集试验仍阳性，滴度 > 1 ： 56，经牛红细胞吸收后，不发生凝集或其滴度低于 4 个稀释度，即可诊断本病。

（2）抗 EB 病毒抗体检查：抗病毒壳抗原（viral capsid antigen，VCA）IgM 抗体出现早，阳性率高，是急性期重要的诊断指标。

（3）EB 病毒分离：EB 病毒不能用一般动物细胞培养，可用受检物接种脐带血淋巴细胞（未经 EB 病毒感染的 B 细胞）检测。

（4）其他检查：从疾病第 2 周开始可有肝功能异常；部分患者有蛋白尿，有时尿内有红细胞、白细胞；腹泻，大便稀或呈水样，有的含黏液，少含脓血，镜下可见数量不等的白细胞。

（二）诊断

具备以上临床表现及实验室检查任何两条，进行排除性诊断（由其他病毒、某些细菌、原虫等感染及药物引起的外周血中出现异型淋巴细胞，但嗜异性凝集试验阴性）后即可诊断为本病。

第二节 传染性淋巴细胞增多症

传染性淋巴细胞增多症为一种症状轻微、预后良好的良性传染病，主要发生于 10 岁以下儿童，尤以 2 ~ 5 岁为多，少数散发于成人。病因不明，一般认为由病毒所致。很多患者无症状及异常体征，有临床表现者往往表现很轻或短暂。① 发热：约 < 50% 有低热，平均为 38.9℃，伴乏力。②上呼吸道感染症状，如鼻塞、流涕、咳嗽、咽痛等。③消化系统症状，如轻度腹泻、恶心、呕吐、腹痛及食欲减退，一般仅持续 1 ~ 3 天，少数可因肠系膜淋巴结增大而出现腹痛，易误诊为急腹症。④脑膜炎症状，极少数病例可有脑膜炎症状，脑脊液中有轻度细胞数增加，有瘫痪报道。⑤皮疹，在疾病初期有时可见红色斑丘疹，类似传染性单核细胞增多症。

（一）实验室检查

1. 血象 白细胞数及淋巴细胞增高。白细胞数为 20×10^9/L ~ 30×10^9/L，最高可达 180×10^9/L，可持续增高 3 ~ 5 周。淋巴细胞占 60% ~ 97%，绝对值 8×10^9/L ~ 10×10^9/L，可持续增高 3 个月。淋巴细胞增至高峰时嗜酸性粒细胞降低，淋巴细胞下降后嗜酸性粒细胞出现并增高，平均为 2.3×10^9/L，4 ~ 6 周恢复正常。增多的淋巴细胞大多为成熟的小淋巴细胞，大小不一，核染色质排列紧密，胞质甚少，瑞氏染色呈嗜碱性。也可见少数大型成熟淋巴细胞或比正常小淋巴细胞更小、染色更深的过度成熟的小淋巴细胞。

2. 骨髓象 红细胞、粒细胞增生正常，骨髓有核细胞总数增多，主要是成熟的小淋巴细胞的百分数增多，可达 40% ~ 80%，此外无其他特殊改变。

3.血清学检查　嗜异性凝集反应阴性，即使滴度轻度增加者，亦低于传染性单核细胞增多症诊断要求。

（二）诊断

各年龄小儿的白细胞及淋巴细胞计数变化较大，在诊断本病时必须注意此特点。白细胞总数均值在出生时为 $18.1 \times 10^9/L$，以后逐渐下降。$1 \sim 3$ 岁时为 $11.2 \times 10^9/L$，4 岁时为 $9.1 \times 10^9/L$，8 岁时为 $8.3 \times 10^9/L$，16 岁时为 $7.8 \times 10^9/L$。淋巴细胞百分比均值出生时为 30%，$4 \sim 6$ 天时与中性粒细胞百分比相近，以后淋巴细胞百分比增高，最高约为 60%，$4 \sim 6$ 岁时淋巴细胞与中性粒细胞百分比又相近，各约 50%，以后逐渐下降。如白细胞总数及小淋巴细胞均高出该年龄一定水平，无症状或仅有轻微上呼吸道及胃肠道症状，无全身淋巴结或脾大时应考虑本病可能。

（樊爱琳　李海英）

第七章　造血与淋巴组织肿瘤 WHO 分型

造血与淋巴组织肿瘤为主要涉及外周血、骨髓和淋巴结等造血组织中白细胞的肿瘤性病变,又称为血液肿瘤。早在1976年,法、美、英(FAB)三国的血液学家就组成协作组,制定了FAB分型方案。该方案是以形态学为基础,结合细胞化学染色对血液肿瘤进行分型。FAB分型方案使用广泛,也是血液肿瘤最基本的分型方案。2000年左右,世界卫生组织(WHO)提出了新的造血与淋巴组织肿瘤分类方案。WHO方案更新了诊断标准,突出了遗传学异常的重要性,并强调MICM的整合诊断。经过几次更新,2008年第4版WHO分型方案最为规范,也逐渐在常规工作中被采用。2016年WHO对2008版的方案进行了修订,于2017年形成新版本的WHO分型方案。本章主要参考2017年WHO分型方案进行介绍。

按肿瘤细胞的起源,WHO分型方案将血液肿瘤分为髓系肿瘤、淋巴系肿瘤、组织细胞与树突状细胞肿瘤。

一、髓系肿瘤

髓系肿瘤包括骨髓增殖性肿瘤、肥大细胞增多症、髓系和淋巴系肿瘤伴嗜酸性粒细胞增多和基因重排、骨髓增生异常/骨髓增殖性肿瘤、骨髓增生异常综合征、髓系肿瘤伴遗传易感性、急性髓系白血病及相关前体细胞肿瘤、急性系列不明白血病及原始浆细胞样树突状细胞肿瘤。

1. 骨髓增殖性肿瘤(myeloproliferative neoplasm, MPN)　该类疾病包含7种疾病,见表7-0-1。

2. 肥大细胞增多症　该亚型包括3种疾病,分别为皮肤型肥大细胞增多症、系统性肥大细胞增多症和肥大细胞肉瘤。

3. 髓系和淋巴系肿瘤伴嗜酸性粒细胞增多和基因重排　该亚型包括4种疾病,分别为髓系和淋巴系肿瘤伴嗜酸性粒细胞增多伴 *PDGFRA* 基因重排、伴 *PDGFRB* 基因重排、伴 *FGFR1* 基因重排及伴 *PCM1-JAK2* 融合基因。

4. 骨髓增生异常/骨髓增殖性肿瘤(myelodysplastic/ myeloproliferative neoplasm, MDS/MPN)　该类疾病包含5种疾病,见表7-0-1。

表 7-0-1　**2017 年 WHO 主要髓系肿瘤的分类及其亚类**

序号	MPN	MDS/MPN
1	慢性髓系白血病伴 *BCR-ABL1* 阳性	慢性粒单核细胞白血病
2	慢性中性粒细胞白血病	不典型慢性髓系白血病伴 *BCR-ABL1* 阴性
3	真性红细胞增多症	幼年型粒单核细胞白血病
4	原发性骨髓纤维化	MDS/MPN 伴环形铁粒幼细胞和血小板增多
5	原发性血小板增多症	MDS/MPN,未分类
6	慢性嗜酸性粒细胞白血病,不另做分类	
7	MPN,未分类	

5. 骨髓增生异常综合征（myelodysplastic syndrome，MDS）　MDS 的分型在 2017 年版分型方案中有较大修订，分为 MDS 伴单一系列发育异常、MDS 伴环形铁粒幼细胞增多、MDS 伴多系发育异常、MDS 伴原始细胞过多、MDS 伴孤立性 5 号染色体长臂缺失、MDS 及未分类，还有一个暂定类型——儿童难治性血细胞减少。各型诊断标准及形态学特点详见本书"第八章"。

6. 髓系肿瘤伴遗传易感性　该亚型是 2017 年 WHO 新提出的分类亚型。越来越多的研究显示，髓系肿瘤，尤其是 MDS 和 AML 与胚系突变相关。鉴于此，2017 年 WHO 分型方案提出了这个新亚型。该型分为 3 个亚型，分别为：①无前期疾病的髓系肿瘤伴遗传易感性基因突变；②前期有血小板疾病的髓系肿瘤伴遗传易感性基因突变；③前期有器官异常的髓系肿瘤伴遗传易感性基因突变。

7. 急性髓系白血病及相关前体细胞肿瘤　随着细胞与分子遗传学技术的广泛应用，发现伴有一些重现性遗传学异常的 AML 具有类似的发病机制和预后，因此 WHO 方案将这一亚型单独分为一类。AML 的分型详见表 7-0-2。

（1）伴重现性异常的 AML 包括：① AML 伴 t（8；21）（q22；q22.1）；*RUNX1-RUNX1T1*。② AML 伴 inv（16）（p13.1；q22）或 t（16；16）（p13.1；q22）；*CBFB-MYH11*。③ APL 伴 *PML-RARA*。④ AML 伴 t（9；11）（p21.3；q23.3）；*KMT2A-MLLT3*。⑤ AML 伴 t（6；9）（p23；q34.1）；*DEK-NUP214*。⑥ AML 伴 inv（3）（q21.3；q26.2）或 t（3；3）（p21.3；q26.2）；*GATA2-MECOM*。⑦ AML 伴 *BCR-ABL1*；⑧ AML 伴基因突变（AML 伴 *NPM1* 突变，AML 伴 *CEBPA* 双等位基因突变）；暂定类型 AML 伴 *RUNX1* 突变。

（2）AML，NOS 包括：① AML 微分化型；② AML 未成熟型；③ AML 成熟型；④急性粒单核细胞白血病（AMML）；⑤急性原单和单核细胞白血病（AMoL）；⑥纯红系白血病（PEL）；⑦急性巨核细胞白血病（AMegL）。

表 7-0-2　**2017 年 WHO 急性白血病分类及其亚类**

AML	ALAL
AML 伴重现性遗传学异常	急性未分化白血病
AML 伴骨髓增生异常相关改变	MPAL 伴 t（9；22）（q34；q11.2）；*BCR-ABL1*
治疗相关髓系肿瘤	MPAL 伴 t（v；11q23.3）；*KMT2A* 重排
AML，NOS	B/ 髓系 MPAL，NOS
髓系肉瘤	T/ 髓系 MPAL，NOS
唐氏综合征相关髓系增生	

注：NOS. 不另做分类；MPAL. 混合表型急性白血病。

8. 急性系列不明白血病（acute leukemia of ambiguous lineage，ALAL）　ALAL 是指没有明确分化证据指向某种单一系列的一类白血病。包括急性未分化白血病（acute undifferentiated leukemia，AUL）及混合表型急性白血病（mixed-phenotype acute leukemia，MPAL）两类。后者根据免疫表型分为双系列和双表型。具体分型见表 7-2。

9. 原始浆细胞样树突状细胞肿瘤（blastic plasmacytoid dendritic cell neoplasm，BPDC）　该病起源于原始浆细胞样树突状细胞的前体细胞，为临床进展性肿瘤，常常累及皮肤和骨髓。

二、淋巴系肿瘤

淋巴系肿瘤主要包括急性淋巴细胞白血病、成熟 B 细胞肿瘤、成熟 T 和 NK 细胞肿瘤、霍奇金淋巴瘤、免疫缺陷相关淋巴细胞增殖性疾病。

成熟淋巴系肿瘤（mature lymphoid neoplasm，MLN）是成熟 B 细胞、T 细胞或自然杀伤细胞（NK cell）的克隆性肿瘤，主要是在外周淋巴组织（滤泡间、滤泡和滤泡周围）所发生的成熟 B、T 或 NK 淋巴瘤 / 白血病。由于大多数 MLN 处于不同发病阶段，特别是仅局限于淋巴结时，在骨髓和（或）外周血淋巴瘤细胞的数量较少，很难通过血液或骨髓检验进行实验诊断。只有当淋巴瘤浸润骨髓和（或）外周血时，如慢性淋巴细胞白血病 / 小淋巴细胞淋巴瘤，或者病变原发于骨髓，如浆细胞骨髓瘤、淋巴样浆细胞淋巴瘤等，骨髓或外周血才可查到较多淋巴瘤（或骨髓瘤）细胞，通过细胞形态学检验进行初步观察，并结合免疫表型及遗传学等进一步诊断与分型。通过多色流式细胞术对骨髓、外周血、淋巴结和脾脏等相关组织进行免疫表型和细胞克隆性分析，如恶性 B 细胞的表面免疫球蛋白（sIg）轻链限制性表达（当 3 : 1 < κ/λ < 3 : 10）、克隆性染色体异常等，是 MLN 检验的关键技术，可以为淋巴瘤诊断和鉴别诊断提供有力支持。绝大部分成熟淋巴细胞肿瘤与霍奇金淋巴瘤通常需要组织病理学诊断，可参考相关文献。

1. 急性淋巴细胞白血病（acute lymphoblastic leukemia，ALL）

（1）ALL 分为 B-ALL/ 淋巴瘤，NOS。

（2）B-ALL/ 淋巴瘤伴重现性遗传学异常。

1）t（9；22）（q34.1；q11.2）；*BCR-ABL1*。

2）t（v；11q23.3）；*KMT2A* 重排。

3）t（12；21）（p13.2；q22.1）；*ETV6-RUNX1*。

4）B-ALL 伴超二倍体。

5）B-ALL 伴亚二倍体。

6）t（5；14）（q31.1；q32.3）；*IL3-IGH*。

7）t（1；19）（q23；p13.3）；*TCF3-PBX1*。

8）B-ALL 伴 *BCR-ABL1* 样（暂命名）。

9）B-ALL 伴 *iAMP21*（暂命名）。

（3）T-ALL/ 淋巴瘤：早期原始 T 淋巴细胞白血病。

（4）NK 细胞淋巴母细胞白血病 / 淋巴瘤（暂命名）。

2. 成熟 B 细胞肿瘤（mature B-cell neoplasm）　可通过实验诊断的成熟 B 淋巴瘤或白血病主要包括：慢性淋巴细胞白血病 / 小淋巴细胞淋巴瘤、B 幼稚淋巴细胞白血病、毛细胞白血病、套细胞淋巴瘤、滤泡淋巴瘤、Burkitt 淋巴瘤、淋巴样浆细胞淋巴瘤（华氏巨球蛋白血症）和浆细胞骨髓瘤等。

3. 成熟 T 和 NK 细胞肿瘤（mature T-cell and NK-cell neoplasm）　由于 T 细胞和 NK 细胞肿瘤密切相关，并共有一些免疫表型和功能特性，所以这两类肿瘤被归为一大类。可通过实验诊断的成熟 T 和 NK 淋巴瘤或白血病主要包括 T 幼稚淋巴细胞白血病、大颗粒 T 细胞白血病、成人 T 细胞白血病 / 淋巴瘤和 Sézary 综合征等。

4. 霍奇金淋巴瘤（Hodgkin lymphoma）可分为两种类型。

（1）结节淋巴细胞为主型。

（2）经典型霍奇金淋巴瘤。

1）结节硬化型。

2）淋巴细胞为主型。

3）混合细胞型。

4）淋巴细胞消减型。

三、组织细胞与树突状细胞肿瘤

组织细胞肿瘤来源于单核 – 吞噬细胞（巨噬细胞和树突状细胞）或组织细胞。树突状细胞肿瘤则与几种系列的抗原提呈细胞相关。组织细胞肿瘤是罕见的涉及淋巴组织的肿瘤之一，在淋巴结和软组织肿瘤中占比小于1%。由于这类肿瘤直到最近才被认识并单独分类，因此其真实发病率有待确定。既往一些B细胞或T细胞型的大细胞肿瘤通过形态学被认为是组织或网状细胞肉瘤，但实际上仅有少数被证明是真正的巨噬细胞或树突状细胞起源的肿瘤。WHO分型中该类型包括组织细胞肉瘤、起源于朗格汉斯细胞的肿瘤（朗格汉斯细胞组织细胞增生症和朗格汉斯细胞肉瘤）、不确定性树突状细胞肿瘤、指突状树突状细胞肿瘤、滤泡树突状细胞肉瘤、成纤维细胞网状细胞肿瘤、弥散性的幼年型黄色肉芽肿、脂质肉芽肿（Erdheim-Chester disease）。

（屈晨雪）

第八章　骨髓增生异常综合征

骨髓增生异常综合征（myelodysplastic syndrome，MDS）是一组起源于造血干细胞的异质性髓系克隆性疾病，其基本病变是克隆性造血干、祖细胞发育异常（亦称病态造血）导致无效造血。其临床特征是一系或多系血细胞减少，一系或多系髓系细胞发育异常，以及发生急性髓系白血病的危险性增高。

一、实验室检查

MDS 的发育异常主要指红系、粒系和巨核系异常造血。骨髓和外周血涂片细胞形态学是 MDS 诊断和分型的重要依据，判断某一系别有无发育异常的标准为该系有发育异常的细胞 ≥ 10%。

（1）红细胞发育异常（dyserythropoiesis，dysE）：外周血中大红细胞增多，红细胞大小不均，可见到巨大红细胞（直径 > 2 个红细胞）、异形红细胞，可出现有

核红细胞。骨髓中幼稚红细胞常见的发育异常有核出芽、核间桥、核碎裂、花瓣样核、大小核、多核、巨幼样变、环状铁粒幼红细胞（≥ 5 个绕核周分布的铁颗粒，≥ 1/3 核周）、胞质空泡、PAS 染色阳性（图 8-0-1 ~ 图 8-0-4）。

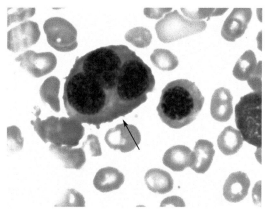

图 8-0-2　多核红细胞（×1000）

箭头所示为三核红细胞

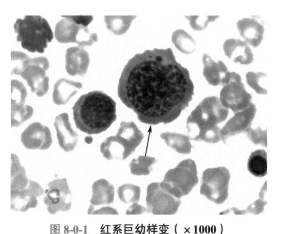

图 8-0-1　红系巨幼样变（×1000）

箭头所示为巨幼样变中幼红细胞，胞体变大，核染色质疏松拉伸

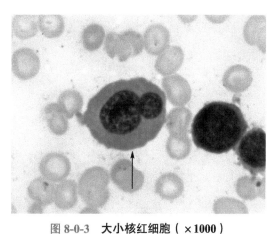

图 8-0-3　大小核红细胞（×1000）

箭头所示为大小核红细胞，两个胞核明显大小不一，同时具有巨幼样变

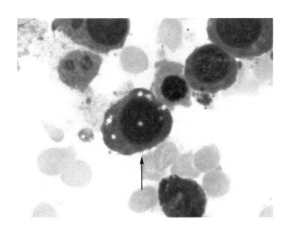

图 8-0-4　红系胞质空泡（×1000）

箭头所示红细胞胞质中可见明显空泡

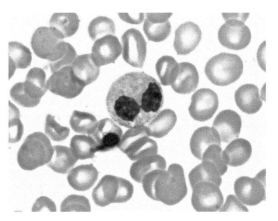

图 8-0-6　假性 Pelger-Huët 异常（×1000）

图中粒细胞细胞核分叶不良，呈眼镜鼻夹样，为假性
Pelger-Huët 异常

（2）粒细胞发育异常（dysgranulopo-iesis，dysG）：主要包括巨幼样变、中性粒细胞颗粒减少（胞质颗粒减少至少达到正常细胞的 2/3）及缺失、染色质异常凝集、假性 Pelger-Huët 异常、假性 Chediak-Hi-gashi 颗粒、不规则核过分叶、Auer 小体（图 8-0-5～图 8-0-8）。

（3）巨核细胞发育异常（dysmega-karyocytopoiesis，dysMK）：外周血中可见到巨大血小板。骨髓中包括淋巴样小巨核细胞、小巨核细胞（细胞面积＜ 800μm²）、单圆核及多圆核巨核细胞（图 8-0-9～图8-0-12）。

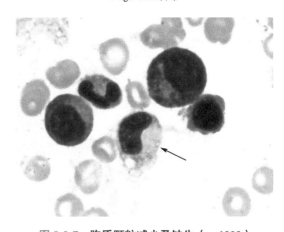

图 8-0-7　胞质颗粒减少及缺失（×1000）

箭头所示为中性晚幼粒细胞，胞质呈淡蓝白色，几乎不见淡
粉色中性颗粒，为胞质颗粒缺失

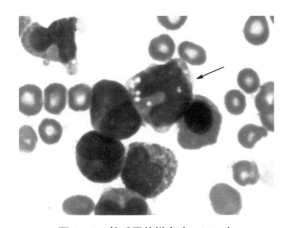

图 8-0-5　粒系巨幼样变（×1000）

箭头所示为巨幼样变中性杆状核粒细胞，胞体变大，核染色
质疏松拉伸

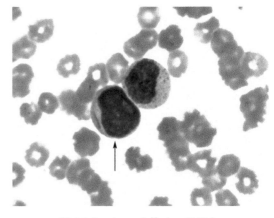

图 8-0-8　Auer 小体（×1000）

箭头所示原始粒细胞胞质中可见针状 Auer 小体

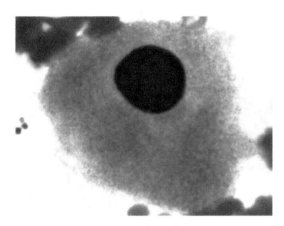

图 8-0-9 单圆核巨核细胞（×1000）

图中所示成熟巨核细胞胞核为圆形，无明显分叶倾向，为单圆核巨核细胞

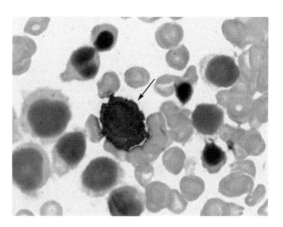

图 8-0-12 CD41 巨核酶标（×1000）

图中箭头所示为 CD41 巨核酶标染色呈阳性反应的小巨核细胞

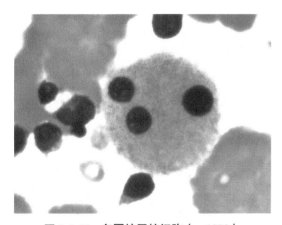

图 8-0-10 多圆核巨核细胞（×1000）

图中所示巨核细胞可见 3 个圆形胞核，为多圆核巨核细胞

髓系原始细胞包括原始粒细胞Ⅰ型及Ⅱ型、原始单核细胞及幼稚单核细胞。

二、诊断标准

血细胞发育异常的形态改变是 MDS 的基本特征，但不少疾病也可出现程度不等的类似改变。原始细胞比例增高且发育异常明显的 MDS（如 MDS-EB）诊断一般并不困难，而原始细胞比例增高不明显且无克隆性染色体核型异常患者的诊断常常是排除性诊断。中华医学会血液学分会结合近年来 MDS 领域的最新临床研究成果和国内的实际情况，制定了《骨髓增生异常综合征中国诊断与治疗指南》（2019 年版）。该指南中明确了 MDS 的最低诊断标准（表 8-0-1）。其中血细胞减少的标准为：中性粒细胞绝对值 $< 1.8 \times 10^9$/L，血红蛋白 < 100g/L，血小板 $< 100 \times 10^9$/L。

三、MDS 的分型

1982 年 FAB 协作组提出以形态学为基础的 MDS 分型，主要根据 MDS 患者外周血和骨髓细胞的发育异常特征，包括原始细胞比例、环状铁粒幼红细胞比例、Auer

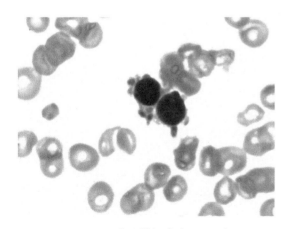

图 8-0-11 小巨核细胞（×1000）

图中 2 个巨核细胞胞体较正常巨核细胞明显减小，边缘可见血小板形成，为小巨核细胞

小体及外周血单核细胞数量等，将 MDS 分为 5 个亚型。2016 年 WHO 对 MDS 诊断分型进行了修订（表 8-0-2），主要变化包括以下几点：①新分型取消了"难治性贫血""难治性血细胞减少"，代之以 MDS 伴各类血细胞发育异常或其他特征；②修订了 MDS-RS 诊断标准，如检测到 *SF3B1* 基因突变，只需要环状铁粒幼红细胞 ≥ 5% 则可诊断此型；③修订了 MDS 伴单纯 del（5q）的细胞遗传学标准，提出可伴有第二种细胞遗传学异常 [除 -7/del（7q）外]；④去除非红系细胞计算原始细胞比例的规则，仅按照原始细胞占有核细胞（ANC）的比例计算划入 AML 或 MDS；⑤强调了不能用流式细胞术 CD34⁺ 细胞比例取代骨髓和外周血涂片分类计数原始细胞比例用于 MDS 的分型诊断。

表 8-0-1　骨髓增生异常综合征（MDS）的最低诊断标准

MDS 一般诊断需满足两个必要条件和一个主要标准

1. 必要条件（两个均需满足）
（1）持续 4 个月一系或多系血细胞减少（如检出原始细胞增多或 MDS 相关细胞遗传学异常，无须等待可诊断 MDS）
（2）排除其他可导致血细胞减少和发育异常的造血及非造血系统疾病

2. MDS 相关（主要）标准（至少满足一个）
（1）发育异常：骨髓涂片中红细胞系、粒细胞系、巨核细胞系发育异常细胞的比例 ≥ 10%
（2）环状铁粒幼红细胞占有核红细胞比例 ≥ 15%，或 ≥ 5% 且同时伴有 *SF3B1* 突变
（3）原始细胞：骨髓涂片原始细胞达 5% ~ 19%（或外周血涂片达 2% ~ 19%）
（4）常规核型分析或 FISH 检出有 MDS 诊断意义的染色体异常

3. 辅助标准（对于符合必要条件、未达主要标准、存在输血依赖的大细胞性贫血等常见 MDS 临床表现的患者，如符合 ≥ 2 个辅助标准，诊断为疑似 MDS）
（1）骨髓活检切片的形态学或免疫组化结果支持 MDS 诊断
（2）骨髓细胞的流式细胞术检测发现多个 MDS 相关的表型异常，并提示红系和（或）髓系存在单克隆细胞群
（3）基因测序检出 MDS 相关基因突变，提示存在髓系细胞的克隆群体

表 8-0-2　2016 年 WHO MDS 修订分型

名称	病态造血	血细胞减少 *	环形铁粒幼细胞	骨髓和外周血原始细胞	染色体核型
MDS 伴单系病态造血（MDS-SLD）	1 系	1 系或 2 系	< 15% 或 < 5%**	骨髓< 5%，外周血 < 1%，无 Auer 小体	任意核型，但不符合伴孤立性 del（5q）MDS 标准
MDS 伴多系病态造血（MDS-MLD）	2 系或 3 系	1 ~ 3 系	< 15% 或 < 5%**	骨髓< 5%，外周血 < 1%，无 Auer 小体	任意核型，但不符合伴孤立性 del（5q）MDS 标准
MDS 伴环形铁粒幼细胞（MDS-RS）					
MDS-RS-SLD	1 系	1 系或 2 系	≥ 15% 或 ≥ 5%**	骨髓< 5%，外周血 < 1%，无 Auer 小体	任意核型，但不符合伴孤立性 del（5q）MDS 标准
MDS-RS-MLD	2 系或 3 系	1 ~ 3 系	≥ 15% 或 ≥ 5%**	骨髓< 5%，外周血 < 1%，无 Auer 小体	任意核型，但不符合伴孤立性 del（5q）MDS 标准
MDS 伴孤立性 del（5q）	1 ~ 3 系	1 ~ 2 系	无或任意比例	骨髓< 5%，外周血 < 1%，无 Auer 小体	仅有 del（5q），或伴有除 -7、del（7q）以外的一个其他异常
MDS 伴原始细胞增多（MDS-EB）					
MDS-EB-1	0 ~ 3 系	1 ~ 3 系	无或任意比例	骨髓 5% ~ 9% 或外周血 2% ~ 4%，无 Auer 小体	任意核型

续表

名称	病态造血	血细胞减少*	环形铁粒幼细胞	骨髓和外周血原始细胞	染色体核型
MDS-EB-2	0～3系	1～3系	无或任意比例	骨髓10%～19%或外周血5%～19%或有Auer小体	任意核型
MDS，不能分类（MDS-U）					
外周血有1%的原始细胞	1～3系	1～3系	无或任意比例	骨髓＜5%，外周血=1%***，无Auer小体	任意核型
单系病态造血并全血细胞减少	1系	3系	无或任意比例	骨髓＜5%，外周血＜1%，无Auer小体	任意核型
基于细胞遗传学异常定义	0系	1～3系	＜15%☆	骨髓＜5%，外周血＜1%，无Auer小体	有可作为MDS诊断推定证据的核型异常
儿童难治性血细胞减少	1～3系	1～3系	无	骨髓＜5%，外周血＜2%	任意核型

　＊血细胞减少的定义为：血红蛋白＜100g/L，血小板计数＜100×10^9/L，中性粒细胞绝对计数＜1.8×10^9/L；极少数情况下，MDS可以有高于这些水平的轻度贫血或血小板减少；外周血单核细胞必须＜1×10^9/L。

　＊＊如果存在 SF3B1 突变。

　＊＊＊外周血1%的原始细胞必须有两次不同场合检查的记录。

　☆如果环形铁粒幼细胞≥15%的病例有红系明显病态造血，则应归类为MDS-RS-SLD。

（肖继刚　蔡文宇）

第九章　髓系肿瘤

髓系肿瘤（myeloid neoplasm）主要包括髓系白血病、骨髓增生异常、骨髓增殖性肿瘤等类型。本章主要对急性髓系白血病、骨髓增殖性肿瘤及其他一些特殊的髓系肿瘤作一介绍。2017 年 WHO 造血与淋巴组织肿瘤分类标准中仍然强调形态学检查的基础作用，而分子生物学检查的迅速发展，为研究疾病的本质和新的治疗方法提供了重要依据。

第一节　急性髓系白血病

一、急性髓系白血病

（一）急性髓系白血病伴重现性遗传学异常

研究发现越来越多的急性髓系白血病（acute myeloid leukemia，AML）伴有重现性遗传学异常（表 9-1-1），并且这些基因异常与治疗方案选择、判断预后有一定的关系，部分类型基因异常与形态学表现也存在相关性。

1. **AML 伴 t（8；21）（q22；q22.1）；**
RUNX1-RUNX1T1　伴有 t（8；21）染色体异常的 AML，其异常融合基因 *RUNX1-RUNX1T1* 也称为 *AML1/ETO*，多数伴有特殊形态学改变，白血病原始细胞胞体大，多数有较丰富的嗜碱性胞质，常含有较多量的嗜天青颗粒和核周空白区（图 9-1-1）。我国学者将其称为异常中性中幼粒细胞，分类标准将其归为 M2b，也称为亚急性粒细胞白血病。少数病例白血病性原始细胞比例可不到 20%，仍然应诊断为 AML 而非

表 9-1-1　伴重现性遗传学异常的 AML

伴平衡异位的 AML
AML 伴 t（8；21）（q22；q22.1）；*RUNX1-RUNX1T1*
AML 伴 inv（16）（p13.1；q22）或 t（16；16）（p13.1；q22）；*CBFB-MYH11*
APL 伴 t（15；17）（q22；q12）；*PML-RARA*
AML 伴 t（9；11）（p21.3；p23.3）；*KMT2A-MLLT3*
AML 伴 t（6；9）（p23；q34.1）；*DEK-NUP214*
AML 伴 inv（3）（q21.3；q26.2）或 t（3；3）（q21.3；q26.2）；*GATA2，MECOM*
AML（原巨核细胞性）伴 t（1；22）（p13.3；q13.1）；*RBM15-MKL1*
AML 伴 *BCR-ABL*
AML 伴基因突变
AML 伴 *NPM1* 突变
AML 伴 *CEBPA* 等位基因突变
AML 伴 *RUNX1* 突变

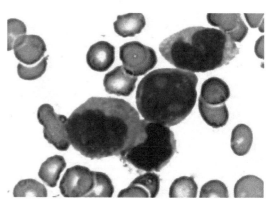

图 9-1-1　t（8；21）（q22；q22）；*RUNX1-RUNX1T1* 的骨髓涂片（×1000）

白血病性原始细胞成分以核质发育失衡的中性中幼粒细胞为主，其胞质呈中性粒细胞特征，但胞核染色质细致，仍可见核仁

MDS。在其他急性髓系白血病亚型中也有少量伴有 t（8；21）染色体异常。

2. AML 伴 inv(16)(p13.1；q22) 或 t(16；16)(p13.1；q22)；*CBFB-MYH11*（图 9-1-2) 一种有单核细胞系和粒细胞系分化迹象的 AML，最显著的特征是除了具有 AML-M4 的特征外，骨髓各阶段的异常嗜酸性粒细胞增多，常＞5%，该类嗜酸性粒细胞含有大而圆的嗜酸性颗粒，混杂少数大的嗜碱性颗粒，这种嗜酸性粒细胞颗粒化学染色特异性酯酶和 PAS 染色常为阳性。

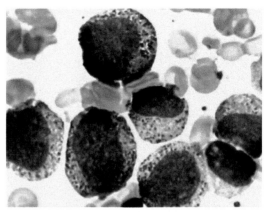

图 9-1-3 急性早幼粒细胞白血病
图中以胞体大小不一的早幼粒细胞为主，胞质中含较多粗大的嗜天青颗粒

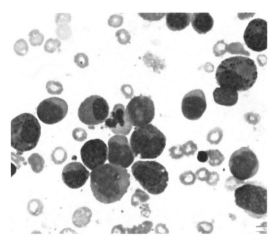

图 9-1-2 inv(16)(p13.1；q22) 或 t(16；16)(p13.1；q22)；*CBFB-MYH11*

原始粒单核细胞伴异常嗜酸性粒细胞增多，异常嗜酸性粒细胞核形不规则，似单核样，染色质较细致，胞质中含嗜酸性颗粒和部分粗大的嗜碱性颗粒

3. APL 伴 t(15；17)(q22；q12)；*PML-RARA* APL 以异常早幼粒细胞增生为主，其形态特征是细胞大小不一，胞质中等或丰富，可见突起，胞质内充满大小不等的紫红色颗粒和（或）束状/柴捆状 Auer 小体，核大小、形状不一，常见肾形或双叶形。涂片可因细胞破裂，出现由颗粒和 Auer 小体构成的背景。典型的 APL 胞质中颗粒粗大，在我国形态学分型中为 AML-M3a（图 9-1-3）。

而细颗粒型 APL（图 9-1-4）白细胞计数常常是增高的，伴有较短的倍增周期。异常早幼粒细胞核多为双叶形，胞质中颗粒细小或缺如，我国形态学分型中为 AML-M3b 型，也有文献称为 APL 变异型。该类型 APL 需要与急性单核细胞白血病相鉴别。

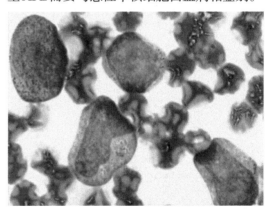

图 9-1-4 急性早幼粒细胞白血病（细颗粒型）
此型患者血液及骨髓中可见较多胞体大、胞质中含细小颗粒的异常早幼粒细胞

（二）急性髓系白血病，非特指型

1. 急性粒细胞白血病微分化型 对应于 FAB 分型中 AML-M0，是 AML 的更早期形式，无典型的形态学特征，易误诊为 ALL，但其不表达淋系抗原，而粒系抗原

阳性或对 EMPO、抗 MPO mCAb 或 MPO mRNA 阳性。表达 CD33、CD11、CD15 或对抗 MPO 单抗阳性（图 9-1-5）。

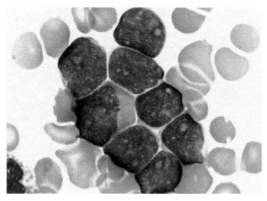

图 9-1-5 急性粒细胞白血病微分化型骨髓涂片

（×1000）

细胞多呈圆形或类圆形。胞核大、胞质少，核染色质细致，可见数量不一的小核仁，核形较整齐，胞质呈灰蓝色，有的细胞胞质极少

2. 急性粒细胞白血病未成熟型 对应于 FAB 分型中 AML-M1，以原始粒细胞增生为特征。原始粒细胞分Ⅰ、Ⅱ两型：Ⅰ型细胞常规染色胞质中无颗粒，胞核含一个至多个核仁；Ⅱ型细胞含少量细小嗜天青颗粒。原始粒细胞（Ⅰ型＋Ⅱ型）≥90%，至少 3% 细胞 MPO 或 SBB 阳性；其余＜10% 为早幼粒细胞以下的粒细胞或单核细胞（图 9-1-6）。

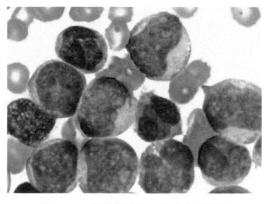

图 9-1-6 急性粒细胞白血病未成熟型

原始粒细胞体大小不一，以胞体较大的细胞为主。胞核呈圆形或不规则形，染色质细致，多数细胞可见核仁。胞质呈灰蓝色，有的胞质中可见 Auer 小体

3. 急性粒细胞白血病伴成熟型 对应于 FAB 分型中 AML-M2，原始粒细胞（Ⅰ型＋Ⅱ型）≥20%，早幼粒细以下阶段粒细胞≥10%，单核细胞＜20%，MPO 或 SBB 阳性（图 9-1-7）。

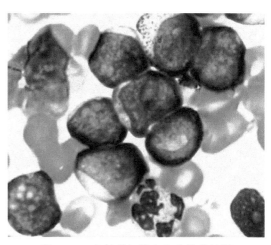

图 9-1-7 急性粒细胞白血病伴成熟型

图中以原始粒细胞为主，可见少数早幼粒细胞

4. 急性粒单核细胞白血病 对应于 FAB 分型中 AML-M4，骨髓及外周血都存在不同比例的粒系及单核系细胞。原始细胞（包括幼稚单核细胞）≥20%，骨髓中各阶段粒系和单核系细胞均≥20%。外周血单核细胞计数≥5×10⁹/L，如单核细胞计数＜5×10⁹/L，而骨髓检查同上，需由细胞化学染色特异性酯酶和非特异性酯酶染色及血清溶菌酶辅助实验确诊。

按照形态学分型，急性粒单核细胞白血病可分为 M4a、M4b、M4c 及 M4Eo。M4a 以原始粒细胞和早幼粒细胞为主，原始单核细胞、幼稚单核细胞＞20%（图 9-1-8 和图 9-1-9）；M4b 以原始单核细胞及幼稚单核细胞为主，原始粒细胞＞20%，外周血单核细胞≥5×10⁹/L（图 9-1-10）；M4c 的原始细胞既具粒系又具单核细胞特征，需做细胞化学酯酶双染色，两者均阳性才能证实（图 9-1-11 和图 9-1-12）。

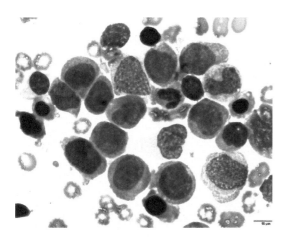

图 9-1-8 急性粒单核细胞白血病（M4a）

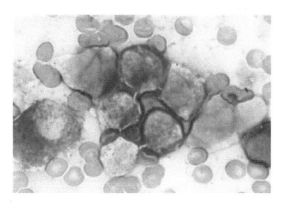

图 9-1-9 急性粒单核细胞白血病（M4a，
酯酶双染色）

图中细胞以特异性酯酶阳性的粒细胞为主（蓝色），另可见
较少的非特异性酯酶阳性的单核细胞（咖啡色）（资料来源：
三轮史朗 .1998. 血细胞图谱）

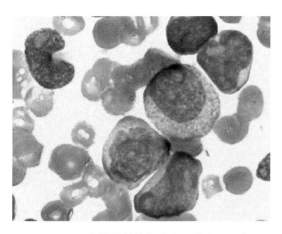

图 9-1-10 急性粒单核细胞白血病（M4b）

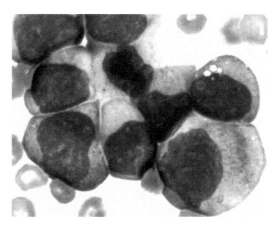

图 9-1-11 急性粒细胞单核细胞白血病（M4c）

图中细胞胞体大小不一，多数细胞既具粒细胞又具单核细胞
特征。胞核呈圆形或不规则形，有的有折叠，核染色质细致
疏松，胞质中既可见细小的颗粒又可见较少的清晰的颗粒

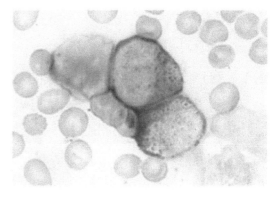

图 9-1-12 急性粒单核细胞白血病（M4c，
酯酶双染色）

急性粒单核细胞白血病的酯酶双染色可使 M4c 白血病细胞呈
双重酯酶反应：同一细胞中既可见咖啡色的非特异性酯酶阳
性反应（单核细胞），也可见蓝色的特异性酯酶反应（粒细胞）
（资料来源：三轮史朗 .1998. 血细胞图谱）

5. 急性原单和单核细胞白血病 骨髓
或血涂片白血病性原始单核、幼稚单核和
单核细胞之和 ≥ 80%，中性粒细胞系细
胞 < 20%。包含急性原始单核细胞白血病
和急性单核细胞白血病（图 9-1-13 ~ 图
9-1-15），区别在于前者原始单核细胞
≥ 80%；后者主要为幼稚单核和单核细胞。
二者分别对应于形态学分型中的 AML-M5a
和 AML-M5b。

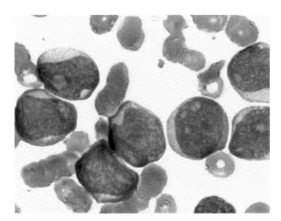

图 9-1-13　急性原始单核细胞白血病

图中多为原始单核细胞，胞体大，胞核为圆形或不规则形，核染色质呈疏松网状，核仁大而清晰，胞质呈灰蓝色、无颗粒

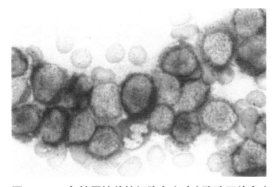

图 9-1-14　急性原始单核细胞白血病（酯酶双染色）

图中下方为一个酯酶阳性（蓝色）的中性分叶核粒细胞，其余均为非特异性酯酶阳性的（咖啡色）单核类细胞（资料来源：三轮史朗 .1998. 血细胞图谱）

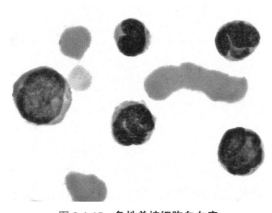

图 9-1-15　急性单核细胞白血病

图中以幼稚及成熟型单核细胞为主，可见少量原始单核细胞

6. 纯红系白血病（PEL，图 9-1-16 ~ 图 9-1-18）　既往分类标准中，按照非红系计数的标准，急性红白血病是指红系、白系原始细胞均增生的情况。在 WHO 最新的分型标准中，取消了非红系计数的概念，因此对应地，原急性红白血病部分将划入 MDS 范畴，保留部分只有红系原始细胞增生的情况，称之为急性纯红系白血病。急性纯红系白血病是以红系增生（病态造血）伴骨髓原始细胞增多为特征，原始幼稚红细胞 ≥ 80%，其中原始红细胞 ≥ 30%；原始粒细胞或原始及幼稚单核细胞基本缺如或极少；有核红细胞病态造血更为突出；原始红细胞体积偏大，胞核圆，染色质细腻，有一个或多个核仁，胞质明显嗜碱性，有空泡。有时原始细胞体积小，类似于 ALL

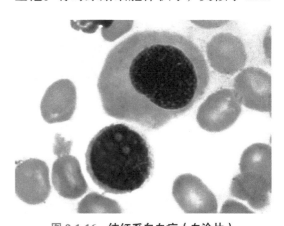

图 9-1-16　纯红系白血病（血涂片）

图中可见一个呈巨幼样变的幼稚红细胞和一个原始粒细胞

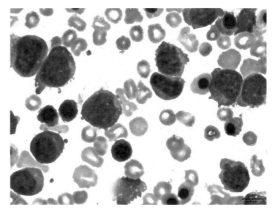

图 9-1-17　纯红系白血病（骨髓涂片）

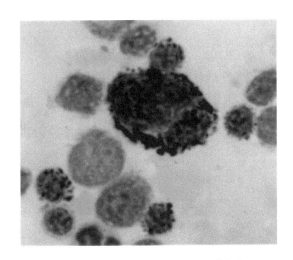

图 9-1-18 纯红系白血病（PAS 染色）

图中幼稚红细胞内可见斑块状的粗大红色颗粒（PAS 阳性反应），图中央的巨幼红细胞更为明显（资料来源：三轮史朗.1998.血细胞图谱）

的细胞。PAS 阳性（块状）、MPO 阴性。

7. 急性巨核细胞白血病对应于 FAB 分型中的 ANL-M7 骨髓或外周血中原始细胞≥ 20%，其中至少 50% 为幼稚巨核细胞。原始巨核细胞大小不等，有的可类似于淋巴细胞，胞质少，着色不均匀，有伪足样突起，有的有空泡，可有血小板附着，细小嗜天青颗粒常有聚集倾向，核染色质浓缩、不均匀，有 1 ~ 3 个核仁。血小板可有形态异常，有巨大血小板（图 9-1-19 和图 9-1-20）。

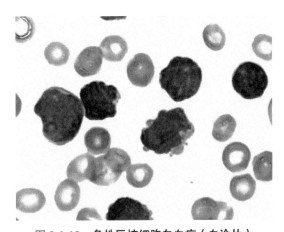

图 9-1-19 急性巨核细胞白血病（血涂片）

图中可见较多胞体小的原幼巨核细胞，胞质少，有的胞核可见明显核仁

细胞化学：MPO 阳性、SBB 阴性、NSE 阳性、NaF 阴性、CE 阴性、PAS 阳性、ACP 阳性。确诊需做电镜检查证实血小板过氧化物酶（PPO）阳性，或免疫学方法检测出血小板糖蛋白Ⅰb 或Ⅱb/Ⅲa 表达。

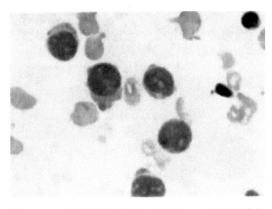

图 9-1-20 急性巨核细胞白血病（M7，骨髓涂片）

图中有核细胞均为原始巨核细胞，核占细胞绝大部分，核染色质致密，可见核仁。胞质极少，呈深蓝色，无颗粒，胞质稍多些的伸有钝伪足（资料来源：王凤计.2004.现代血液细胞诊断学）

8. 急性嗜碱性粒细胞白血病（acute basophilic leukemia，ABL） 较为罕见，占不到急性髓系白血病的 1%。原始细胞中等大小，核质比例大，胞核呈圆形、卵圆形或不规则形，有 1 ~ 3 个清晰核仁；胞质中含有数量不等的嗜碱性颗粒，可有空泡变性（图 9-1-21）。但成熟嗜碱性粒细胞较少见。有文献

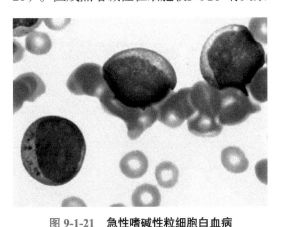

图 9-1-21 急性嗜碱性粒细胞白血病

图中三个细胞均为原始粒细胞，其中一个细胞胞质中可见嗜碱性颗粒，为嗜碱性原始粒细胞

将原始胞质中含有特征性的嗜碱性颗粒的少见病例称为伴嗜碱性颗粒的急性原始粒细胞白血病（M2Baso），形态符合 ABL。当伴有较多成熟的嗜碱性粒细胞时，应注意病史，除外慢性髓系白血病病情进展中。

9. 急性全髓细胞白血病伴骨髓纤维化（acute panmyeloid leukemia with myelofibrosis，APLMF） 本病是以骨髓中粒系、红系、巨核系同时增生为特征的急性白血病，非常罕见，常伴有骨髓纤维化，曾称为急性骨髓纤维化，或恶性骨髓纤维化。病情进展迅速，疗效差，预后不良（图 9-1-22 ～图 9-1-24）。

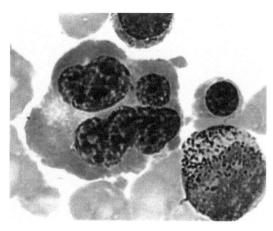

图 9-1-24 急性全髓细胞白血病伴骨髓纤维化 3
骨髓涂片中可见多核型超巨中幼红细胞（资料来源：姬美容，谢毅 .2002. 临床疑难血液病细胞形态学诊断精要）

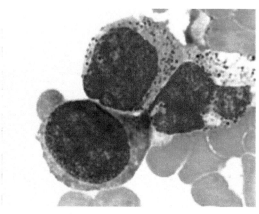

图 9-1-22 急性全髓细胞白血病伴骨髓纤维化 1
血片中可见幼稚粒细胞、幼稚红细胞（资料来源：姬美容，谢毅 .2002. 临床疑难血液病细胞形态学诊断精要）

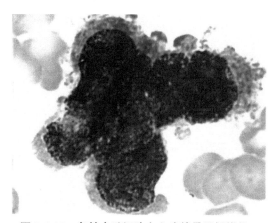

图 9-1-23 急性全髓细胞白血病伴骨髓纤维化 2
骨髓涂片中可见成簇幼稚巨核细胞（资料来源：姬美容，谢毅 .2002. 临床疑难血液病细胞形态学诊断精要）

二、急性系列不明白血病

1. 急性未分化型白血病（AUL） 指细胞起源更早、分化程度极差或未分化并且无任何系列标志（包括细胞学、免疫学、基因学等）的急性白血病。CD34、CD38、HLA-DR 可以阳性。AUL 实际上是一组多系列早期细胞来源的急性白血病。一部分病例虽然 MPO 组化阴性，但 EMPO、抗 MPO 单抗、MPO mRNA 阳性，或表达某些髓系抗原，此类病例为更早期的粒细胞来源白血病，属于 M0；另一部分病例虽然 CD20、CD10、CD22 等抗原阴性，但却可以检测到 IgH 或 TCR 基因重排或表达 CD19 抗原，属于更早期 B 细胞来源的 ALL；还有部分病例有向粒细胞和淋巴细胞分化的潜能及相应的细胞学标志；只有极少数病例无任何细胞学、免疫学、基因学标志，属于真正的 AUL（图 9-1-25 和图 9-1-26）。

2. 急性混合细胞白血病 也称杂合性白血病，是根据遗传及免疫表型分类的白血病。白血病细胞同时表达髓系和淋巴系抗原者称双表型白血病，细胞形态有的像

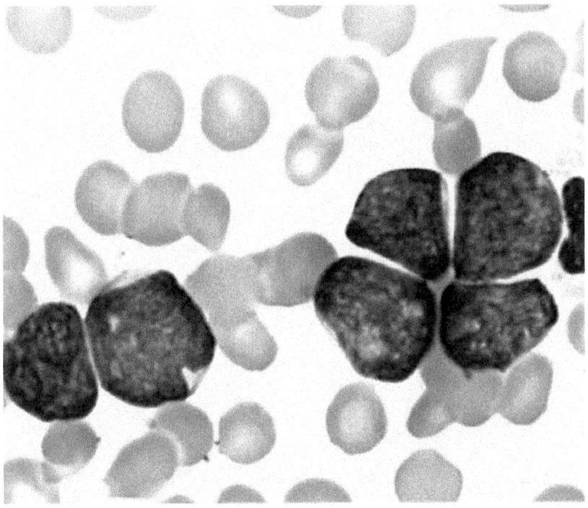

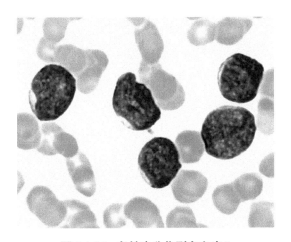

图中细胞胞体多为圆形或类圆形，核染色质细致，未见明显的核仁，胞质极少

图 9-1-25 急性未分化型白血病 1

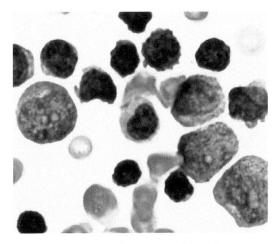

图 9-1-27 急性混合细胞白血病

图中可见髓系及淋巴系两个系统的原始及幼稚细胞。粒系可见 II 型原始粒细胞和早幼粒细胞。淋巴系细胞胞体较小，胞核大，核染色质较致密，有的可见小核仁，胞质少，呈淡蓝色

图 9-1-26 急性未分化型白血病 2

图中所见细胞均为未分化型的白血病细胞

粒系原始细胞，有的像淋巴样细胞，无特征性组织学表现。如同时并存两种形态的白血病细胞，或相继 6 个月内发生，一部分表达髓系抗原，另一部分表达淋巴系抗原，白血病细胞来自两种多能干细胞者称双克隆型白血病，来自同一种多能干细胞的两种不同表型者则称双系列白血病，这类白血病极为少见，可依据免疫组化、细胞化学和遗传学方法确诊（图 9-1-27）。

第二节 骨髓增殖性肿瘤与骨髓增生异常 / 骨髓增殖性肿瘤

慢性髓系肿瘤中，主要包括骨髓增殖性肿瘤与骨髓增生异常 / 骨髓增殖性肿瘤两大类疾病，这两类疾病有时鉴别诊断较为困难。

一、骨髓增殖性肿瘤

1. 慢性髓系白血病伴 *BCR-ABL1* 阳性 [chronic myeloid leukemia （CML），*BCR-ABL1*-positive] 为一种获得性造血干细胞恶性克隆性疾病，主要涉及髓系，表现为持续性、进行性外周血白细胞数增高，分类中有不同分化阶段的粒细胞，但以中幼粒以下阶段为主；脾大，多数病例骨髓细胞中有特征性的费城染色体或 *BCR-ABL* 融合基因（图 9-2-1 ～图 9-2-4）。

慢性期诊断标准：

（1）血象

1）以白细胞极度增生为特征，白细胞数在 $50 \times 10^9/L$ ～ $200 \times 10^9/L$。

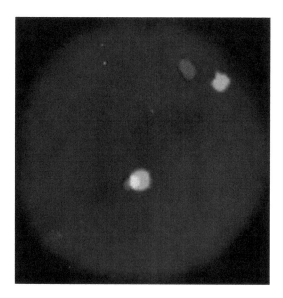

图 9-2-1 _BCR-ABL1_ 探针荧光原位杂交

红色、绿色为正常，黄色为异常融合基因

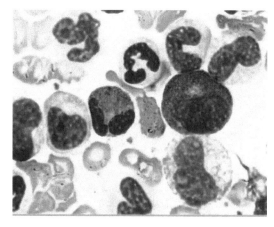

图 9-2-2 慢性髓系白血病（血涂片）

图中白细胞数极度增多，以粒细胞为主，所见粒细胞杆状核阶段以前比例明显增多。嗜酸性粒细胞及嗜碱性粒细胞增多（以成熟阶段为主，有时可见少量中晚幼粒细胞及杆状核粒细胞）

2）白细胞分类：各阶段中性粒细胞均可见，以中幼、晚幼、杆状核为主，原始细胞 < 2%。

3）嗜酸及嗜碱性粒细胞增高。

4）红细胞数早期正常，中、晚期可出现贫血，红细胞大小不一，形态无明显变化，偶见晚幼红细胞。

5）血小板正常或升高，有时可达 1000 ×

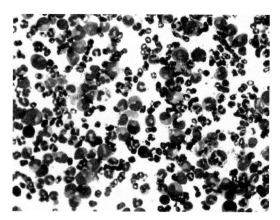

图 9-2-3 慢性髓系白血病（骨髓涂片）

低倍镜所见，有核细胞数显著增多，以粒细胞为主

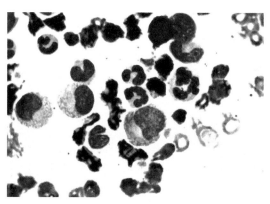

图 9-2-4 慢性髓系白血病

骨髓增生极度活跃，以粒细胞为主。其中中性中幼、晚幼粒细胞比例显著增高，并可见较多嗜碱性粒细胞

$10^9/L$。

（2）骨髓象

1）骨髓增生明显或极度活跃。

2）粒系极度增生，以中性中幼粒以下阶段细胞为主，原始粒细胞 < 5%。嗜酸和（或）嗜碱性粒细胞均增高。

3）红系早期增生，因粒系极度增生使红系相对减少，成熟红细胞无明显形态变化，可见大小不一。

4）巨核细胞数量常增多，可见小巨核。血小板增多，成簇分布。

（3）细胞化学：中性粒细胞碱性磷酸酶（ALP）活性降低或阴性。

（4）染色体检查：90% 的患者 Ph 染

色体阳性。

加速期（图9-2-5）外周血嗜碱性粒细胞＞20%，外周血和（或）骨髓原始细胞10%～19%，需结合临床症状考虑诊断。

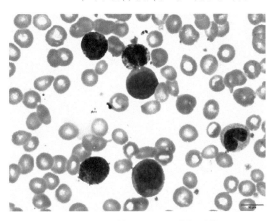

图9-2-5 慢性髓系白血病加速期

慢性粒细胞白血病加速期，血涂片中嗜碱性粒细胞明显增多；另可见少部分原始粒细胞

急变期（图9-2-6）外周血或骨髓原始细胞≥20%，嗜碱性粒细胞增多，红系、巨核系细胞减少。

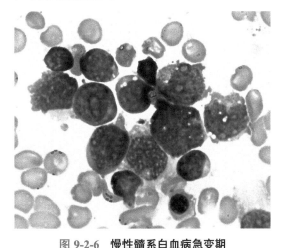

图9-2-6 慢性髓系白血病急变期

血片中可见较多原始粒细胞，此为一慢性粒细胞白血病患者急性粒细胞白血病变的骨髓象

2. 慢性中性粒细胞白血病（chronic neu-trophilic leukemia，CNL） 为成熟中性粒细胞显著增高而不成熟中性粒细胞无增高的罕见综合征。血象：中性粒细胞增高明

显而持续，几乎都是成熟中性粒细胞。ALP可正常或增高。骨髓中也以成熟中性粒细胞增高为主（图9-2-7和图9-2-8）。

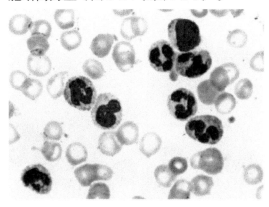

图9-2-7 慢性中性粒细胞白血病（血涂片）

血涂片中以成熟粒细胞增多为其特征（资料来源：王凤计.2004.现代血液细胞诊断学）

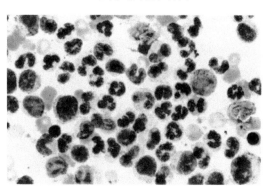

图9-2-8 慢性中性粒细胞白血病（骨髓涂片）

有核细胞呈极度增生状态，基本都是成熟的中性粒细胞，幼稚粒细胞含量少，不见嗜酸和嗜碱性粒细胞，只见两个有核红细胞。此为本病的特异性骨髓象（资料来源：王凤计.2004.现代血液细胞诊断学）

3. 真性红细胞增多症（polycythemia vera，PV） 是一种多能造血干细胞克隆性紊乱、以红系异常增生为主的慢性骨髓增殖性肿瘤。形态学特征：粒系、红系、巨核系细胞均增生，以红系增生显著。各系间的比例可维持基本正常。红系以中幼红以下阶段增多为主；粒系以中幼、晚幼及杆状核粒细胞多见，有时原始粒细胞高于正常；巨核细胞不仅数量增多，而且体积增大，胞质周围有血小板，成片或成团出现（图9-2-9）。

NAP 积分＞ 100 分。

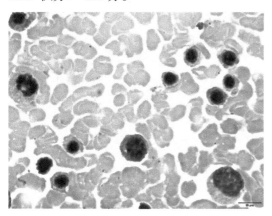

图 9-2-9　真性红细胞增多症骨髓象

4. 原发性骨髓纤维化（primary myelo-fibrosis，PMF）　以骨髓巨核细胞和粒系增生为主，伴骨髓结缔组织反应性增生和髓外造血。血涂片中可见特征性的泪滴样红细胞及幼稚红细胞、幼稚粒细胞和巨大血小板（图 9-2-10）。骨髓干抽为本病的一个特点。

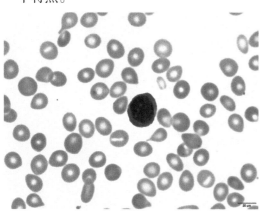

图 9-2-10　原发性骨髓纤维化外周血象

5. 原发性血小板增多症（essential thrombo-cytosis，ET）　一种慢性 MPN，其特征为外周血小板持续增多。骨髓大量的巨核细胞过度增生，颗粒和产板巨核细胞增加更为明显，胞质丰富，胞核分叶增多，有大量血小板聚集（图 9-2-11）。

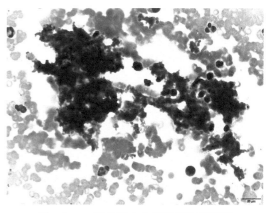

图 9-2-11　原发性血小板增多症骨髓象

可见血小板成堆成片

6. 慢性嗜酸性粒细胞白血病，非特指性（chronic eosinophilic leukemia，not otherwise specified，CEL，NOS）　罕见，最为显著的特点是嗜酸性粒细胞显著增多，外周血嗜酸性粒细胞≥ $1.5×10^9$/L，原始细胞一般＜ 20%。骨髓增生明显或极度活跃，可见各阶段嗜酸性粒细胞，原始粒细胞一般在 5% ～ 19%（图 9-2-12 和图 9-2-13）。

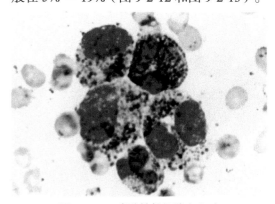

图 9-2-12　嗜酸性粒细胞白血病

图中有两个嗜酸性中幼粒细胞，一个双核嗜酸性中幼粒细胞，一个杆状核和分叶核成熟嗜酸性粒细胞（资料来源：王凤计 . 2004. 现代血液细胞诊断学）

二、骨髓增生异常 / 骨髓增殖性肿瘤（MDS/MPN）

1. 慢性粒单核细胞白血病（chronic mye-lo- monocytic leukemia，CMML）　为造血干细胞克隆性恶性增殖性疾病，同时具备骨

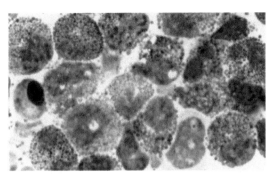

图 9-2-13　嗜酸性粒细胞白血病（骨髓涂片）

图中各阶段嗜酸性粒细胞均可见到，视野内除一个浆细胞、一个原始粒细胞外，其余均为嗜酸性粒细胞（资料来源：王凤计 . 2004. 现代血液细胞诊断学）

髓增殖性肿瘤和骨髓异常增生等特征，即外周血单核细胞持续增多 $> 1 \times 10^9/L$，缺乏 Ph 染色体和 BCR-ABL 融合基因，无 PDGFRA 和 PDGFRB 基因重排。外周血和骨髓中原始细胞（包括幼稚单核细胞）< 20%，单个或多个髓系细胞发育异常（图 9-2-14）。

根据外周血和骨髓原始细胞的数量，可分为 CMML-1[外周血原始细胞（包括幼稚单核细胞）< 5%，骨髓中原始细胞（包括幼稚单核细胞）< 10%] 和 CMML-2[外周血原始细胞（包括幼稚单核细胞）占 5% ~ 19%，骨髓中原始细胞（包括幼稚单核细胞）占 10% ~ 19% 或出现 Auer 小体]。原始细胞包括原始粒细胞、原始单核细胞和幼稚单核细胞。

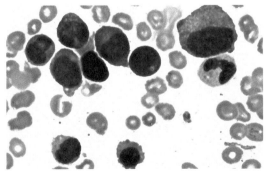

图 9-2-14　慢性粒 - 单核细胞白血病骨髓象

2. 不典型慢性髓系白血病（aCML）伴 BCR-ABL1 阴性　为一类既有骨髓异常增生

又有骨髓增殖特征的白血病，有一定的形态学特征。粒系细胞大小不一，核质发育障碍，分裂象增多，胞质颗粒大小、多少不一，可见空泡，核染质疏松似单核细胞样，分叶少，与 MDS 改变相似。有研究者认为 aCML 是慢性粒 - 单核细胞白血病。

3. 幼年型粒单核细胞白血病（JMML）　为儿童的克隆性造血干细胞异常性疾病。原始及幼稚单核细胞比例一般 < 20%，BCR-ABL1 阴性。

第三节　肥大细胞增多症

肥大细胞增多症（mastocytosis）极罕见，骨髓中肥大细胞明显增多，占有核细胞 50% 以上，可有中至重度贫血。血中血小板减少，白细胞增多，可见肥大细胞。常伴皮肤浸润。肥大细胞用 HE 染色形态似单核细胞或组织细胞，如用吉姆萨、瑞氏染色或甲苯胺蓝染色，胞质内可见大量紫红色粗大颗粒，有时可掩盖胞核，使其结构不清楚。临床表现为肝、脾、淋巴结增大及组胺增多的一系列症状。WHO 分型中将肥大细胞增多症分为 3 个亚型：皮肤肥大细胞白血病、系统性肥大细胞增多症及肥大细胞肉瘤；根据细胞形态学可分为幼稚型和成熟型两种（图 9-3-1 ~ 图 9-3-6）。

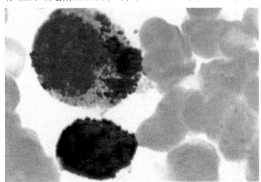

图 9-3-1　肥大细胞白血病（幼稚型）1

图中可见一个幼稚型肥大细胞，胞核较大，呈椭圆形，核染色质呈细颗粒样；胞质较多，胞质中可见大量的嗜碱性颗粒（资料来源：姬美容，谢毅 . 2002. 临床疑难血液病细胞形态学诊断精要）

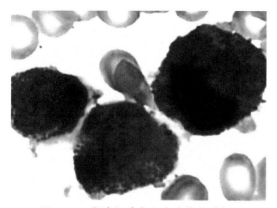

图 9-3-2　肥大细胞白血病（幼稚型）2

骨髓象可见三个不同发育阶段、胞质中充满嗜碱性颗粒的肥大细胞（资料来源：姬美容，谢毅.2002.临床疑难血液病细胞形态学诊断精要）

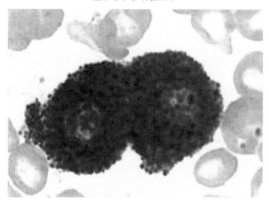

图 9-3-3　肥大细胞白血病（成熟型）1

血涂片中两个肥大细胞，胞质较丰富，胞质中充满嗜碱性颗粒（资料来源：姬美容，谢毅.2002.临床疑难血液病细胞形态学诊断精要）

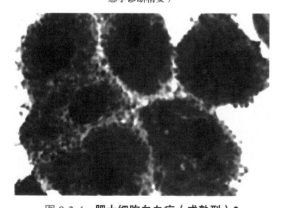

图 9-3-4　肥大细胞白血病（成熟型）2

骨髓涂片中六个细胞均为成熟型肥大细胞（资料来源：姬美容，谢毅.2002.临床疑难血液病细胞形态学诊断精要）

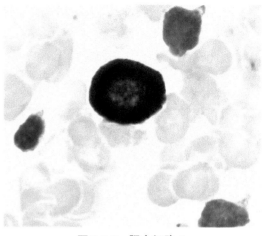

图 9-3-5　肥大细胞 1

常见的肥大细胞形态

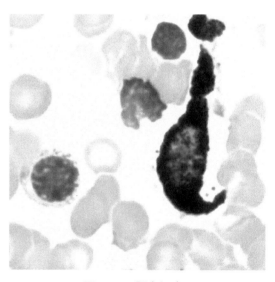

图 9-3-6　肥大细胞 2

常见的肥大细胞形态

（李绵洋）

第十章　淋巴细胞肿瘤

淋巴细胞肿瘤按照其细胞标志的类别和发育阶段，分为淋系前体细胞肿瘤（急性白血病）和成熟淋巴细胞肿瘤。在细胞系列的识别中，免疫分型起到非常重要的作用。传统的淋巴瘤分类中，非霍奇金淋巴瘤（non-Hodgkin's lymphoma，NHL）与淋巴前体细胞肿瘤、成熟淋巴细胞肿瘤的概念是重叠的，本章不再单独介绍。

第一节　急性淋巴细胞白血病

急性淋巴细胞白血病（acute lympho-blastic leukemia，ALL），包含 B、T 及 NK 细胞前体细胞肿瘤（图 10-1-1 和图 10-1-2）。FAB 分型按照形态分为 ALL-L1、ALL-L2 和 ALL-L3 型，其中 L3 型与伯基特淋巴瘤是一致的，现已基本不再使用该分型标准。

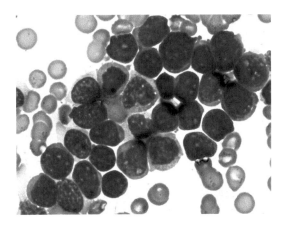

图 10-1-2　急性淋巴细胞白血病（骨髓涂片）

图中绝大多数为原始淋巴细胞，形态与血涂片相同

一、B 原淋巴细胞白血病 / 淋巴瘤

属于前体 B 细胞肿瘤。当肿瘤细胞浸润骨髓和外周血，骨髓中原始淋巴细胞 > 25% 时，称为急性 B 淋巴细胞白血病（B-ALL）；当肿瘤损害仅涉及淋巴结或结外组织，或者骨髓和外周血仅有少量原始淋巴细胞时，仅称为 B 淋巴母细胞淋巴瘤（B-LBL）。其疾病本质是相同的。

二、T 原淋巴细胞白血病 / 淋巴瘤

当肿瘤细胞浸润骨髓和外周血，骨髓中原始淋巴细胞 > 25% 时，称为急性 T 淋巴细胞白血病（T-ALL）；当肿瘤损害涉及胸腺、淋巴结或结外组织，或者骨髓和外周血仅有少量原始淋巴细胞时，仅称为 T 淋巴母细胞淋巴瘤（T-LBL，图 10-1-3 和图 10-1-4）。

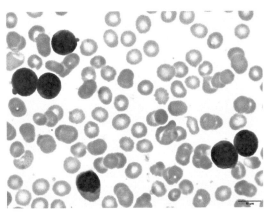

图 10-1-1　急性淋巴细胞白血病（外周血涂片，×1000）

图中为原始淋巴细胞，核染色质细致，可见明显核仁。胞质少，呈灰蓝色

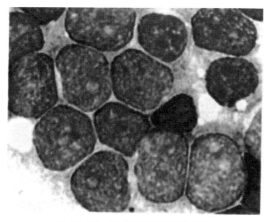

图 10-1-3　T 淋巴母细胞淋巴瘤

淋巴结印片图像，细胞中等大小，胞质少、淡染，胞核大而圆，部分呈曲核形，可见 1 ～ 2 个小核仁或核仁痕迹。免疫细胞化学：常表达 T 淋巴细胞相关抗原（资料来源：姬美容，谢毅 .2002. 临床疑难血液病细胞形态学诊断精要）

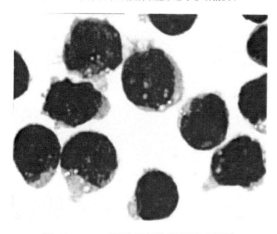

图 10-1-4　T 淋巴母细胞淋巴瘤瘤细胞

胸水涂片，瘤细胞大小变化不大，胞核大，核染色质细致、致密，有的可见小核仁。胞质较少，呈淡蓝色。免疫细胞化学：常表达 T 细胞相关抗原，如 CD2、CD3、CD5、CD7，但可丢失其中一种或数种。细胞化学染色：ANAE 阳性（局灶状或颗粒状），PAS、ACP 可阳性（资料来源：姬美容，谢毅 .2002. 临床疑难血液病细胞形态学诊断精要）

第二节　成熟淋巴细胞肿瘤

一、成熟 B 淋巴细胞肿瘤

1. 慢性淋巴细胞白血病 / 小淋巴细胞淋巴瘤（chronic lymphocytic leukemia /small lymphocytic lymphoma，CLL/SLL）　多为典型小淋巴细胞（图 10-2-1），体积小，形态

较规则；胞质极少，呈弱嗜碱性，无颗粒；胞核多规则，少数可呈肾形，有裂隙、凹陷和切迹，核仁小，不清晰。少数为大细胞性。

免疫学检查：肿瘤细胞表达 CD19、弱的 smIg、CD20、CD22 和 CD79b，也表达 CD5、CD43，强表达 CD23、CD200；不表达 CD10，FMC7 常不表达或弱表达。CLL 免疫表型整合进积分系统，以帮助 CLL 和其他 B 淋巴细胞白血病的鉴别诊断。

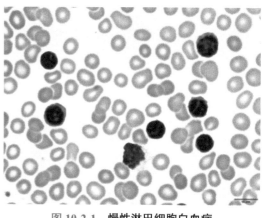

图 10-2-1　慢性淋巴细胞白血病

（外周血涂片，×1000）

（1）外周血：淋巴细胞持续增生，多 $> 10 \times 10^9$/L，成人淋巴细胞 $> 5 \times 10^9$/L，应考虑慢性淋巴细胞白血病诊断，但需做免疫学检查证实单克隆性细胞的存在。

（2）骨髓象：增生明显活跃，淋巴细胞 $> 50\%$，以小淋巴细胞为主，常 $> 90\%$，可见少数原始、幼稚淋巴细胞。

（3）骨髓活检：淋巴细胞浸润，其程度可能是裂隙性的、结节混合性的或弥漫性的。活检对明确浸润类型、排除滤泡性非霍奇金淋巴瘤的诊断是必要的。

（4）淋巴结活检：在淋巴细胞过低或过高，形态学提示 NHL 诊断时，都应做活检。

非霍奇金淋巴瘤 SLL 类型本质上与 CLL 是一致的。图 10-2-2 为 SLL 的淋巴结印片细胞学涂片。

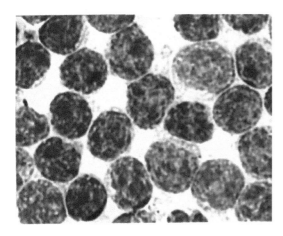

图 10-2-2　小淋巴细胞淋巴瘤

为一淋巴结印片图像，所见淋巴细胞核染色质疏松，呈块状，不见核仁。胞质少，呈灰蓝色，有的胞质中可见空泡。细胞化学染色 PAS、MGP 可阳性（资料来源：姬美容，谢毅.2002.临床疑难血液病细胞形态学诊断精要）

2. B 幼稚淋巴细胞白血病（B-cell prolym-phocytic leukemia，B-PLL）　幼稚淋巴细胞在外周血中＞ 55%，常达 70%。形态学特点：细胞体积较成熟淋巴细胞大，胞质丰富、无颗粒；胞核呈圆形或卵圆形，可有切迹或呈锯齿状不规则形，核染色质较原始淋巴细胞粗而密，呈块状，但相对于成熟淋巴细胞显得细致，核仁显著，大而清楚的核仁是 B 幼淋细胞白血病的突出特征，显示核质与核仁发育不平衡（图 10-2-3）。PAS 阳性。

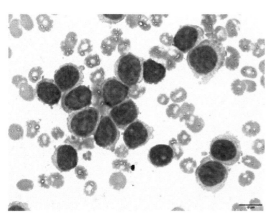

图 10-2-3　B 幼稚淋巴细胞白血病

骨髓活检提示弥散性幼稚淋巴细胞浸润或裂隙结节混合，与 CLL 相同，淋巴结活检呈弥散性浸润，有或无假结节形成。

3. 毛细胞白血病（hairy cell leukemia，HCL）　在光镜、电镜和相差镜下都可见淋巴细胞胞质呈毛发状突起，毛细胞体积较大。血片胞质呈淡蓝色，外形不明确，偶见细小嗜天青颗粒，低胞核 / 胞质（ N/C）比值。胞核呈圆形、椭圆形或肾形，核仁不明显（图 10-2-4 和图 10-2-5）。常伴骨髓纤维化。

（1）细胞化学染色：抗酒石酸酸性磷酸酶（TRAP）阳性。

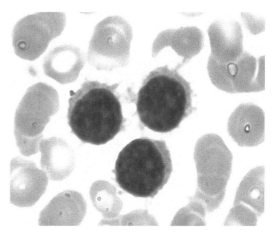

图 10-2-4　毛细胞白血病

为常见毛细胞形态，形似小淋巴细胞，胞质可见毛发状突起

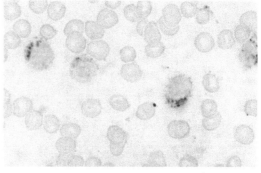

图 10-2-5　毛细胞白血病（血涂片，酸性磷酸酶染色）

毛细胞酸性磷酸酶染色阳性（棕红色颗粒），且不被左旋酒石酸抑制（资料来源：姬美容，谢毅.2002.临床疑难血液病细胞形态学诊断精要）

（2）骨髓活检：在骨髓纤维化时，它可表明毛细胞浸润的不同程度。HCL 的诊断需经扫描电镜观察证实。

变异型毛细胞白血病（HCL-V）：比较罕见，细胞形态介于毛细胞和幼稚淋巴细胞之间；胞质丰富，嗜碱性较毛细胞强，有类似的毛发状突起。核染色质中度致密，核仁显著（图 10-2-6）。

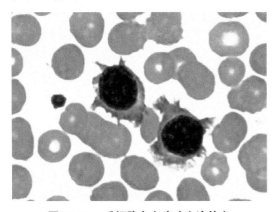

图 10-2-6   毛细胞白血病（血涂片）

此为一变异型毛细胞白血病（HCL-V）血涂片，涂片中几乎均为变异型毛细胞，该细胞胞体中等大小。胞核呈圆形，核染色质粗糙，有的可见小核仁。胞质较丰富，呈灰蓝色，近核处淡染，边缘不整齐，呈撕扯样，有尖锐的突起

4.伴绒毛细胞的脾淋巴瘤（SLVL） 临床和实验室检查似 HCL，常误诊。本病是 NHL 的脾型。2/3 患者的血清和尿内可查出小单克隆抗体。外周血淋巴细胞较 CLL 中的大，与 PLL 中的大小相似。核呈圆形或椭圆形，核染质呈块状，半数患者有明确的小核仁。胞质不等，呈中度嗜碱性。主要特征为胞质上有短的绒毛状突起，核偏位，N/C 高于 HCL 和 HCL-V，少数细胞显示浆细胞样淋巴细胞特征。约 1/2 的患者无骨髓浸润，脾活检是诊断本病的依据。

5.滤泡性淋巴瘤（follicular lymphoma，FL） 血片和骨髓片形态学特征为小的、有裂的淋巴细胞（多较 CLL 小），高 N/C，胞质极少，核染色质均匀一致，核裂窄而明显，核仁不明显或缺乏，此型最常见（图

10-2-7 和图 10-2-8）。

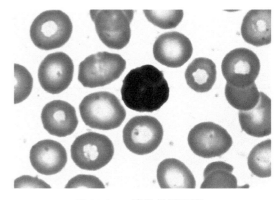

图 10-2-7   滤泡性淋巴瘤 1

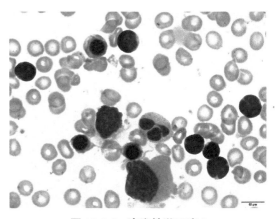

图 10-2-8   滤泡性淋巴瘤 2

图中可见大量胞体较小的原始、幼稚淋巴细胞，该类细胞核染色质较致密、细致，有的可见核仁，核形不规则，可见每个细胞上均有数量、深浅不等的核裂

6. Burkitt 淋巴瘤（Burkitt lymphoma，BL） 此为一种侵袭性 B 细胞肿瘤。多发生在淋巴结外，以急性淋巴细胞白血病起病。形态学特征：中或大的淋巴细胞，大小不一，并易见成堆排列；核染色质呈颗粒状，有 1 个至多个大小不等的核仁，易见分裂象；胞质中有空泡，有的空泡可在核上（图 10-2-9）。

7. 淋巴浆细胞性淋巴瘤（lymphoplasma-cytic lymphoma，LPL） 患者血浆中可检测出单克隆免疫球蛋白，包括 Waldenström 巨球蛋白血症。该型由核成熟程度不等的淋巴细胞组成，胞质丰富，呈嗜碱性，核多

偏位，浆细胞和组织嗜碱细胞常见（图10-2-10和图10-2-11）。

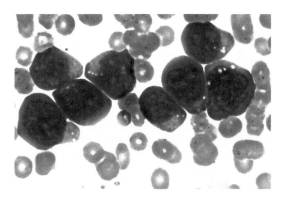

图 10-2-9 **Burkitt 淋巴瘤**

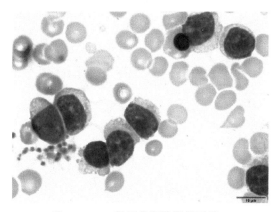

图 10-2-10 **淋巴浆细胞性淋巴瘤 1**

胞体大小不一，胞核为圆形并偏向一侧，核染色质较粗糙、致密，有的可见核仁。胞质较丰富，呈蓝色，近核处可淡染

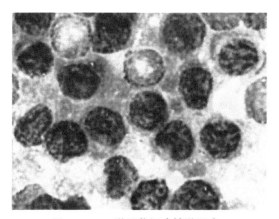

图 10-2-11 **淋巴浆细胞性淋巴瘤 2**

为一淋巴结印片图像，图中淋巴瘤细胞胞质较多，呈深蓝色，胞质中可见小空泡，核染色质较粗糙（资料来源：姬美容，谢毅.2002.临床疑难血液病细胞形态学诊断精要）

8. 浆细胞白血病（plasma cell leukemia，PCL） 患者呈现白血病的临床表现或多发性骨髓瘤的表现。外周血细胞分类中浆细胞＞20%，或绝对值≥ 20×10^9/L。骨髓象可见浆细胞明显增生。原始及幼稚浆细胞明显增多伴形态异常（图10-2-12 ～图10-2-14）。

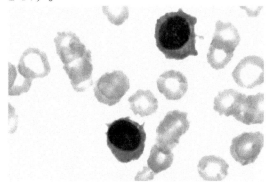

图 10-2-12 **浆细胞白血病 1**

可见数量不等的原、幼浆细胞，该类细胞核仁多呈圆形。胞质较丰富，呈灰蓝色，近核处可见淡染带

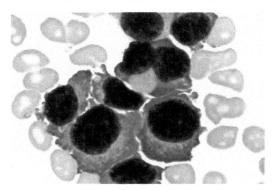

图 10-2-13 **浆细胞白血病 2**

浆细胞胞体大小不一，可见双核浆细胞

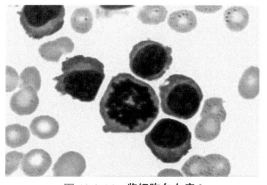

图 10-2-14 **浆细胞白血病 3**

图中可见浆细胞间接分裂象

二、成熟 T 和 NK 细胞肿瘤

1.T 幼稚淋巴细胞白血病（T-cell pro-lymphocytic leukemia，T-PLL） 在成熟 T 淋巴细胞白血病中，T-PLL 约占 40%，其中 1/2 患者血液中的细胞类似于 B-CLL，仅靠形态学鉴别是困难的。T-PLL 细胞胞质很少，呈强嗜碱性，核形不规则，有的细胞向浆细胞分化。

2. 大颗粒 T 淋巴细胞白血病（T-cell large granular lymphocytic leukemia，T-LGL）

（1）外周血：淋巴细胞持续升高，中性粒细胞减少，淋巴细胞 $> 5 \times 10^9/L$，其中大颗粒淋巴细胞占 50% ~ 90%，持续 3 个月以上（图 10-2-15）。

（2）骨髓象：可见红系增生低下，粒系成熟障碍，大颗粒淋巴细胞呈间质性浸润，散在或成团。胞质丰富，呈淡蓝色，含有数个或粗或细的嗜天青颗粒。胞核呈圆形或椭圆形，染色质呈块状，核仁不易见到。ACP 染色强阳性，非特异性酯酶（ANAE）染色弱阳性或阴性。

（3）免疫表型：AT 淋巴细胞型呈 CD3⁺、CD8⁺、CD16⁺、TCRγβ⁺、CD4⁻、CD5⁻、CD7⁻、CD25⁻、CD56⁻。BNK 细胞型呈 CD16⁺、CD56⁺、CD8⁺ᐟ⁻、CD3⁻、TCRγβ⁻。

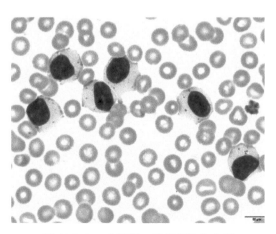

图 10-2-15 **大颗粒 T 淋巴细胞白血病**

3. 成人 T 淋巴细胞白血病 / 淋巴瘤（adult T-cell leukemia/lymphoma，ATL） 细胞变异较大，从小淋巴细胞到大淋巴细胞，胞质呈嗜碱性，无颗粒，核染质较均一、致密或呈块状，核形凹曲或呈三叶草形，核仁少见（图 10-2-16）。

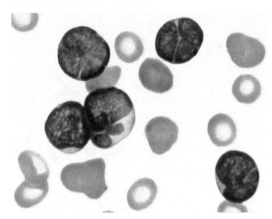

图 10-2-16 **成人 T 淋巴细胞白血病**

血涂片中所见原始和幼稚淋巴细胞核形均不规则，可呈三叶草样、花瓣样、脑回状，有较深的切迹、裂隙、凹陷、扭曲等

实验室检查：

（1）血象：早期红细胞、血小板可正常，随病情发展逐渐减少。白细胞 $10 \times 10^9/L$ ~ $500 \times 10^9/L$，血涂片中可见 ATL 细胞（> 10%）。该类细胞胞体大小不一，蓝色胞质可见空泡，核形不规则，有深而复杂的切迹、凹陷、扭曲、折叠，可呈分叶状、花瓣状、脑回状，核染色质较粗，核仁明显。篮细胞增多，可见幼稚红细胞。

（2）骨髓：增生明显活跃，以淋巴细胞为主。ATL 细胞 > 10%，甚至可达 80% 以上。粒、红、巨三系细胞减少。

（3）细胞化学：POX⁻、SBB⁻、ACP⁻、β⁻葡萄糖醛酸酶阳性、ANAE⁺、NSE⁺（不被 AaF 抑制）、PAS⁺。

（4）免疫学分型：CD5⁺、CD2⁺、CD3⁺、CD4⁺、CD7⁻、CD8⁻、CD25⁺。

（5）分子生物学检测：有 TCRβ 基因的重排,整合的人类嗜 T 细胞病毒（HTLV）-1

原病毒基因序列的检出可确诊本病。

（6）血清病毒学检测：抗 HTLV-1 抗体阳性是诊断 ALT 的重要依据。

（7）细胞培养：ATL 细胞体外培养可出现 HTLV，属 C 型病毒颗粒。

4. Sézary 综合征（图 10-2-17 和图 10-2-18） 外周血中可检出 Sézary 细胞，分为大小两种。大 Sézary 细胞：体积比中性粒细胞、单核细胞大，胞核大，占细胞 4/5 大小，呈圆形或椭圆形，核染色质致密，呈块状，核凹陷明显、折叠、扭曲，呈脑回状，核仁小，极罕见。胞质嗜碱性，无颗粒。小的变异型 Sézary 细胞：亦称 Lutzner 细胞，

较常见，体积如小淋巴细胞，高 N/C，胞核形态结构同大细胞，可见核周胞质空泡。骨髓可无浸润或少量浸润。

第三节　霍奇金淋巴瘤

霍奇金淋巴瘤（Hodgkin lymphoma）确诊依靠病理组织学检查，并没有特征性的临床表现或实验室检查可据以做出诊断，通常由临床征象引起注意而进行活检确诊。

实验室检查：

（1）中性粒细胞及嗜酸性粒细胞不同程度地增多。

（2）血沉加快，粒细胞碱性磷酸酶活性增高往往反映疾病活跃。

（3）本病较晚期骨髓穿刺可发现 Reed-Sternberg 细胞（R-S 细胞）。该细胞体积大，直径 15 ~ 60nm，胞质丰富、透明，双核或呈双叶核、多叶核，核膜厚，核内有巨大的核仁，核染质粗，核呈镜影形；有时也可见到单核的 R-S 细胞（图 10-3-1 和图 10-3-2）。

（4）少数病例可有 Coombs 试验阳性或阴性溶血性贫血。

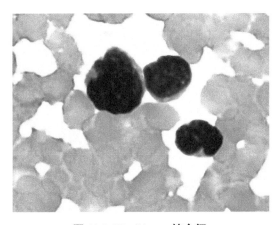

图 10-2-17　Sézary 综合征

Sézary 细胞胞体大小不一，以胞体较大的细胞多见。胞核大，呈不规则圆形，核染色质细致、致密，核凹陷明显，核裂细窄，呈脑回状。核仁不明显，胞质少，呈淡蓝色

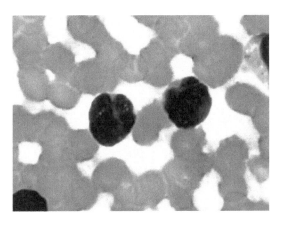

图 10-2-18　Sézary 综合征（血涂片）

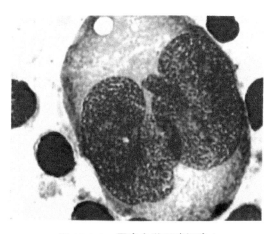

图 10-3-1　霍奇金淋巴瘤细胞 1

为淋巴结印片中的双核 R-S 细胞，胞体巨大，呈卵圆形，核染色质呈细颗粒状（资料来源：姬美容，谢毅 .2002. 临床疑难血液病细胞形态学诊断精要）

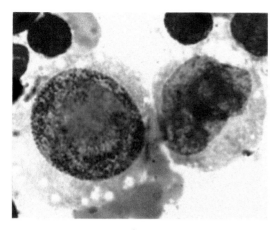

图 10-3-2　霍奇金淋巴瘤细胞 2

单核 R-S 细胞，胞体巨大，胞核呈圆形，核染色质呈细颗粒状，胞质较丰富，呈灰蓝色，内含较多大小不一的空泡（资料来源：姬美容，谢毅 .2002.临床疑难血液病细胞形态学诊断精要）

（李绵洋）

第十一章　浆细胞疾病

浆细胞疾病分为反应性和肿瘤性两类。浆细胞肿瘤属于成熟 B 淋巴细胞肿瘤的一大类，为分泌免疫球蛋白的终末期 B 淋巴细胞克隆性增殖所致。WHO 分型将浆细胞肿瘤分为浆细胞骨髓瘤、浆细胞肉瘤、单克隆免疫球蛋白沉积病、POEM 综合征、意义未明的非 IgM 单克隆免疫球蛋白血症。

第一节　浆细胞骨髓瘤

浆细胞骨髓瘤（plasma cell myeloma，PCM）是单克隆性浆细胞异常增生性疾病，又称多发性骨髓瘤（multiple myeloma，MM），是恶性浆细胞病中最常见的一种，占所有恶性肿瘤的 1%、血液肿瘤的 10% ~ 15%，主要见于中老年人。由于骨髓克隆性浆细胞恶性增殖和广泛浸润，并分泌大量单克隆免疫球蛋白（M 蛋白），从而引起广泛性溶骨性骨质破坏，出现骨痛甚至病理性骨折和高钙血症，伴有贫血、肾功能不全和免疫功能紊乱。

2017 年，WHO 把 PCM 分为有症状和无症状两类，并提出了诊断标准。

1. 有症状 PCM 的诊断标准

（1）骨髓中浆细胞＞10%，并有骨髓瘤细胞（异常浆细胞），或组织活检证实为浆细胞瘤（图 11-1-1 ~ 图 11-1-5）。

（2）血清或尿中出现 M 蛋白。大多数病例血清 IgG＞30g/L，IgA＞25g/L，或尿轻链＞500mg/24h。

有相关器官或组织受损，包括高钙血症、肾功能不全、贫血、溶骨性病变、高

黏滞血症、淀粉样变性和反复感染。

2. 无症状 PCM 的诊断标准

（1）血清 M 蛋白＞30g/L 和（或）骨髓克隆性浆细胞≥10%。

（2）无相关的器官受损或骨髓瘤相关症状。

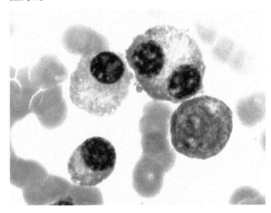

图 11-1-1　浆细胞骨髓瘤 1

图中可见多个骨髓瘤细胞，其中有原始瘤细胞（右下角）及双核瘤细胞

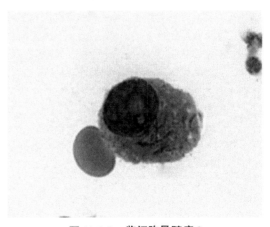

图 11-1-2　浆细胞骨髓瘤 2

胞质内含红色 Auer 体样结晶物的骨髓瘤细胞（资料来源：姬美容，谢毅 .2002.临床疑难血液病细胞形态学诊断精要）

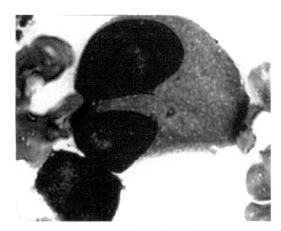

图 11-1-3　浆细胞骨髓瘤 3

浆细胞骨髓瘤细胞异常核分裂型（资料来源：姬美容，谢毅 .2002. 临床疑难血液病细胞形态学诊断精要）

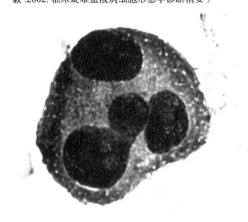

图 11-1-4　浆细胞骨髓瘤 4

浆细胞骨髓瘤细胞异常核分裂型（资料来源：姬美容，谢毅 .2002. 临床疑难血液病细胞形态学诊断精要）

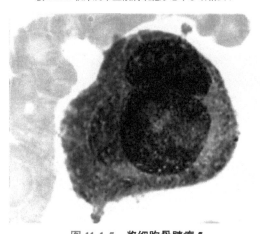

图 11-1-5　浆细胞骨髓瘤 5

浆细胞骨髓瘤细胞异常核分裂型（资料来源：姬美容，谢毅 .2002. 临床疑难血液病细胞形态学诊断精要）

第二节　意义未明单克隆免疫球蛋白血症

意义未明单克隆免疫球蛋白血症（monoclonal gammopathy of undetermined significance，MGUS）有两种主要类型：IgM 型和非 IgM 型。IgM 型 MGUS 起源于淋巴样浆细胞，而非 IgM 型 MGUS 起源于浆细胞，二者的遗传背景和预后转归均不同。

1. IgM 型 MGUS 的诊断标准

（1）血清中出现 M 蛋白，IgM < 30g/L。

（2）骨髓中淋巴样浆细胞 < 10%。

（3）无相关的器官受损或骨髓瘤相关症状。

2. 非 IgM 型 MGUS 的诊断标准

（1）血清中的 M 蛋白水平：IgG < 30g/L，IgA < 15g/L，IgD < 15g/L；尿中单克隆轻链 < 0.5g/24h。

（2）骨髓中浆细胞 < 10% 且形态正常。

（3）无相关的器官受损或骨髓瘤相关症状。

非 IGM 型 MGUS 中每年有 1% 的患者进展为浆细胞骨髓瘤。

第三节　反应性浆细胞增多症

反应性浆细胞增多症（reactive plasmacytosis）的诊断：

（1）有引起反应性浆细胞增多症的病因或原发病，如病毒感染、变态反应性疾病、结缔组织疾病、结核及其他慢性感染性疾病、慢性肝病、恶性肿瘤、再生障碍贫血、粒细胞缺乏症、骨髓增生异常综合征等。

（2）临床表现和原发疾病有关。

（3）γ球蛋白和（或）免疫球蛋白正常或稍增高，以多克隆 IgG 增高为常见。

（4）骨髓浆细胞 ≥ 3%，一般为成熟浆细胞。

（5）可排除多发性骨髓瘤、骨髓外浆细胞瘤、巨球蛋白血症、重链病、原发性淀粉样变性等。

第四节 Waldenström 巨球蛋白血症

Waldenström 巨球蛋白血症是淋巴样浆细胞淋巴瘤（lymphoplasmacytic lymphoma，LPL）中的一个亚型。LPL 是小 B 淋巴细胞、浆细胞样淋巴细胞和浆细胞的一类肿瘤，常累及骨髓和淋巴结、脾。Waldenström 巨球蛋白血症是伴有骨髓累及并 IgM 单克隆性增多的 LPL。本病多见于老年患者，有不明原因贫血、出血倾向及神经系统症状，如脑卒中、弥漫性或局灶性脑病症状、蛛网膜下腔出血、多发性神经炎等，可有肝、脾、淋巴结增大及视力障碍、雷诺现象等。

实验室检查：

（1）血清中单克隆 IgM > 10g/L。

（2）可有三系细胞（红细胞、白细胞、血小板）减少，外周血中可见少量（< 5%）不典型幼浆细胞。

（3）骨髓、肝、脾、淋巴结可有淋巴细胞样浆细胞浸润。该细胞似淋巴细胞，核染色质致密，线粒体增多，核糖体呈管状排列。免疫荧光法检查可见该细胞表面及胞质含 IgM。

（4）血液黏度增高。

（5）眼底出血或静脉曲张。

患者发病年龄大，血清中单克隆 IgM > 10g/L 和骨髓中淋巴细胞样浆细胞浸润是诊断本病的必要依据。

第五节 重 链 病

重链病（heavy chain disease，HCD）是一类罕见的成熟 B 淋巴细胞肿瘤，其特点是分泌单克隆免疫球蛋白重链，可分为 3 个亚型，即 γ 型（IgG）、α 型（IgA）、μ 型（IgM）。

1. 临床表现

（1）γ 重链病：乏力、发热、贫血、软腭红斑及红肿，肝、脾、淋巴结增大，骨质破坏罕见。

（2）α 重链病：慢性腹泻，吸收不良，进行性消耗。

（3）μ 重链病：伴发于慢性淋巴细胞白血病或恶性淋巴细胞疾病，肝、脾增大，而浅表淋巴结增大不显著。

2. 实验室检查

（1）γ 重链病：轻度贫血、白细胞或血小板减少，外周血及骨髓中嗜酸性粒细胞增多，并可见不典型淋巴细胞样浆细胞；血及尿蛋白免疫电泳仅见 γ 重链，而轻链缺如，尿中出现重链碎片。

（2）α 重链病：外周血及骨髓中有异常淋巴细胞或浆细胞，血、浓缩尿、空肠液蛋白免疫电泳仅有 α 重链，轻链缺如。

（3）μ 重链病：血清蛋白免疫电泳仅见 μ 重链，轻链缺如。骨髓中可见含有空泡的浆细胞，类似 CLL 细胞。

（屈晨雪）

第十二章 组织细胞与树突状细胞肿瘤

组织细胞与树突状细胞肿瘤（histiocytic and dendritic cell neoplasm）来源于单核-吞噬细胞（巨噬细胞和树突状细胞）或者组织细胞。树突状细胞肿瘤则与几种系列的抗原提呈细胞相关。组织细胞肿瘤是罕见的涉及淋巴组织的肿瘤之一，在淋巴结和软组织肿瘤中占比小于 1%。由于这些类肿瘤直到最近才被认识并单独分类，因此其真实发病率有待确定。既往一些 B 淋巴细胞型或 T 淋巴细胞型的大细胞肿瘤通过形态学被认为是组织或网状细胞肉瘤，但实际上仅有少数被证明是真正的巨噬细胞或树突状细胞起源的肿瘤。

第一节 朗格汉斯细胞组织细胞增生症

朗格汉斯细胞组织细胞增生症（Langerhans cell histiocytosis，LCH）是一种来源于朗格汉斯细胞组织细胞的克隆性肿瘤，其表达 CD1a、langerin 和 S100 蛋白，超微结构显示 Birbeck 颗粒。该疾病又称为组织细胞增生症 X，主要临床表现为发热、皮疹、齿龈肿胀和发炎、牙齿松动、突眼、耳流脓、多饮、多尿及反复出现呼吸道症状，肝、脾、淋巴结增大，贫血和骨损害。LCH 和 T 淋巴细胞白血病之间存在关联，LCH 细胞中存在与白血病相关的 TR 基因重排，这被认为是一种转分化现象。

临床分为 3 型：

（1）莱特勒·G.西韦综合征（Letterer G. Sine syndrome，LS），见图 12-1-1。

（2）汉-许-克综合征（Hand-Schüller-

Christian syndrome，HSC），见图 12-1-2。

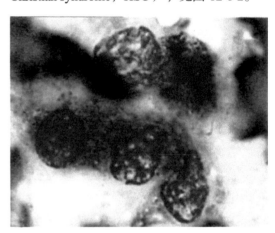

图 12-1-1 朗格汉斯细胞组织细胞增生症 1

朗格汉斯细胞组织细胞增生症患者皮疹活检印片，可见大量组织细胞（资料来源：姬美容，谢毅 . 2002. 临床疑难血液病细胞形态学诊断精要）

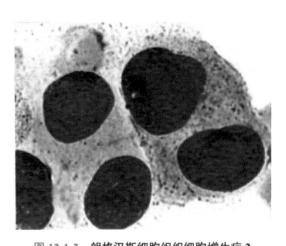

图 12-1-2 朗格汉斯细胞组织细胞增生症 2

汉-许-克综合征患者头颈部肿块活检印片，可见大量组织细胞（资料来源：姬美容，谢毅 . 2002. 临床疑难血液病细胞形态学诊断精要）

（3）骨嗜酸细胞肉芽肿（eosinophilic granuloma of bone，EGB），见图 12-1-3 和

图 12-1-4。

髓等处有弥漫性组织细胞浸润，且有吞噬血细胞现象（图 12-2-1 ~ 图 12-2-3）。

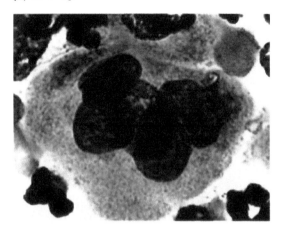

图 12-1-3 朗格汉斯细胞组织细胞增生症 3

骨嗜酸细胞肉芽肿患者淋巴结活检印片，可见多核型组织细胞（资料来源：姬美容，谢毅 . 2002. 临床疑难血液病细胞形态学诊断精要）

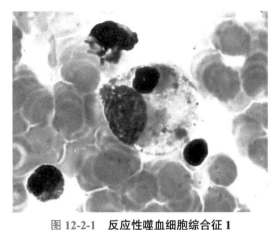

图 12-2-1 反应性噬血细胞综合征 1

图中可见分化好的组织巨噬细胞吞噬红细胞、白细胞、血小板等

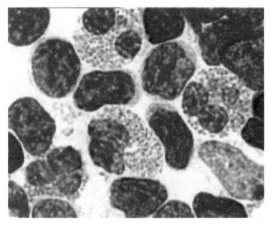

图 12-1-4 朗格汉斯细胞组织细胞增生症 4

骨嗜酸细胞肉芽肿患者淋巴结活检印片，可见较多嗜酸性粒细胞（资料来源：姬美容，谢毅 . 2002. 临床疑难血液病细胞形态学诊断精要）

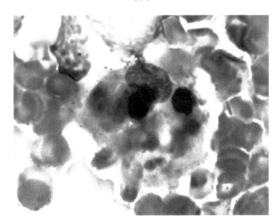

图 12-2-2 反应性噬血细胞综合征 2

图中可见巨噬细胞吞噬红细胞

第二节 噬血细胞综合征

噬血细胞综合征是一类重要的非肿瘤性增生性疾病，需要与真正的组织细胞肿瘤区别，而且更为常见。该病的主要临床表现是白细胞减少，肝功能异常，骨髓中常见体积较大的吞噬血细胞的巨噬细胞，高甘油三酯血症，脑脊液中淋巴细胞及泡沫细胞增多。肝、脾、淋巴结、胸腺、骨

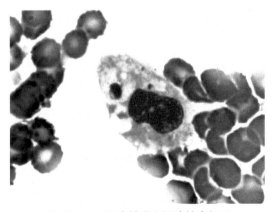

图 12-2-3 反应性噬血细胞综合征 3

图中可见巨噬细胞吞噬白细胞

噬血细胞综合征是巨噬细胞活化调节中由遗传性或获得性疾病引起。家族性吞噬性淋巴组织细胞增生是由于基因导致的穿孔素功能突变而不能调节自然杀伤细胞和（或）T淋巴细胞对巨噬细胞的杀伤。获得性或继发性病因则发生在某些感染之后，最显著的是由EB病毒和多种其他感染因子引起，以及见于一些恶性肿瘤、风湿性疾病和多器官衰竭。

（屈晨雪）

第十三章　其他相关疾病

第一节　神经鞘磷脂病

神经鞘磷脂病又称尼曼－皮克病（Niemann-Pick disease），属先天性糖脂代谢性疾病，为常染色体隐性遗传。临床上分急性神经型、慢性非神经型、慢性神经型、Nova-Scotia 型和成人非神经型五种。

实验室检查：

（1）红细胞、血红蛋白正常或轻度减低，脾功能亢进时白细胞、血小板减少，单核细胞和淋巴细胞胞质中可见空泡。

（2）骨髓：涂片中可找到尼曼－皮克细胞，该细胞胞质中充满脂质的泡沫，胞体大，直径 20 ~ 100μm，一个核、偏位，核染色质疏松，可见 2 ~ 3 个核仁，胞质充满空泡，呈泡沫样，PAS 染色空泡中心常呈阴性，泡壁阳性，酸性磷酸酶阴性或弱阳性，此点区别于戈谢细胞（图 13-1-1）。

凡临床有肝、脾增大，伴贫血，骨髓、肝、脾、淋巴结组织中有成堆的泡沫细胞可诊断本病。如能检测神经鞘磷脂酶的活性则对诊断有决定性意义。

第二节　葡萄糖脑苷脂病

葡萄糖脑苷脂病又称戈谢病（Gaucher disease），是一种家族性糖脂代谢病，为常染色体隐性遗传，犹太人多见。临床上分为慢性型（Ⅰ型）、急性型（Ⅱ型）和亚急性型（Ⅲ型）三型。

实验室检查：

（1）轻至中度正细胞正色素性贫血，血小板轻度减少，淋巴细胞相对增加。

（2）骨髓：涂片中可找到戈谢细胞，胞体大，直径 20 ~ 80μm，多呈圆形或卵圆形，核偏位（一个或数个核），核染质粗糙，胞质多，无空泡，呈淡蓝色洋葱皮样条纹结构。糖原及酸性磷酸酶染色呈强阳性（图 13-2-1）。

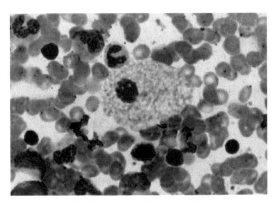

图 13-1-1　尼曼－皮克细胞

图中可见一个较大的尼曼－皮克细胞，胞质中有大量大小较均匀的蜂巢状空泡，胞质呈明显的泡沫状（资料来源：王淑娟，王建中，吴振茹．2001．现代血细胞学图谱）

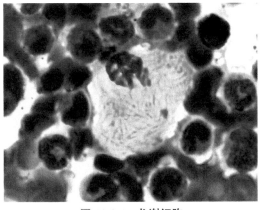

图 13-2-1　戈谢细胞

图中戈谢细胞胞体大，胞核较小、偏位，核染色质呈粗块状，胞质多，呈淡蓝色，可见洋葱皮样条纹结构

（3）β- 葡萄糖脑苷脂酶活性测定：Ⅰ型，酶活性相当于正常人的 12% ～ 45%；Ⅱ型，酶活性降低，几乎测不出；Ⅲ型，酶活性相当于正常人的 13% ～ 20%。患儿酶活性的测定最好同时与患儿的双亲酶活性测定同时进行，这样更有意义。

第三节　血　色　病

血色病（hemochromatosis）是指体内铁负荷过多，以含铁血黄素形式广泛沉积于器官与组织，常伴有纤维组织明显增生并导致心、脾、胰等器官功能损害的一种全身性疾病，有原发性与继发性之分。原发性血色病为一种常染色体隐性遗传性疾病。临床主要表现为皮肤广泛色素沉着，呈古铜色；性功能减退或丧失，阴毛、腋毛稀少，睾丸萎缩；肝、脾增大，肝功能异常，可有黄疸；心脏扩大或有限制型心肌病，心功能不全；掌指关节疼痛；糖耐量降低，血糖增高、尿糖阴性，伴糖尿病性周围神经炎。常有阳性家族史或有铁负荷过多的家族成员。血液中可见含铁血黄素细胞（图 13-3-1 和图 13-3-2）。

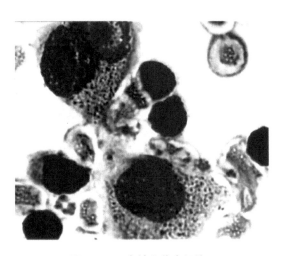

图 13-3-1　含铁血黄素细胞 1

图中可见两个含铁血黄素细胞（资料来源：姬美容，谢毅 .2002. 临床疑难血液病细胞形态学诊断精要）

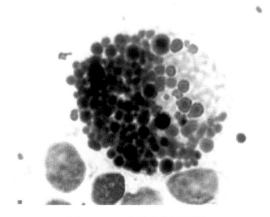

图 13-3-2　含铁血黄素细胞 2

含铁血黄素细胞铁染色"+++"（资料来源：姬美容，谢毅 .2002. 临床疑难血液病细胞形态学诊断精要）

1. 实验室检查

（1）血清铁明显升高，> 32μmol/L。

（2）血清转铁蛋白正常或降低，转铁蛋白饱和度显著升高，常> 62%。

（3）血清铁蛋白明显升高，常> 500μg/L，甚至> 1000μg/L。

（4）去铁草酰胺排铁试验阳性，即尿排铁> 2mg/24h。

（5）脏器活检显示含铁血黄素沉积，纤维组织增生。

2. 诊断　脏器活检有含铁血黄素沉积伴两项以上临床表现和两项以上实验室检查阳性结果，同时能除外继发性血色病，即可诊断为原发性血色病。

第四节　神经母细胞瘤

神经母细胞瘤为来自肾上腺髓质与交感神经节的恶性肿瘤，恶性度极高，易发生早期转移。晚期患者可在血中出现神经母细胞，称神经母细胞血症。

骨髓中细胞涂片于低倍镜下可见成团的瘤细胞群，油镜下该种细胞形态奇特，可排列成荷花样、玫瑰花瓣样、龟裂样"口"字形、"人"字形等（图 13-4-1 ～图 13-4-3）。细

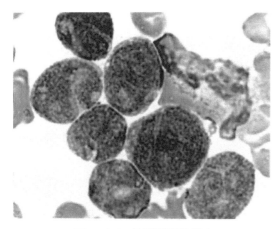

图 13-4-1 神经母细胞瘤 1

瘤细胞呈圆形，核大质少，形态似分化差的原始粒细胞，但核染色质更细致。胞质呈深蓝色，量很少（资料来源：姬美容，谢毅 .2002. 临床疑难血液病细胞形态学诊断精要）

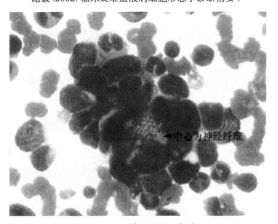

→中心为神经纤维

图 13-4-2 神经母细胞瘤 2

瘤细胞团呈玫瑰花瓣样排列（资料来源：姬美容，谢毅 .2002. 临床疑难血液病细胞形态学诊断精要）

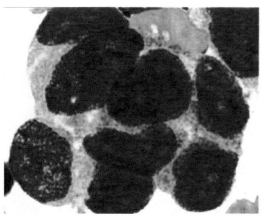

图 13-4-3 神经母细胞瘤 3

瘤细胞呈荷花样团块（资料来源：姬美容，谢毅 .2002. 临床疑难血液病细胞形态学诊断精要）

胞间可出现猩红色黏液样物质。外周血少见此类细胞，此病多发于小儿。

第五节 海蓝组织细胞增生症

海蓝组织细胞增生症为常染色体隐性遗传的脂代谢异常疾病，预后相对良好，发病机制不详。

骨髓中可出现大量海蓝组织细胞，胞体呈圆形或椭圆形，直径 20 ～ 70μm，胞核呈圆形，可见核仁。胞质丰富，呈淡蓝或灰蓝色，充满小球状包涵物，有时可见吞噬的红细胞（图 13-5-1 ～图 13-5-6）。

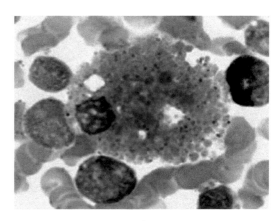

图 13-5-1 海蓝组织细胞 1

单个核的海蓝组织细胞，胞体大，胞核小、呈粉红色，胞质丰富、呈灰蓝色，充满小球状包涵物

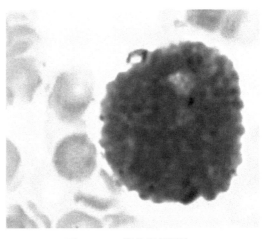

图 13-5-2 海蓝组织细胞 2

单个核的海蓝组织细胞

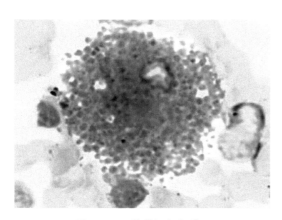

图 13-5-3　海蓝组织细胞 3

单个核的海蓝组织细胞

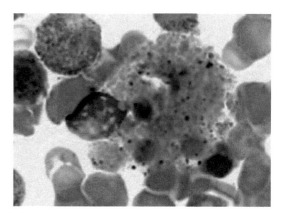

图 13-5-6　海蓝组织细胞 6

胞质中含有吞噬物的海蓝组织细胞

第六节　骨髓转移癌

骨髓转移癌指骨髓外的恶性肿瘤向骨髓内转移，其原发病灶可能是各器官和组织的癌肿或肉瘤。患者可出现不明原因的低热、消瘦、倦息。骨髓穿刺涂片镜检可发现癌细胞，据此可能查出原发病灶，也有可能仍查不出原发病灶。

骨髓转移癌细胞胞体较大，呈圆形或不规则形；胞核呈圆形或不规整，核染色质粗细不一。一般胞质较多，呈蓝色或灰蓝色（图 13-6-1 和图 13-6-2）。

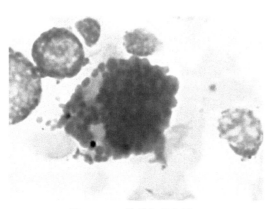

图 13-5-4　海蓝组织细胞 4

双核的海蓝组织细胞

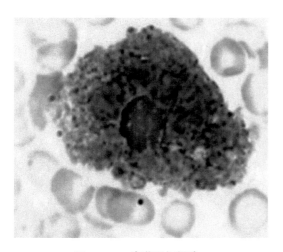

图 13-5-5　海蓝组织细胞 5

胞质中含有吞噬物的海蓝组织细胞

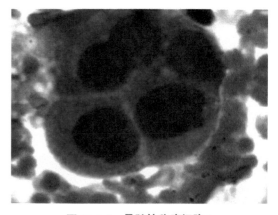

图 13-6-1　骨髓转移癌细胞 1

癌细胞胞体巨大，胞核呈圆形、深染，细胞团呈腺样排列

（400×）

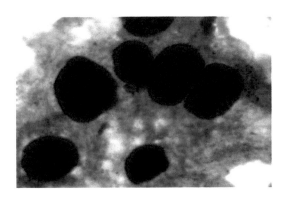

图 13-6-2 骨髓转移癌细胞 2

癌细胞胞体大，胞核显著大小不一，呈圆形、深染，胞质较多，
细胞间界限不清（400×）

第七节 恶性血管内皮瘤

恶性血管内皮瘤（malignant hemangio-
endothelioma）亦即血管肉瘤，不多见，晚
期患者可在外周血中见到数量不等的内皮
瘤细胞（图 13-7-1 和图 13-7-2）。

按细胞分化程度分为两型。

（1）分化较好型：胞体大小较一致，
呈弥散分布，比粒细胞略大，呈圆形或类
圆形。胞质少、染色淡或几乎不着色。胞
核呈圆形或不规则，核染色质致密，呈细
致颗粒状，裸核多见。

（2）分化不良型：瘤细胞密集成片，
胞体大，呈不完整圆形。胞质较多，呈蓝色，
有时细胞分界不清，大量空泡弥散于胞质、
胞核中。胞核呈圆形，有切迹，扭曲、折叠，
核染色质致密，呈颗粒状，双核及核分裂象
常见。

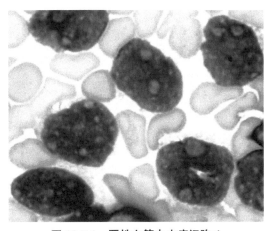

图 13-7-1 恶性血管内皮瘤细胞 1

为一分化较好的血管内皮瘤患者的血液涂片。瘤细胞胞体较
大，弥散分布，呈圆形。核染色质呈细颗粒样，分布均匀，
可见大小不一、多少不等的核仁。胞质多少不一，边界不清，
呈淡蓝色，有的细胞似裸核

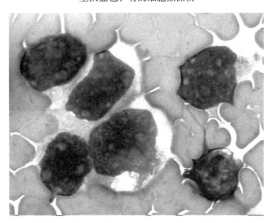

图 13-7-2 恶性血管内皮瘤细胞 2

瘤细胞可见显著的淡蓝色

（屈晨雪）

第十四章 微小残留白血病

血液肿瘤，尤其是急性白血病在治疗达到完全缓解后要定期监测微小残留病（minimal residual disease，MRD）。MRD是指达到完全缓解后，常规的形态学方法不能检测到明显的血液肿瘤细胞，采用更敏感的方法可以检测出血液肿瘤细胞。一般来说，即使白血病达到完全缓解，仍要继续治疗，并定期检测 MRD，根据 MRD 的水平调整治疗方法、方案及治疗时间，从而达到治愈的目标。

目前检测 MRD 的方法有流式细胞术（FCM）、细胞遗传学及分子遗传学，不同方法的检测灵敏度并不同，其中定量 PCR 和 FCM 分析是最重要的方法，而且二者有很好的一致性，联合使用几乎可以检测出所有患者的 MRD。普通 FCM 检测 MRD 的敏感性在 10^{-3} ~ 10^{-4}，低于实时定量 PCR（RT-PCR）法一个数量级。但大于五色的多参数流式细胞仪可部分弥补这一缺陷，将检测的敏感性提升至 10^{-4} ~ 10^{-5}。虽然分子生物学技术的灵敏度最高，然而流式细胞术检测 MRD 由于简便快速、适用范围广而成为临床常用的 MRD 检测方法之一。

一、急性髓系白血病的 MRD 检测

1. 分子生物学方法检测 MRD

（1）急性早幼粒细胞白血病（APL）：大多数 APL 取得完全缓解（CR）的第 1 个月内 RT-PCR 阳性，此阳性与预后无明显关系。在 CR 期 2 个月后如果连续 2 次 RT-PCR 阳性，常预示该 APL 患者将在 1 ~ 4 个月内复发；如果 RT-PCR 阴性，则至少在 3 个月内不会复发。

（2）t（8；21）阳性 AML：RT-PCR 不但可以诊断出 t（8；21）阳性 AML-M2，而且在 t（8；21）阴性的 AML 和长期 CR 的 t（8；21）阳性 AML-M2 中查出 *RUNX1-RUNX1T1* 融合的 RNA。

（3）AML 与异常甲基化的降钙素基因（*CT*）:AML 的 DNA 先用 *Hpa* II 消化，正常 *CT* 基因可被消化而无 *CT* 基因扩增产物，AML 细胞 *CT* 基因未消化而能扩增。根据这种 PCR 检测法至少可检出 10^{-3} 的 MRD，是一种有希望的微小残留白血病细胞（MRLC）检测手段，因为 *CT* 基因 5' 端异常甲基化可作为 AML 的通用基因标志。

（4）AML 的其他特异性染色体异位或基因标志：AML-M4Eo 型可伴有 inv（16）（p13.1；q22）易位，导致 *CBFB-MYH11* 融合基因的产生；AML-M4 型可伴有 t（6；9）（p23；q34.1）易位，导致 *DEK-NUP214* 融合基因或 *SET-CAN* 融合基因的产生。这几种 AML 特异性染色体异常均可用 RT-PCR 技术检测。20% ~ 44% 的 AML 出现 *N-ras* 原癌基因第 12、13 及 11 位三个热点突变，这种 *N-ras* 点突变可作为这些 AML 的白血病克隆标志而用于 MRLC 检测。

2. FCM 检测 MRD
临床常规采用的 FCM 检测单克隆抗体组合可在 75% ~ 85% 的 AML 患者发现一个或一个以上的白血病相关免疫表型（leukemia-associated immunophenotype，LAIP），并可作为 MRD 检测标志。

（1）AML 的免疫学标志分析:白血病

细胞的特征是丧失了正常分化能力而保留或增加了增殖的潜能，在免疫学标志的表达上出现显著的异常如系列错乱、系列不保真等。迄今尚无白血病细胞特异性抗体，即单用一种抗体不能区别白血病细胞和正常细胞。

1）某些分化抗原的分布区域特异性称为异位抗原表型（EAP），比如 TdT 和一个 T 细胞标志物（CD3、CD5、CD1 等）共表达的细胞在正常情况下仅限于胸腺组织内，但 T-ALL 细胞则出现这类双标志，如果 T-ALL 患者在取得 CR 后骨髓和外周血内仍存在这类双标志细胞，即是 T-ALL-MRLC。

2）白血病细胞同时表达，在正常情况下本该相互独立表达的某些分化抗原称为白血病相关表型（LAP）。对 AML 来说，LAP 有 CD34$^+$/CD56$^+$，粒系相关抗原（CD13、CD33、CDW56）$^+$/CD7$^+$ 和（或）TdT$^+$ 和（或）CD2$^+$。

3）某些部位出现少见或罕见的某种免疫标志细胞并超过正常水平时可被认为异常，如正常外周血和脑脊液中 CD10$^+$ 细胞极少或无，抗原表达的密度也较低，而 CD10$^+$ALL 细胞常高密度表达 CD10，即使在微量存在时也易被辨识，CD10$^+$ALL 患者取得 CR 后，在其外周血或脑脊液中检测到高于正常水平的 CD10$^+$ 细胞时应考虑 MRLC。

（2）常用 MRD 抗体组合：通常采用 CD34/CD117/CD45 做骨架，故 CD34、CD117 阴性 AML 的 MRD 检测较为困难。在此骨架基础上，搭配 CD7、CD19、CD56、CD11b、HLA-DR、CD38、CD123、CD13、CD15、CD33、CD133。目前常用的八色抗体组合可参考如下搭配：CD7/CD117/CD34/CD19/CD11b/ HLA-DR /CD56/CD45，CD15/CD117/CD34/CD13/CD33/HLA-DR/CD11b/CD45。

多项大系列研究结果显示，AML 首次诱导后 FCM 检测到 MRD 水平是重要的预后指标。对于首次诱导后 MRD ≥ 0.1% 的患者，给予强化疗、结合靶向治疗或造血干细胞移植可显著改善患者的长期生存。Loken 的研究显示，7/27 例患者形态学未完全缓解，但 FCM-MRD 阴性者均长期存活。Inaba 报告 202 例 /1382 例 FCM-MRD 阳性者均复发。美国西雅图华盛顿大学研究团队利用多参数流式细胞术定量检测了需进行清髓异基因造血干细胞移植的 AML 患者（183 例 CR1 和 70 例 CR2）的 MRD，结果表明，异基因造血干细胞移植前 CR 的 AML 患者可检测到 MRD，与移植后较高的复发率、较短的无病生存期（DFS）和总体生存（OS）相关。研究表明，监测 MRD 水平能够为 AML 提供非常有价值的信息，如预后判断和治疗方案等。

因此，快速地鉴定出 AML 复发高危患者并提前对其进行更积极的治疗（如造血干细胞移植），可降低复发率并延长患者的生存期。说明 MRD 评估和风险导向治疗对 AML 患者的预后意义重大。

二、急性淋巴细胞白血病的 MRD 检测

1. 分子生物学方法检测 MRD

（1）IgH 和 TCR 基因重排可作为淋巴系白血病特异性标志：IgH 和 TCR 基因联合区因不同的高变区（V）、多样区（D）和连接区（J）基因片段组合，因随机序列插入和序列缺乏等而组合千差万别，每个淋巴细胞或每一淋巴细胞克隆的 IgH 和 TCR 基因重排联合区（V-D-J）均不同，这样每一例淋系白血病细胞的 IgH 和 TCR 基因的联合区均是唯一的，与正常淋巴细胞或其他淋巴细胞白血病均不同。

约一半的前 B 型 ALL 在 CR 或疾病过程中具有与诊断时不同的 IgH 基因重排。

因此，利用 IgH 基因重排检测 MRLC 有时可能出现假阴性。相比之下，TCRγ 和 TCR 基因在诊断时极少出现多重重排现象，复发时重排类型变化不常见，且即使变化也往往是一个等位基因变化。因此，用重排 TCRγ 和 TCR 基因联合区作为 MRLC 标志比 IgH 更可靠。

应用 TCR 基因重排作为基因标志检测 MRLC 的敏感度可达 10^{-6}，其他 Ig、TCR 基因标志的检测水平低于 10^{-6}，在 $10^{-3} \sim 10^{-4}$。

（2）t（17；19）（q22；p13）阳性 ALL：t（17；19）（q22；p13）见于 1% 的 ALL，这种易位形成了 EZA-HLF 融合基因，目前可用 RT-PCR 方法检测这种融合基因以作为 t（17；19）阳性 ALL 的 MRLC 标志。

（3）t（1；19）阳性 ALL：t（1；19）（q22；p13）是小儿 ALL 最常见的染色体易位，有些易位者往往预后差，必须用强化疗方案或骨髓移植方能改善预后。RT-PCR 技术可诊断和鉴别这类 ALL。t（1；19）阳性 ALL 患儿多数能扩增出 EZA-PBX1 融合 mRNA，部分白血病细胞系 RCH-ACV 也阳性，在 CR 期内，有些病例仍可检出较低水平的 EZA-PBX1 转录产物，提示仍有 MRLC。

（4）t（11；14）阳性 ALL：部分 T-ALL 和高分化 T 细胞淋巴瘤具有特征性的 t（11；14）（q24；q11）染色体易位，这种重排累及第 14 号染色体上 TCR 链基因的 DS2 片段和第 10 号染色体上 TCL3（T cell leukemia 3）位点的一段长度为 26bp 的区域。在部分 t（11；14）阳性 T-ALL 中 CR 后仍可用 PCR 检出 TCL3-TCR 融合基因。

（5）Tal-1 基因特异性缺失作为 T-ALL 标志：约 < 1/3 的 T-ALL 在第 1 号染色体有一特异性 90kb 大小片段缺失，累及的是 Tal-1 基因的第一外显子，使得 1% ~ 3% 的 T-ALL 具有的 t（1；14）（p34；q11）染色体易位也累及 Tal-1 基因 90kb 片段。Tal-1

缺失是 T-ALL 的 MRLC 检测的良好标志，尤其是 TCR 基因缺失或无重排的 T-ALL。

（6）Ph$^+$ALL：15% ~ 25% 的成人 ALL 和 3% ~ 5% 的小儿 ALL 是 Ph$^+$ALL（Ph$^+$ALL）。Ph$^+$ALL 几乎都是 B 系 ALL。凡是 Ph$^+$ALL 均有 BCR-ABL 融合 mRNA 表达（此与 CML 稍有不同）。Ph$^+$ALL 异质性较大，不但表现在 BCR-ABL 融合 mRNA 类型多样，而且还表现在细胞克隆来源上，有 20% 的 Ph$^+$ALL 有 p210 和 p190 两种融合蛋白表达，有些 Ph$^+$ALL 来源于干细胞克隆，有些则来自淋巴组细胞。

（7）t（4；11）阳性 ALL：t（4；11）是涉及 11q23 异常中最常见的染色体易位，t（4；11）阳性 ALL 往往有高白血病细胞计数，属于 CD10$^-$CD15$^+$ 的 B 系 ALL，对化疗反应差，预后不良。t（4；11）易位累及的是 11q23 的 MLL 基因和 4q21 AF4 基因，在 der（4）染色体上形成了 AF4-MLL 融合基因。t（4；11）ALL 约占婴儿 ALL 的 50%，可用 RT-PCR 检测 MRLC。

2. FCM 检测 MRD　ALL 的免疫学标志分析：T-ALL 的白血病相关免疫表型是 CD3/TdT、CD5/TdT 和 CD1/TdT，B 系 ALL 的白血病相关免疫表型包括 TdT/Cyu、TdT/Sig、TdT/CD13、TdT/CD21、TdT/CD33、TdT /CDw65 及 TdT/CD2 等。

有 5% ~ 10% 的 ALL 患者在取得 CR 后可单独出现中枢神经系统（CNS）复发，形态学方法不能分辨脑脊液（CSF）中白血病性原始淋巴细胞和正常激活淋巴细胞。由于 CSF 中正常细胞即 T、B 淋巴细胞和单核细胞不表达 TdT 和 CD34，因此只要 CSF 有一个细胞表达 TdT 或 CD34 即提示 CNS 复发，但 CSF 标本受到外周血污染时除外。外周血中可含有 TdT$^+$CD34$^+$ 的循环早期细胞，此时仔细检查 CSF 有无 RBC 即可判断 CSF 是否被外周血污染。根据外周血 CD10$^+$ 细胞比例可以监测 CR 后 CD10$^+$ALL

患者存在的 MRLC。大多数免疫标志物分析结果提示 CR 早期免疫标志细胞异常往往提示复发。

3. 常用抗体组合

（1）B-ALL：一般多色以 CD10/CD34/CD19/CD20/CD45 做骨架，在此基础上搭配 CD13+33、CD58、TdT、CD11a 等。目前常用八色抗体组合可以参考如下搭配：CD38/CD10/CD13+33/CD34/CD19/CD20/CD81/CD45，TdT/CD10/CD38/CD34/CD19/CD20/CD81/CD45，CD58/CD10/CD38/CD34/CD19/CD20/CD81/CD45 等。也有人使用 CD9、CD22、CD24、CD66c、CD15、CD65、CD21、CD97、CD123、CD304、cIgM、NG2 等作为白血病相关免疫表型标志。

（2）T-ALL：常用四色抗体组合可以参考如下搭配，即 TdT/cCD3/CD45/CD34，CD4/cCD3/CD3/CD8，CD16/cCD3/CD3/CD56，CD99/cCD3/CD3/CD7，CD7/CD1a/CD45/CD5 等。常用八色抗体组合可以参考如下搭配，即 TdT/CD34$^+$CD1a/CD3/CD4/CD5/CD8/CD7/CD45，CD99/cCD3/ CD3/CD4/CD5/CD8/CD7/CD45 等。

4. FCM 监测 ALL MRD 的意义 资料表明，在 ALL 临床缓解早期（<6 个月），约 70% ALL 患者的骨髓或外周血标本 MRD 阳性；治疗中后期（7~24 个月），约 40% 患者 MRD 阳性；在治疗末期（疗程结束，通常 3~5 年），仅 2% 患者 MRD 阳性。CR 后 7~19 个月仍阳性不预示复发，仅代表 MRD 从骨髓中清除的过程；维持治疗的后期或停药后，若 MRD 持续阳性，或由阴性转为阳性，或残留细胞逐渐增多时，可作为复发信号，通常比骨髓形态学提早 2~6 个月提示复发。一般第 1 次 MRD 阳性到复发的中位时间为 150 天；MRD 持续阴性或残留细胞数逐渐减少者提示预后较好。此结果提示，缓解后白血病细胞并未完全消除，坚持维持治疗对进一步消除残留的白血病细胞、减少复发具有重要作用。Borowitz 等用 FCM 分析 MRD 的研究认为，诱导末期 29 天时骨髓 MRD 与预后关系密切，MRD 在 0.01%~0.1% 的患者 5 年无病生存率较 MRD 小于 0.01% 患者更差。美国 St. Jude 儿童研究医院认为，当联合使用流式细胞仪检测白血病相关免疫表型及用 PCR 技术分析克隆性抗原受体基因重排情况，可检测所有 ALL 患儿的 MRD，获得免疫学或分子生物学缓解的患儿（即在诱导缓解治疗结束时骨髓有核细胞中仅有 <0.01% 的白血病细胞）较单根据原始细胞形态学标准而确定缓解者的临床预后为好，在诱导缓解治疗结束时，MRD 水平在 10^{-2} 者，其预后几乎与骨髓内有 5% 原始细胞者一样诱导失败。诱导结束时 MRD 阳性的患者 5 年累计复发率为 43%±11%，而阴性患者为 10%±3%，诱导结束时和持续治疗 14 周 MRD 阳性患者累计 4 年复发率为 68%±16%，而 14 周时阴性患者复发率为 7%±7%。因此，MRD 的监测可提供与化疗相应的白血病细胞数，可用于改进儿童 ALL 的预后评价和治疗选择。

（屈晨雪）

第四篇　与血小板相关的疾病

第十五章　血小板相关疾病

第一节　血小板减少

血小板减少可由多种原因引起，分为血小板生成减少、血小板破坏过多和血小板分布异常。血小板减少的诊断标准是血小板计数 $< 100 \times 10^9/L$。

（一）特发性血小板减少性紫癜

特发性血小板减少性紫癜（idiopathic thrombocytopenic purpura，ITP）诊断标准：

（1）血小板计数多次检查均数量减少。

（2）脾不增大或仅轻度增大。

（3）骨髓检查巨核细胞数增多或正常，有成熟障碍。

（4）以下五项中应具备任何一项：①泼尼松治疗有效；②脾切除治疗有效；③ PAIgG 增多；④ PAC3 增多；⑤能排除继发性血小板减少症。

（二）血栓性血小板减少性紫癜

血栓性血小板减少性紫癜（thrombotic thrombocytopenic purpura，TTP）尚无统一的诊断标准，根据国内外有关文献拟定的诊断标准如下：

（1）有微血管性溶血性贫血

1）多为正细胞正色素性中重度贫血。

2）有微血管病性溶血：①黄疸、深色尿、尿胆红素阴性，偶有高血红蛋白血症与含铁血黄素尿症。②周围血中破碎红细胞 $> 2\%$，偶见有核红细胞。③网织红细胞数升高。④骨髓红系高度增生，粒红比例下降。⑤高胆红素血症，以间接胆红素为主。⑥血浆结合珠蛋白、血红素结合蛋白减少，乳酸脱氢酶升高。

（2）血小板减少与出血倾向

1）血小板计数常明显降低，血片中可见巨大血小板。

2）有皮肤和（或）其他部位出血。

3）骨髓中巨核细胞数正常或增多，可伴成熟障碍。

4）血小板寿命缩短。

（3）神经精神异常：可出现头痛、性格改变、精神错乱、神志异常，语言、感觉与运动障碍，抽搐、木僵、阳性病理反射等，且常有一过性、反复性、多样性与多变性特征。以上三项同时存在称三联征。

（4）肾脏损害：表现为实验室检查异常，如有蛋白尿，尿中出现红细胞、白细胞和管型，血清尿素氮、肌酐升高，严重者可见肾病综合征或肾功能衰竭。

（5）可有低至中度发热。

（6）辅助诊断：①皮肤、骨髓、淋巴结、肾、脾、肺、牙龈等部位取材活检，可见小动脉、毛细血管中有均一性透明样血小板血栓，PAS 染色阳性。②血管内皮细胞增生，内皮下透明样物质沉积，小动脉周围纤维化。③栓塞局部可有坏死，但无炎症细胞浸润或炎症反应。

第二节 原发性血小板增多症

临床表现可有出血、脾大、血栓形成引起的症状和体征。

1. 实验室检查

（1）血小板计数升高，可达 $> 1000 \times 10^9/L$。

（2）血片中血小板常聚集成堆，有巨大血小板（图 15-2-1 和图 15-2-2）。

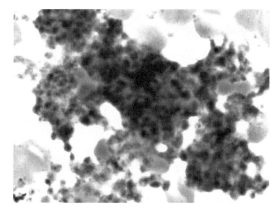

图 15-2-1 原发性血小板增多症（血涂片）

血小板聚集，呈大片状或成团

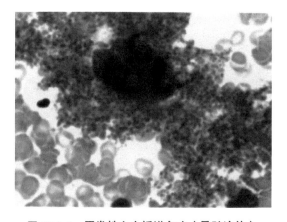

图 15-2-2 原发性血小板增多症（骨髓涂片）

图中可见一个成熟末期巨核细胞，有一个染色质固缩的核，其周围都是这个巨核细胞形成的血小板。整个细胞占满了视野（资料来源：王凤计 .2004. 现代血液细胞诊断学）

（3）骨髓增生活跃或明显活跃，巨核系细胞明显增多，体积大，胞质丰富。

（4）白细胞及中性粒细胞升高。

（5）血小板肾上腺素和胶原的聚集反应可减低。

2. 诊断 凡临床符合血小板 $> 1000 \times 10^9/L$，可除外其他骨髓增生性疾病和继发性血小板增多症者，即可诊断为原发性血小板增多症。

第三节 巨血小板综合征

巨血小板综合征（giant platelet syndrome）为常染色体显性或隐性遗传性疾病，可有轻至中度皮肤、黏膜出血，女性月经过多，肝、脾不大。

实验室检查：

（1）血小板计数减少，伴巨大血小板（图 15-3-1 和图 15-3-2）。

（2）出血时间延长。

（3）血小板聚集试验：加瑞斯托霉素不聚集；加其他诱聚剂聚集基本正常。

（4）血小板玻璃珠滞留试验可减低。

（5）血块收缩正常。

（6）vWF 正常。

（7）血小板膜缺乏糖蛋白 Ib（GPIb）。

（8）应排除继发性巨血小板症。

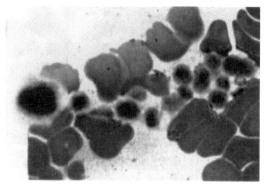

图 15-3-1 巨血小板综合征

此为一遗传性巨血小板综合征血涂片，可见散在巨大血小板，周边无颗粒，中间颗粒深染似核（资料来源：王凤计 .2004. 现代血液细胞诊断学）

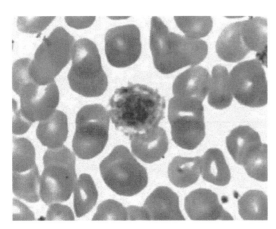

图 15-3-2　巨大血小板

血涂片中血小板胞体巨大，似白细胞

第四节　血小板无力症

血小板无力症（thrombasthenia）为常染色体隐性遗传性疾病，是一种少见病，近亲婚配人群中较为常见。自幼有出血症状，如中至重度皮肤、黏膜出血，妇女可有月经过多，术后出血不止等。

实验室检查：

（1）血小板计数正常，血涂片上血小板散在分布，不聚集成堆（图 15-4-1）。

（2）出血时间延长。

（3）血块收缩不良，但也可正常。

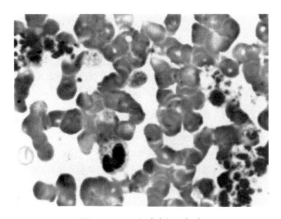

图 15-4-1　血小板无力症

血小板大小不一，散在分布。此为遗传性血小板无力症血涂片（资料来源：王凤计.2004.现代血液细胞诊断学）

（4）血小板聚集试验：大部分加 ADP、肾上腺素、胶原、凝血酶、花生四烯酸均不引起聚集，少数加胶原、凝血酶、花生四烯酸可有聚集反应；加瑞斯托霉素聚集正常或减低。

（5）血小板玻珠滞留试验减低。

（6）血小板膜 GP Ⅱ b/ Ⅲ a（CD41/CD61）减少或有质的异常。

第五节　血小板分泌功能缺陷性疾病

本病为一组少见的疾病，遗传方式尚不完全清楚，有的呈常染色体显性遗传，有中度出血症状，无关节出血。少数出血严重者可致死。

实验室检查：

（1）血小板计数正常或轻度减少，形态正常。

（2）出血时间可延长或正常。

（3）凝血因子检查正常。

（4）血小板聚集试验：加 ADP 或肾上腺素第一波正常，但第二波明显减低或无，少数病例仍可正常；加胶原、血小板聚集减低，但在高浓度下聚集正常。

（5）血小板黏附试验可减低。

（6）血小板第 3 因子 （PF-3）活性可减低。

此外，要排除继发性血小板分泌功能障碍。

第六节　原发性血小板第 3 因子缺乏症

临床表现可有皮肤、黏膜出血，月经过多或小手术后出血不止。

实验室检查：

（1）血小板计数、出血时间、血小板形态均可正常。

（2）血小板玻珠滞留试验，血小板对ADP、肾上腺素、胶原、瑞斯托霉素聚集，血小板释放反应等均正常。

（3）凝血酶原消耗试验异常。

（4）用白陶土检测 PF-3 活力（有效性）降低，或凝血活酶生成试验结果显示 PF-3 活力降低。

要确诊还应排除血小板无力症等其他血小板功能缺陷所致 PF-3 活力降低。

第七节 弥散性血管内凝血

弥散性血管内凝血（disseminated intravascular coagulation，DIC）的具体内容见"第三章第十一节与裂片红细胞相关的贫血"。

（屈晨雪）

第五篇 特殊人群血液病的有关问题

第十六章 小儿血液病的有关问题

第一节 概 述

小儿血液系统的特点：小儿血液系统发育尚未完全成熟，其造血功能、血液成分、生理变化等都与成年人有很大差异，不同年龄的小儿也有很大差异。

一、小儿血液有形成分的年龄差异

（1）骨髓象：见表16-1-1。

表16-1-1 小儿各年龄期及成人期骨髓血细胞分类计数

项目	新生儿期	婴儿期	儿童期	成人期
有核细胞数（×10⁹/L）	1300 ~ 350	200 ~ 300	170 ~ 290	40 ~ 180
		210 ~ 300	200 ~ 250	
分类				
粒细胞系统（%）				
原始粒细胞	0.3 ~ 0.5	1 ~ 2	1 ~ 2	3 ~ 5
早幼粒细胞	1.4 ~ 2.3	2 ~ 5	2 ~ 5	1 ~ 8
中幼粒细胞	6.5 ~ 6.6	5 ~ 10	5 ~ 10	5 ~ 19
晚幼粒细胞	13.6 ~ 14.7	10 ~ 15	10 ~ 15	3.5 ~ 13.2
杆状核粒细胞	36.7 ~ 39.9	15 ~ 20	15 ~ 20	4 ~ 14
分叶核粒细胞	14.2 ~ 10.0	5 ~ 10	5 ~ 10	7 ~ 30
嗜酸性粒细胞（中幼至分叶）	2.8 ~ 2.2	4 ~ 6	4 ~ 6	0.5 ~ 4.2
嗜碱性粒细胞（中幼至分叶）	0.1	0.5 ~ 1	0.5 ~ 1	
分裂白细胞	0.6 ~ 0.2	0.5 ~ 1	0.5 ~ 1	
红细胞系统（%）				
原始红细胞	0.9 ~ 2.5	1 ~ 2	1 ~ 2	0 ~ 1.9
早幼红细胞	7.3 ~ 8.4	2 ~ 5	2 ~ 5	0.2 ~ 2.6

续表

项目	新生儿期	婴儿期	儿童期	成人期
中幼红细胞	55.3 ~ 57.5	50 ~ 60	50 ~ 60	2.6 ~ 10.7
晚幼红细胞	36.2 ~ 30.4	30 ~ 40	30 ~ 40	5.2 ~ 17.5
分裂红细胞	0.3 ~ 1.2	1 ~ 2	1 ~ 2	
粒红比例	2∶1 ~ 5∶1	2.5∶1 ~ 3∶1	3∶1 ~ 5∶1	3∶1 ~ 5∶1
淋巴细胞（%）	22.6 ~ 22.7	40 ~ 50	30 ~ 40	10.7 ~ 43.1
浆细胞（%）	0.1	0.5 ~ 1	0.5 ~ 1	0 ~ 2.1
单核细胞（%）	0.9 ~ 0.5	2 ~ 4	2 ~ 4	1 ~ 6.2
单核 - 吞噬细胞（%）	0.2	0.5 ~ 1	0.5 ~ 1	0.1 ~ 2
巨核细胞数（×10^9/L）	22.5 ~ 34.3	25 ~ 75	25 ~ 75	25 ~ 75
有核细胞（涂片法）		20 ~ 150/10^6		
原始巨核细胞				不见或偶见
幼稚巨核细胞				占巨核细胞 0 ~ 5%
颗粒型巨核细胞				占巨核细胞 10% ~ 27%
产血小板巨核细胞				占巨核细胞 44% ~ 60%

（2）外周血象：见表 16-1-2 和表 16-1-3。

表 16-1-2　小儿各年龄期及成人期血细胞成分

项目	新生儿期	婴儿期	儿童期	成人期
红细胞数（×10^{12}/L）	6	4	4.5 ~ 5.0	4.5 ~ 5.5
红细胞直径（μm）	8.6	7.5	7.0	7.0
血红蛋白（g/L）	200	110 ~ 120	130 ~ 140	110 ~ 160
胎儿血红蛋白（%）	55 ~ 85	< 15	< 2	< 2
血细胞比容（%）	55	34	36 ~ 40	36 ~ 48
网织红细胞（%）	5 ~ 6	3 ~ 15	2 ~ 3	0.5 ~ 1.5
白细胞数（×10^9/L）	17 ± 7	10 ~ 12	8 ~ 10	4.0 ~ 10.0
白细胞分类				
中性粒细胞（%）	65	35	65	50 ~ 70
淋巴细胞（%）	35	65	35	20 ~ 40
单核细胞（%）	3	3	2	3 ~ 7
嗜酸性粒细胞（%）	3	1	5	0.5 ~ 5
嗜碱性粒细胞（%）	0.2	0.2	0.2	0 ~ 1
血小板数（×10^9/L）	172	200	160	100 ~ 300
血容量 / 总体重（%）	10	8 ~ 10	8 ~ 10	6 ~ 8

表16-1-3   各年龄期正常红细胞参数

红细胞参数	脐血	新生儿期	婴儿期	儿童期	成人期
红细胞平均体积（MCV, fl）	106	99 ~ 113	84	73 ~ 83	80 ~ 100
红细胞平均血红蛋白（MCH, pg）	34	40	30	27 ~ 32	29 ~ 34
红细胞平均血红蛋白浓度（MCHC, g/L）	317	320	320	360 ~ 410	310 ~ 370

二、胎儿血液有形成分的年龄差别

胎儿血液学参数检测有助于了解胎儿发育中的造血情况，指导临床输血治疗（表16-1-4）。胎儿红细胞计数、血红蛋白和血细胞比容在妊娠15周至足月期间依次升高。同时，红细胞MCV逐渐下降至足月。白细胞计数也从妊娠晚期上升到足月。在有核红细胞存在的情况下，须手动校正胎儿白细胞总数。中期胎儿的白细胞计数只有新生儿期计数的1/3左右。血小板计数在孕中期和晚期达到较大年龄儿童和成人的水平，并在数量上继续上升到足月。

表16-1-4   胎儿的血液学参数

项目	胎儿周龄						
	15	16	17	18 ~ 21	22 ~ 25	26 ~ 29	> 30
样本量（n）	6	5	16	760	1200	460	440
血红蛋白（g/dl）	10.9（0.7）	12.5（0.8）	12.4（0.9）	11.69（1.27）	12.20（1.6）	12.91（1.38）	13.64（2.21）
红细胞（$\times 10^{12}$/L）	2.43（0.26）	2.68（0.21）	2.74（0.23）	2.85（0.36）	3.09（0.34）	3.46（0.41）	3.82（0.64）
红细胞压积（%）	34.6（3.6）	38.1（0.21）	37.4（0.28）	37.3（4.32）	38.59（3.94）	40.88（4.4）	43.55（7.2）
红细胞平均体积（fl）	143（8）	143（12）	137（8）	131.1（11.0）	125.1（7.8）	118.5（8.0）	114.4（9.3）
白细胞（$\times 10^9$/L）	1.6（0.7）	2.4（1.7）	2.0（0.8）	4.68（2.96）	4.72（2.82）	5.16（2.53）	7.71（4.99）
校正白细胞（$\times 10^9$/L）	—	—	—	2.57（0.42）	3.73（2.17）	4.08（0.84）	6.4（2.99）
血小板（$\times 10^9$/L）	190（31）	208（57）	202（25）	234（57）	247（59）	242（69）	232（87）

注：表中所有参数均为均值（标准差）。

三、小儿血液病的特点

1.病种特点   贫血占58.8%，其中营养性贫血占主要地位；出血性疾病占30.2%；血液恶性肿瘤占6%。小儿白血病及其他恶性肿瘤在小儿病死原因中占主要地位。

2.特殊规律

（1）易发生营养性贫血。

（2）造血功能不稳定，在外界因素的刺激下易发生细胞过度增生或过度抑制的异常反应。

（3）小儿骨髓三系细胞均处于活动状态，储备力差，易发生造血功能衰竭，也易返回到胎儿造血状态，出现髓外造血。

（4）小儿血液病多与遗传性疾病有关，以及与血液疾病有关的免疫缺陷病如Wiskott-Aldrich综合征等有关。

（5）新生儿和早产儿可出现由于母体和胎儿间相互作用所致的母子血型不合（Rh、ABO）及先天性血小板减少症等。

（6）有些血液病的表现与成人不同，如小儿白血病以ALL为主，白血病细胞对药物敏感性较高，病情易缓解，预后较成人好。

（7）小儿淋巴组织发育旺盛，为防御入侵的病原体起到重要的免疫屏障作用。

（8）幼儿常可表现出外周血淋巴细胞比例增高，易发生淋巴结增大。

第二节　红细胞系统疾病

一、贫　　血

（一）小儿铁缺乏症和缺铁性贫血

由于体内缺乏足够的铁元素，以致血红蛋白合成减少引起贫血。铁元素又是不少细胞酶必不可少的成分，所以铁缺乏也可引起人体多种代谢紊乱（图 16-2-1 和图 16-2-2）。

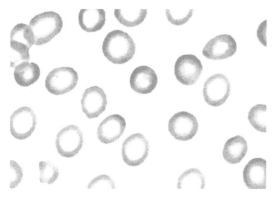

图 16-2-1　缺铁性贫血（血涂片）

图中红细胞中央淡染区显著增大，可见部分异形红细胞。此为一重症缺铁性贫血小儿血涂片（图片形态不典型，红细胞虽淡染区明显扩大，但部分红细胞较大）

1. 病因

（1）出生时铁储备量减少，如低体重儿、早产儿、双胞胎、早期切断脐带胎-母间出血。

（2）生长发育期间铁的需要量加大。

（3）饮食对铁的补充不足。

（4）因出血等原因致铁丢失过多。

2. 诊断标准　按缺铁程度，可将缺铁分为铁减少期（ID）、红细胞生成缺铁期（IDE）、缺铁性贫血（IDA）三期，根据实验室检查的程度来确定（表 16-2-1）。

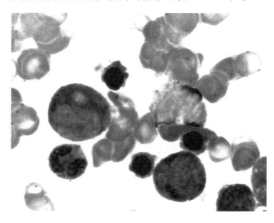

图 16-2-2　缺铁性贫血（骨髓涂片）

图中可见幼稚红细胞，胞体小，胞质少，边缘不整齐

表 16-2-1　缺铁的分期及诊断依据

项目	ID	IDE	IDA
低色素性贫血	无	无	有
血清铁	正常	正常	减低
运铁蛋白饱和度	正常	正常	减低
总铁结合力	正常	正常	减低
骨髓铁粒幼细胞	减少	减少	减少
红细胞内游离原卟啉	正常	减低	减低
血清铁蛋白	减低	减低	减低

（二）小儿特殊的贫血

1. 先天性再生低下性贫血（congenital hypoplastic anemia）　又称 Diamond-Black-fan 症。婴儿早期出现贫血，特征是大细胞性贫血，网织红细胞减少。骨髓中无红系前身细胞。血中红细胞生成素明显增高。

2. 范科尼贫血（Fanconi anemia）　这是一种罕见的常染色体隐性遗传性血液系统疾病，属于先天性再障，全血细胞减少，这类患者除有典型再障表现外，还伴有多发性的先天畸形，如皮肤棕色色素沉着、骨骼畸形、性器官发育不全等。预后极差，

50% 的患者在确诊后 6 个月内死亡。

3. 儿童一过性成红细胞缺乏症（transient erythroblastopenia of childhood，TEC）　正常健康小儿 6 个月至 3 岁时突然出现严重的、一过性再生低下性贫血，骨髓象中只有红系缺乏，血中 HbF 和 ADA（腺苷脱氨酶）不增高。

4. Pearson 骨髓 – 胰腺综合征　新生儿期除出现再生低下性贫血外，尚有大细胞正色素性贫血，HbF 及红细胞 ADA 水平增高，骨髓可见空泡性原始红细胞和原始粒细胞，有时可有血小板减少和白细胞减少，同时有生长缓慢、胰岛素依赖型糖尿病及胰腺纤维化、分泌功能紊乱等多系统器官受损害。

5. 雅克什综合征（Jaksch syndrome）　又称假性白血病，以肝脾增大、白细胞增高、外周血中出现幼粒细胞和幼红细胞为特征。多发于 6 个月至 2 岁的婴幼儿。病因为营养不良及造血物质缺乏，易发生贫血及反复感染（免疫力低下）。

6. 特发性肺含铁血黄素沉着症（IPH）　主要发生在小儿期，病因未明。主要表现为肺泡毛细血管出血使含铁血黄素沉着，贫血。实验室检查显示失血性贫血、低色素性贫血伴网织红细胞增高。胸片可见病肺呈小点状和网状阴影。痰中可见吞噬含铁血黄素的巨噬细胞。

7. 先天性异常红细胞性贫血（congenital dyserythropoietic anemia）　为一少见的遗传性疾病，可分为三型。

Ⅰ型：15% 左右，特点是原幼红细胞具有两个核，并有薄的染色质所形成的"桥梁"连接两个核。

Ⅱ型：60% 的原红细胞有两个核或多个核，且 30% 出现 Ham 试验阳性，但糖水试验阴性，与抗 i 抗体有高度凝集作用。

Ⅰ型和Ⅱ型为常染色体隐性遗传。

Ⅲ型：15% 左右，原红细胞有多个核，

骨髓中 DNA 含量比正常高 24 倍，有些家族呈常染色体显性遗传，另一些为常染色体隐性遗传（详见"与红细胞相关的疾病"中的"先天性红细胞生成异常性贫血"部分）。

（三）巨幼细胞贫血

95% 发生于 2 岁以下，叶酸和（或）维生素 B_{12} 缺乏所致。骨髓中有巨幼红细胞，应用维生素 B_{12} 和叶酸治疗有效。除叶酸、维生素 B_{12} 外，乳清酸尿症时，由于嘧啶合成缺陷，故也可有巨幼细胞贫血，粒细胞减少，乳清酸排出致结晶尿。维生素 B_{12}、叶酸治疗无效。

此外，Lesch-Nyhan 综合征时也因嘌呤核苷阻断而有巨幼细胞贫血，钴胺素还原酶缺陷也可致巨幼细胞贫血。前者应用维生素 B_{12} 治疗可使网织红细胞增加，贫血得到纠正。后者除贫血外尚有生长停滞、嗜睡、乏力、肝细胞受损、血中钴胺素含量增高等表现。

（四）小儿溶血性贫血

大部分小儿溶血性贫血与先天性遗传性因素有关。

1. 红细胞本身缺陷

（1）红细胞膜缺陷：因红细胞细胞骨架蛋白缺陷所致。

（2）红细胞酶缺陷：糖酵解酶缺陷如 PK 缺乏症、己糖磷酸旁路和谷胱甘肽代谢缺陷如 G-6-PD 缺乏、核苷酸代谢酶缺陷如腺苷酸激酶（AK）缺乏症。

（3）血红蛋白异常：珠蛋白生成障碍性贫血等。

2. 红细胞外在因素　主要是自身免疫性溶血性贫血（AIHA）。

（1）温抗体型 AIHA：实验室诊断主要依据抗人球蛋白试验，常检测的抗体有抗 IgG、抗 IgM 及抗 C3b（结合在 IgG 上）等。

（2）冷抗体型 AIHA：包括冷凝集素综合征（cold agglutinin syndrome，CAS）、阵发性冷血红蛋白尿症（paroxysmal cold hemoglobinuria，PCH）。前者可特发或继发于支原体肺炎、传染性单核细胞增多症或浆液性肺炎。血清中出现抗寡糖抗原 i（抗 i）抗体（IgM），滴度可达 1 ∶ 30 000 以上。脐带血中则正常存在 i 抗原。PCH 在小儿免疫性溶血症中占 30%，是由于存在 Donath-Landsteiner 溶血素（一种 IgG 冷反应自身抗体）。其还有抗 P 血型的特性，能与多种补体结合，而在温度上升时将红细胞破坏；常与病毒性疾病和梅毒性疾病一起发生。

（3）碎片性溶血：可发生于毛细血管内，如 DIC 时形成的纤维蛋白条状物损坏红细胞，出现红细胞碎片（图 16-2-3 ～ 图 16-2-5）。溶血 - 尿毒症或血栓性血小板减少性紫癜时，在肾血管内溶血；在巨大血管瘤和血小板减少的 Kasabach-Merritt 综合征时在较大的血管内溶血，以及在未被上皮细胞覆盖的人工心脏瓣膜外发生溶血。

（4）嗜血性流感杆菌、葡萄球菌和链球菌败血症，特别是梭状芽孢杆菌感染时产生的毒素可导致溶血。毒蛇咬伤、蜂类严重蜇伤，均可因磷脂酶的作用引起溶血。

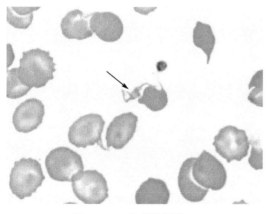

图 16-2-3　红细胞碎片 1

为静脉血涂片，图中有较多红细胞碎片

（5）肝豆状核变性在出现肝脏和神经系统病变以前，由于血清中游离的铜对红细胞膜的毒性作用发生急性、一过性的溶血性贫血。此时，抗人球蛋白试验阴性，而血片中可见大量的球形红细胞。

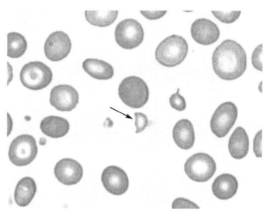

图 16-2-4　红细胞碎片 2

箭头所指为盔形红细胞碎片

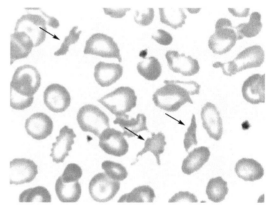

图 16-2-5　红细胞碎片 3

箭头所指红细胞呈不规则碎片

（五）胎儿贫血

正常情况下，胎儿血红蛋白浓度随孕周的增长而增加。已通过胎儿血液采样建立了各孕周（孕 18 ～ 40 周）胎儿血红蛋白浓度参考范围（见表 16-1-4）。

血红蛋白浓度低于平均值 2 个或以上标准差时诊断为胎儿贫血。根据不同孕周血红蛋白浓度中位数的倍数（MoM），胎儿贫血的严重程度分为轻度（MoM

0.83 ~ 0.65）、中度（MoM 0.64 ~ 0.55）、重度（MoM < 0.55）。重度贫血可导致胎儿水肿和胎儿死亡。临床也常将胎儿红细胞比容<30%作为临界值来确定胎儿贫血，与血红蛋白浓度同样可靠（图 16-2-6 和图 16-2-7）。

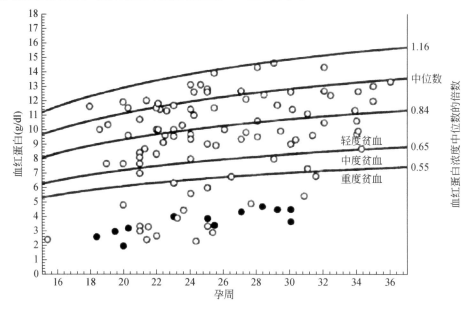

图 16-2-6　胎儿血红蛋白与孕周的关系

（资料来源：Mari，et al. 2015. The fetus at risk for anemia. Am J Obstet Gynecol.）

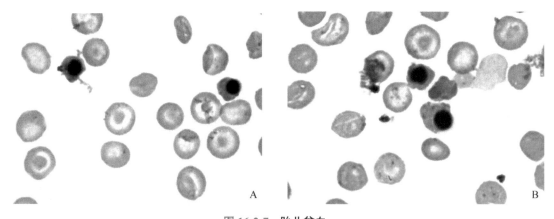

图 16-2-7　胎儿贫血

为胎儿脐静脉血涂片，图中红细胞形态不一，可见靶形红细胞、口形红细胞和晚幼红细胞

二、新生儿多血症

本病又称新生儿红细胞增多症，表现为出生后 2 ~ 3 小时至 1 天内新生儿面色深红、厌食、嗜睡、发绀、抽搐、呼吸困难、心动过速，出现坏死性直肠结肠炎、肾功能衰竭、低血糖、高胆红素血症、血小板减少、血细胞比容增高（可达 65%）、红细胞增高（可达 > 7×10^{12}/L），血液黏滞性增高。

第三节　白细胞系统疾病

急性白血病是严重威胁小儿生命的疾

病，其中以急性淋巴细胞白血病所占比例最高。小儿白血病与成人白血病的不同点：

（1）小儿以急性白血病为多见，占95%以上，成人占73.6%；慢性粒细胞白血病小儿占35.4%，成人占18.1%。小儿基本见不到慢性淋巴细胞白血病。

（2）小儿白血病的发生与一些危险因素有关。如同胞中白血病发病率可增加，孪生子中白血病发病率更高。此外，唐氏综合征、范科尼综合征、Bloom综合征、共济失调-毛细血管扩张症、苯接触者、烷化剂接触者都有相当比例的白血病发生率。

（3）小儿急性白血病临床症状较明显，如面色苍白、发热、出血、骨及关节疼痛、腹痛、食欲不振、乏力等。

（4）小儿白血病以急性淋巴细胞白血病较多见，国内统计占40%~50%，0~9岁为发病高峰，占儿童白血病的70%以上，而急性淋巴细胞白血病在成人白血病占20%左右。急性淋巴细胞白血病中又以预后较好的普通型急性淋巴细胞白血病（common ALL，CALL，CD10$^+$）占多数，而预后差的t（9；22）的Ph$^+$急性淋巴细胞白血病较少见（图16-3-1）。

（5）对白血病治疗有效的化疗方案中的全剂量药物，小儿相对较能耐受，因此由药物引起的并发症也较少，并且较易控制。

（6）小儿易并发脑膜白血病和睾丸白血病。

（7）小儿白血病的治疗已有较为成熟的联合强化疗方案，应用MICM分型及临床症状、体检多种指标评估疾病的危险度极为重要。

（8）小儿白血病治疗方案的合理应用取得了较为满意的疗效。依据ALL不同的生物学特性制定相应的治疗方案已取得较好的疗效，大约80%的儿童能够获得长期无病生存，并且有治愈的可能。

（9）先天性白血病是指在新生儿出生时或在出生后4周内发生的白血病。第5周后发生的白血病称为新生儿白血病。先天性白血病以急性粒细胞性白血病占多数。

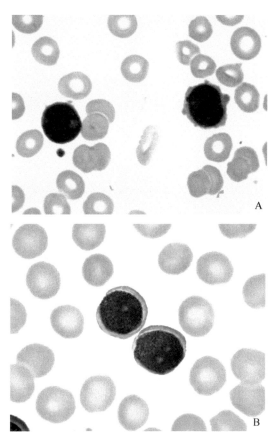

图 16-3-1　急性淋巴细胞性白血病（静脉血涂片）

图中为小原始淋巴细胞，胞体较小，胞核大，呈圆形，核染色质细致，小核仁明显可见

（杨红玲　梁绮华　张　力）

第十七章　妊娠期血液病的有关问题

妊娠期血液系统的特点：妊娠是妇女的特殊生理过程，为适应胎儿的生长需要，血液系统发生一系列的改变，与非妊娠期妇女有很大的差别。随着孕周的增加，血容量、血液细胞和血浆蛋白均有变化，部分孕妇会出现稀释性贫血和低蛋白血症。

一、妊娠期血液有形成分的特点

（一）血容量

由于供应胎儿的需要，孕妇血容量于妊娠第 6 ~ 8 周开始增加，至妊娠第 32 ~ 34 周达高峰，增加 40% ~ 50%，总量增加 1000 ~ 1250ml，并维持此水平直至分娩。妊娠期由于血浆增加多于红细胞增加，出现血液稀释，常出现妊娠期生理性贫血。

（二）血液成分

1. 红细胞　妊娠期骨髓不断产生红细胞，网织红细胞轻度增多。网织红细胞比容降低至 0.31 ~ 0.34。为适应红细胞增加和胎儿生长及孕妇各器官生理变化的需要，妊娠期容易缺铁。

2. 白细胞　从妊娠第 7 ~ 8 周开始增加，至妊娠 30 周达高峰。从白细胞分类来看，以中性粒细胞增加为主，淋巴细胞相对减少。外周血涂片中可见少量中幼粒和晚幼粒细胞。中性粒细胞和单核细胞颗粒常增多、增粗，可见核棘突。中性粒细胞嗜碱性磷酸酶积分也有增加，胞质中常出现 Dëhle 小体。

3. 血小板　与非妊娠期相比，妊娠期血小板计数偏高，并随孕周增加轻度升高，妊娠 24 周时达到小高峰，而后开始轻度下降直至 42 周，分娩后上升至 28 周水平（表 17-0-1，图 17-0-1 和图 17-0-2）。

表 17-0-1　**妊娠期血细胞分析参考区间**

血细胞参数 （第 2.5 ~ 97.5 百分位数）	2018 年 *		2012 年 **	2017 年 ***		
	妊娠早期	妊娠晚期	非妊娠期	妊娠早期	妊娠中期	妊娠晚期
红细胞（×10^{12}/L）	3.50 ~ 5.20	2.90 ~ 4.50	3.8 ~ 5.1	3.70 ~ 5.07	2.85 ~ 4.59	2.75 ~ 4.64
血红蛋白（g/dl）	10.0 ~ 14.3	8.3 ~ 13.6	11.5 ~ 15.0	11.0 ~ 14.7	8.8 ~ 13.6	8.4 ~ 14.1
红细胞压积（%）	30.5 ~ 43.0	25.4 ~ 40.7	0.35 ~ 0.45	33 ~ 43	27 ~ 40	26 ~ 42
红细胞平均体积（fl）	64.0 ~ 98.0	79.0 ~ 102.0	82 ~ 100	76.8 ~ 95.2	78.3 ~ 99.7	78.7 ~ 101.7
红细胞平均血红蛋白（pg）	22.0 ~ 33.0	25.0 ~ 34.0	27 ~ 34	24.6 ~ 32.7	24.6 ~ 34	25.1 ~ 34.6
红细胞平均血红蛋白浓度（g/dl）	315.0 ~ 347	312.0 ~ 348.0	316 ~ 354	320 ~ 355	319 ~ 351	315 ~ 348
红细胞分布宽度（%）	11.0 ~ 17.3	12.6 ~ 18.6	/	11.9 ~ 16.8	12.3 ~ 17.2	12.3 ~ 19.8
白细胞（×10^9/L）	4.4 ~ 11.8	5.8 ~ 20.0	3.5 ~ 9.5	4.68 ~ 12.87	5.97 ~ 16.78	5.53 ~ 19.56

续表

血细胞参数 （第 2.5 ~ 97.5 百分位数）	2018 年 *		2012 年 **	2017 年 ***		
	妊娠早期	妊娠晚期	非妊娠期	妊娠早期	妊娠中期	妊娠晚期
中性粒细胞（×10⁹/L）	/	/	1.8 ~ 6.3	52.8 ~ 81.6	62.7 ~ 87.6	61.7 ~ 91.9
中性粒细胞比例（%）	54.0 ~ 82.0	64.0 ~ 89.0	40 ~ 75	2.72 ~ 9.92	4.16 ~ 14.11	3.73 ~ 17.24
淋巴细胞（×10⁹/L）	/	/	1.1 ~ 3.2	13.4 ~ 40.2	7.3 ~ 29.4	4.4 ~ 29.7
淋巴细胞比例（%）	12.0 ~ 37.0	6.0 ~ 26.0	20 ~ 50	1.11 ~ 3.05	0.86 ~ 2.88	0.70 ~ 2.60
单核细胞（×10⁹/L）	/	/	0.1 ~ 0.6	3.0 ~ 7.9	2.7 ~ 8.8	2.4 ~ 9.7
单核细胞比例（%）	3.5 ~ 9.5	3.3 ~ 10.3	3.0 ~ 10	0.2 ~ 0.66	0.22 ~ 0.98	0.26 ~ 1.10
嗜酸性粒细胞（×10⁹/L）	/	/	0.02 ~ 0.52	0.1 ~ 4.1	0 ~ 3.7	0 ~ 2.7
嗜酸性粒细胞比例（%）	0.1 ~ 2.6	0.0 ~ 2.3	0.4 ~ 8.0	0.01 ~ 0.31	0.00 ~ 0.35	0.00 ~ 0.23
嗜碱性粒细胞（×10⁹/L）	/	/	0 ~ 0.06	0.1 ~ 0.6	0.0 ~ 0.5	0.0 ~ 0.6
嗜碱性粒细胞比例（%）	0.1 ~ 0.9	0.0 ~ 0.6	0 ~ 1	0.0 ~ 0.05	0.0 ~ 0.07	0.0 ~ 0.10
血小板（×10⁹/L）	138 ~ 349	96 ~ 297	125 ~ 350	148 ~ 352	111 ~ 346	80 ~ 309
血小板平均体积（fl）	6.2 ~ 10.2	7.0 ~ 12.3	/	8.5 ~ 11.9	7.0 ~ 11.8	7.0 ~ 12.9
血小板分布宽度（fl）	15.0 ~ 17.0	9.0 ~ 19.0	/	9.0 ~ 16.4	9.1 ~ 18.1	10.2 ~ 19.1
血小板压积（%）	0.12 ~ 0.27	0.09 ~ 0.26	/	/	/	/

* 数据来源：Yi JN，Jie L，Hong J，et al.2018.Chinese Clin Chem Lab Med。

** 数据来源：中华人民共和国卫生行业标准 .WS/T 405-2012. 血细胞分析参考区间。

*** 数据来源：Li AW，Yang S，Zhang J，et al. 2017。

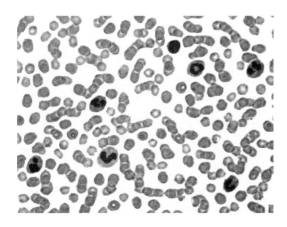

图 17-0-1　正常妊娠期血涂片（×100）

此为妊娠期静脉血涂片，白细胞总数增高，以中性粒细胞为主，中性粒细胞和单核细胞颗粒增多、增粗，胞核见棘突

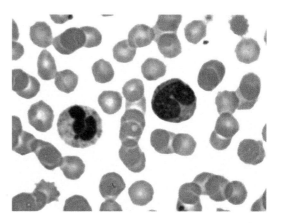

图 17-0-2　正常妊娠期血涂片（×1000）

此为妊娠期静脉血涂片，中性粒细胞和单核胞颗粒增多、增粗，胞核可出现棘突

二、孕产妇缺铁性贫血

孕妇是贫血三大高患病率群体之一。第一大贫血群体是5岁以下儿童，其贫血发病率约为47%；孕妇是第二大贫血群体，发病率约为42%；而第三大群体则是育龄妇女，发病率约为30%。孕妇贫血以缺铁性贫血（IDA）为主，发病率为17.2%～21%，约占孕妇贫血群体的50%。IDA常见于妊娠期和产后，可导致严重的母婴并发症。

实验室检测仍然是诊断妊娠期IDA最重要的手段。全血细胞分析和血清铁蛋白足以诊断孕妇IDA。与非妊娠期妇女相似，妊娠期IDA妇女的Hb、MCV、MCH、MCHC均降低，细胞形态学改变除了血涂片中红细胞中央淡染区显著增大，可见部分异形红细胞外，常伴有妊娠期中性粒细胞颗粒增多、增粗，胞核可出现棘突（图17-0-3）。在排除炎症情况下，血清铁蛋白对IDA的诊断具有很高的敏感性和特异性。当孕妇血清铁蛋白浓度＜30μg/L，同时血红蛋白在妊娠早期＜11g/dl、妊娠中期＜10.5g/dl、妊娠晚期＜10g/dl时临床诊断为妊娠期贫血。

如果血清铁蛋白＜30μg/L，但血红蛋白正常（妊娠早期≥11g/dl、妊娠中期≥10.5g/dl、妊娠晚期≥11g/dl）诊断为妊

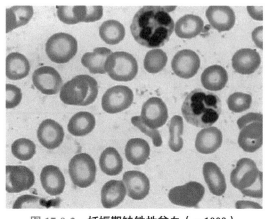

图17-0-3　妊娠期缺铁性贫血（×1000）

此为妊娠期静脉血涂片，红细胞中央淡染区显著增大，可见部分异形红细胞。中性粒细胞颗粒增多、增粗，胞核可出现棘突

娠期缺铁；如果血清铁蛋白＜30μg/L的同时血红蛋白也低（妊娠早期＜11g/dl、妊娠中期＜10.5g/dl、妊娠晚期＜11g/dl），诊断为妊娠期缺铁性贫血。当血红蛋白降低（妊娠早期＜11g/dl、妊娠中期＜10.5g/dl、妊娠晚期＜11g/dl），但血清铁蛋白正常时（≥30μg/L），增加额外的检测，如转铁蛋白饱和度、血清铁、总铁结合力和C反应蛋白以协助诊断。当血清铁蛋白正常（≥30μg/L），MCV低（＜70fl），在没有炎症的情况下，可能是地中海贫血，需要进一步检查诊断。

（杨红玲　梁绮华　张　力）

第十八章　老年人血液病的有关问题

第一节　老年人血液特点

60 岁以上的人可称为老年人。人进入老年期，机体各器官逐渐出现老化现象。这是因为组织器官自然衰退，机体内环境稳定性降低，新陈代谢发生紊乱及机体免疫功能下降等原因所致。因此，老年人具有易患各种疾病和多系统受累等特点。

一、老年人外周血的变化

1. 有形成分的变化

（1）红细胞、血红蛋白：健康老年人与非老年人的数值大致相同，但可受多种因素影响，如家庭环境、文化程度、居住卫生条件等都是影响血液的客观因素。

（2）白细胞：多数老年人白细胞数量及形态可无明显改变，但也有部分 65 岁以上老年人的白细胞数有所降低，中性粒细胞轻度核右移，核分叶过多、偏位，核固缩，胞体大小不一，胞质出现空泡和颗粒增粗等，以及中性粒细胞吞噬能力下降，各种酶（溶菌酶或溶酶体酶）活力降低，对炎症的化学趋向性亦差。因此，老年人易患感染性疾病，白细胞数增高不像青年人那样明显，或白细胞数正常而杆状核粒细胞增加，细胞退变显著（图 18-1-1 ～图 18-1-3）。

（3）血小板：数量可正常，但老化的血小板开始增多，而新生的具有较强止血功能的血小板开始减少。血小板的功能也有所下降，血小板黏附不佳，血块退缩减退，胶原对血小板的聚集能力下降。血小板第 3 因子释放延缓。老年人易患动脉粥样硬化，

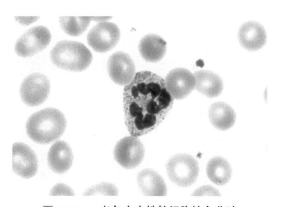

图 18-1-1　老年人中性粒细胞核多分叶

多分叶核中性粒细胞，该细胞除核分叶过多外，其他未见明显形态改变

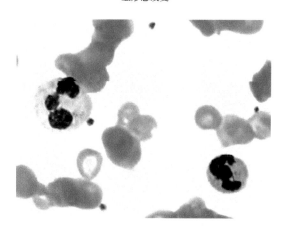

图 18-1-2　中性粒细胞胞体大小不一

两个中性分叶核粒细胞胞体大小不一。右侧细胞除胞体较小外，胞核有固缩改变

易激活血小板，从而促发动脉血栓形成。

2. 血浆的变化　随着年龄的增长，老年人的血浆质和量也在改变。其中体内的水分总量在减少（主要是细胞内液的减少，而细胞外液反而增加）。老年人如因水分摄入不足或因气温过高则易引起细胞脱水，导致酸碱平衡及电解质紊乱。反之，因老

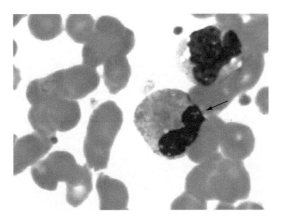

图 18-1-3　中性粒细胞胞核偏位

中性杆状核粒细胞胞核偏向一侧，靠近细胞膜

年人细胞外液量增多，故对大量补液的耐受性降低。如给予过多的水分，尤其是含钠的液体，会引起水肿及水中毒。

70 岁以上的老年人白蛋白减少，球蛋白增多，白蛋白与球蛋白比值减低，胶体渗透压下降，加之细胞外液量增多，易发生潜在的心、肝、肾功能障碍，使体内的总钠量增加，水分潴留，故有水肿倾向和营养不良的表现。老年人的脂类代谢紊乱，总血脂升高，这与动脉粥样硬化有密切关系。老年人血浆中的钙、磷略有降低，血镁稍有增加。

3. 血液黏度的变化　老年人血液黏度常增高，常有动脉粥样硬化、冠心病、心肌梗死及血栓性卒中和脉管炎等。

二、老年人造血功能的变化

1. 老年人骨髓造血的变化　骨髓的造血功能与年龄有一定关系，随着年龄的增长，骨髓体积逐渐减小，红髓随之减少。到 60 岁以上退变特别明显，大部分红髓被脂肪组织所替代，多能造血干细胞也随着年龄增长而减少，骨髓的微环境随着老化而退变，骨髓间隙内脂肪和纤维组织逐渐增多。

2. 其他因素对造血的影响　男性老年人在 50 岁以前雄激素分泌功能不变，50 岁以后有所下降，因睾酮分泌不足使红细胞生成素产生减少，影响红系祖细胞的分化成熟，因而可使红细胞及血红蛋白下降，易致贫血。

三、老年人血细胞代谢及调节特点

1. 老年人红细胞代谢特点　老年人红细胞中酶的活性和代谢均降低，红细胞结构发生改变，使球形红细胞增多、脆性增加、变形性差、流动度差而黏度增高，易受机械损伤而被脾脏清除。老年人红细胞寿命随着年龄的增长而缩短。老年人造血功能的低下及造血物质的不足不能很好地补偿，因而破坏与新生之间失去平衡，易发生贫血且难以纠正。

2. 老年人铁代谢特点　老年人的骨髓及血清铁不足，骨髓铁储备减少，铁进入红细胞的效率亦降低。因而网织红细胞减少，血清总铁结合力增高，而血清铁蛋白降低，血清游离运铁蛋白水平也降低。

3. 老年人维生素 B_{12} 和叶酸代谢特点　老年人因维生素 B_{12} 和叶酸缺乏所致的巨幼细胞贫血显著增多，其主要原因与老年人对这两种物质的吸收障碍有关，有人发现老年人叶酸及维生素 B_{12} 缺乏的同时有缺铁性贫血。

4. 老年人细胞调节特点　正常人血细胞的调节涉及很多因素。红细胞调节的动态平衡需要有造血物质（铁、维生素 B_{12}、叶酸、维生素 B_6、蛋白质等）的充沛供给。老年人可因摄入不足、吸收不良或利用失常而发生某种贫血。老年人骨髓造血功能有所降低，而易发生骨髓代偿性失效或衰竭。再生障碍性贫血是老年人中较严重的贫血。中枢神经系统、内分泌系统、红细胞生成素、集落刺激因子、血小板生成素、脾脏功能等均为调节血细胞生成、成熟、释放的因素。它们之间互相依赖，如调节失衡，将影响血细胞的质和量，从而引起病变。而老年人易发生调节失衡。

老年人的失血和溶血在未获补偿时，红细胞生成调节亦受影响。老年人患骨髓增生性疾病时，可见脾的髓外化生现象，临床上伴有脾大和巨脾。

环腺苷酸（cAMP）是机体重要的调节因素之一。细胞生长调节受 cAMP 的影响。免疫及红细胞生成素的生成和释放亦均与 cAMP 密切相关。老年人的 cAMP 随着年龄增加而有所下降。cAMP 与环鸟苷酸（cGMP）的比值也有所改变。这不仅与衰老的机制有关，还与老年人造血功能的影响有关。

四、老年人凝血功能的变化

老年人易出现高凝状态，易诱发血栓。发病基础常表现为血浆凝血因子增高，如纤维蛋白原浓度、血小板数、凝血因子Ⅷ水平均增高。在增加的凝血活性物质作用下，更易被激活，或凝血激酶抑制物减少，而纤维蛋白降解系统功能减弱，均可使血液凝固性增加。在体内形成微血栓并有出血，最终导致弥散性血管内凝血。

引起高凝状态的因素：

（1）生理情况下的情绪激动、剧烈运动、低温、寒冷、年龄增大及药物等。

（2）病理情况下如动脉粥样硬化、冠心病、肺源性心脏病、糖尿病、胰腺炎、流行性出血热、结缔组织病、肾脏病、感染、外伤性休克、恶性肿瘤、血液疾病。

老年人的血栓形成与栓塞性疾病较多，尤其是循环系统疾病和脑血管障碍，是老年人的常见病、多发病。

五、老年人免疫功能的变化

人的免疫器官随着衰老而退化，免疫器官退化与老年性疾病已引起重视。

1. 免疫器官退化的细胞学基础　老年人免疫功能的减退，90% 是由于免疫器官细胞本身一系列改变的结果，其中包括淋巴细胞分布异常；另外 10% 归于免疫系统以外的因素，如微生物感染、抗原抗体复合物、激素和营养等，这些因素也能改变免疫活性细胞的表面结构和表面受体，从而导致免疫功能减退。下列细胞的改变可造成免疫功能降低。

随年龄增长，淋巴系祖细胞在体内并不丧失分化成淋巴细胞的能力，但产生 B 淋巴细胞的转化率随着年龄的增长而下降，显示淋巴细胞系祖细胞分化成免疫活性细胞的反应能力受到影响。

老年化过程中，在脾脏和淋巴结中的 B 淋巴细胞数改变不显著，但免疫功能存在相对缺陷，免疫稳定机制降低，对外来抗原的反应活性有明显变化。B 淋巴细胞对不依赖抗原的应答性下降。有研究发现老年人体液免疫反应也下降。

进入老年期，血循环中淋巴细胞逐渐减少，T 淋巴细胞免疫功能减退随着年龄增长而加重。

2. 胸腺　胸腺的退化也是老年人免疫功能减退的主要因素，并可导致 T 淋巴细胞分化减低，有人认为胸腺退化与老年人下丘脑反馈性抑制阈增高有关，造成下丘脑调节功能下降，致使脑垂体和胸腺退化，其结果导致免疫功能减退。

3. 免疫器官退化与老年性疾病的关系　老年人易患炎症、心血管疾病、自身免疫性疾病、肾脏疾病、肿瘤、淀粉样变。其中自身免疫性疾病与 T 淋巴细胞功能减退有关。老年人免疫功能的降低使恶性肿瘤发病率上升，以淋巴瘤为主，还可见慢性淋巴细胞性白血病、巨球蛋白血症及浆细胞病等。这也与 T 淋巴细胞功能活性降低造成免疫系统失衡有关。

第二节 老年性贫血

一般认为老年人血红蛋白 < 11g/dl、红细胞 < 3.5×10^{12}/L、血细胞比容 < 35% 即可确诊为贫血。老年性贫血的发病率随着年龄的增长而增加。

1. 老年巨幼细胞性贫血 本病主要以营养不良性巨幼细胞性贫血常见，偶尔也可见继发于其他因素，如药物、酒精性肝硬化、维生素 C 缺乏等所致的巨幼细胞性贫血。恶性贫血较罕见。对老年巨幼细胞性贫血应综合各种临床资料，谨慎鉴别各种发病因素，尤其对维生素 B_{12}、叶酸疗效不理想者，应除外隐匿性肿瘤、感染及肾功能不全的可能性。

2. 老年缺铁性贫血 本病可占老年性贫血的 20% ~ 50%，诊断时应注意有无明显的或隐匿的慢性失血性疾病，如胃、十二指肠溃疡，痔疮引起的出血，但应慎重排除胃及结肠肿瘤引起的出血。老年女性可因妇科肿瘤而失血。本病也可由胃酸缺乏和营养不良引起。

3. 老年再生障碍性贫血 典型再生障碍性贫血老年人少见。骨髓中脂肪明显增多，几乎全部缺乏增生灶及造血灶。继发性者可由药物引起，病情一般较重，预后不良。

4. 老年溶血性贫血 可偶见于遗传性球形红细胞增多症，也可见于自身免疫性溶血性贫血（温抗体型、冷抗体型均可见到）。温抗体型者应排除继发于肿瘤的可能，冷抗体型者应排除病毒性疾病的可能。阵发性睡眠性血红蛋白尿也可见于老年人。

5. 老年继发性贫血 较多见，因老年人易患各种疾病，有些疾病又极易引起贫血。其中以恶性肿瘤及感染性疾病引起的继发性贫血多见。在同一感染性疾病中老年人贫血发生率比青壮年高，但感染症状较轻微，此系老年感染性贫血的特点。

第三节 老年人造血系统恶性肿瘤

1. 急性白血病 以急性粒细胞白血病及急性单核细胞白血病常见，分为典型和非典型两大类：典型病例与一般白血病表现相似，非典型病例主要表现为贫血或症状隐匿，常无发热、出血倾向及脾和淋巴结增大体征。但随病情发展可出现高热、贫血、出血、消瘦和衰竭等，一旦出现上述情况，病情发展迅速，常为低增生性，外周血白细胞数常减少，幼稚细胞出现率低，常误诊为再生障碍性贫血。因此，这类病例应进行骨髓检查。

2. 慢性白血病

（1）慢性粒细胞白血病：老年人慢性粒细胞白血病除有一般表现外，还有其自身特点。

1）多合并心、肺疾病和肿瘤等。

2）无肝、脾增大或仅有轻度增大。

3）白细胞轻度或中度增加。

4）血小板正常或明显增多。

5）多数病例中性粒细胞碱性磷酸酶（NAP）活性增加，机制不明。

6）在抗白血病治疗中易引起骨髓抑制。

（2）慢性中性粒细胞白血病：染色体异常引起的克隆性疾病，病情进展缓慢，可长达 10 年以上。

（3）慢性粒 - 单核细胞白血病：多发生于老年人，常有轻度贫血，部分患者肝脾轻至中度增大；血红蛋白轻度减低，血小板减少，白细胞增高，外周血中单核细胞、幼稚粒细胞增多，也可出现原始细胞及幼稚单核细胞；骨髓粒系增多，原始细胞、幼稚单核细胞、单核细胞也常增加，血清溶菌酶增加，粒系有体积增大、分叶过多或可有 Pelger-Hüet 核等异常。

（4）慢性淋巴细胞白血病：多见于欧美地区，亚洲地区较少见，发病年龄多 >

40 岁，其中 90% 在 50 岁以上，平均生存期 4 ~ 6 年，症状多不明显，淋巴结增大，皮肤损害较多见，白细胞数在 $50 \times 10^9/L$ ~ $100 \times 10^9/L$，以成熟小淋巴细胞为多数，骨髓中也以成熟淋巴细胞为主。

（5）毛细胞白血病：较罕见，可在 60 岁后发病，男性多于女性，起病隐匿，表现为倦怠、乏力和脾大。多数患者全血细胞减少，易伴发感染。血涂片及骨髓涂片中可找到毛细胞。

3. 淋巴瘤 老年人患霍奇金淋巴瘤不少见，临床表现较重，生存期较短，非霍奇金淋巴瘤在老年人也多见。

4. 多发性骨髓瘤 50 ~ 60 岁发病率最高，男性多于女性，临床表现呈多样性，在疾病早期常无特殊主诉而造成诊断困难。本病进展缓慢。

第四节　老年人凝血异常所致疾病

1. 老年人凝血异常引起的疾病 几乎皆为获得性的，如长期卧床的老年人由于血流缓慢而有利于血栓形成，并发血栓栓塞性疾病。动脉粥样硬化患者，血液常处于高凝状态，纤维蛋白原、凝血因子Ⅷ可增多，促进凝血过程，加速血栓形成。此外，由于血液中凝血因子或抗凝血功能的改变，重症糖尿病、血小板增多症、真性红细胞增多症、高胆固醇血症、恶性肿瘤患者，以及肥胖者、吸烟者易发生血栓。

2. 老年人纤维蛋白溶解系统异常引起的疾病 老年人纤维蛋白溶解活性有所增加，同时纤溶酶抑制物及血浆纤维蛋白原水平也随着年龄增长而增加，抗凝血酶Ⅲ逐渐下降。老年人的下肢纤维蛋白溶解活性较上肢低，因此认为这可能是老年人下肢血栓发生率高的原因。在有血栓形成及心肌梗死的患者，其血浆纤维蛋白溶解活性有所降低。

（孙德华　何永建　亓　涛
　　冯丽梅　熊　铁）

参考文献

中华人民共和国卫生部 .2012.WS/T 405-2012 血细胞分析参考区间 . 北京：中国标准出版社 .

中华医学会检验医学分会血液学与体液学学组 .2020. 血细胞分析报告规范化指南 . 中华检验医学杂志，43（6）：619-627.

中华医学会血液学分会 . 2019. 骨髓增生异常综合征中国诊断与治疗指南（2019 年版）. 中华血液学杂志，40（2）：89-97.

中华医学会血液学分会白血病淋巴瘤学组 . 2016. 真性红细胞增多症诊断与治疗中国专家共识（2016 年版）. 中华血液学杂志，37（4）：265-268.

中华医学会围产医学分会 . 2014. 妊娠期铁缺乏和缺铁性贫血诊治指南 . 中华围产医学杂志，(7)：451-454.

张之南，郝玉书，王建祥，等 . 2011. 血液病学 . 第 2 版 . 北京：人民卫生出版社 .

Breyman C，Çetiner M，Demir C，et al.2015.Diagnosis and treatment of iron deficiency anemia during pregnancy and the postpartum period: iron deficiency anemia working group consensus report. Turk J Obstet Gynecol，12（3）：173-181.

Geaghan SM.2012.Fetal laboratory medicine: on the frontier of aternal-fetal medicine. Clin Chem，58(2):337-352.

Jin Y，Lu J，Jin H，et al. 2018. Reference intervals for biochemical，haemostatic and haematological parameters in healthy Chinese women during early and late pregnancy. Clinical Chemistry and Laboratory Medicine (CCLM)，56.

Li A，Yang S，Zhang J，et al.2017.Establishment of reference intervals for complete blood count parameters during normal pregnancy in Beijing. Journal of Clinical Laboratory Analysis，e22150.

Siu AL，Preventive Services Task Force. 2015. Screening for iron deficiency anemia and iron supplementation in pregnant women to improve maternal health and birth outcomes: U.S. preventive services task force recommendation statement. Ann Intern Med，163（7）：529-536.

Society for Maternal-Fetal Medicine (SMFM).2015. Society for Maternal-Fetal Medicine (SMFM) clinical guideline #8: the fetus at risk for anemia-diagnosis and management. Am J Obstet Gynecol，212（6）：697-710.

Swerdlow SH，Campo E，Harris NL，et al. 2017. WHO Classification of Tumours of Haematopoietic and Lymphoid Tissues. 4th ed. IARC：Lyon.